全国高等教育五年制临床医学专业教材精编速览

中 医 学

主　编　李卫红　　徐　雅

中国健康传媒集团

中国医药科技出版社

内 容 提 要

本书为全国高等教育五年制临床医学专业教材最新版《中医学》配套辅导用书，以全国医学院校教学大纲为依据，精炼教材内容，突出重点，强化知识的连贯性，改变内容庞杂、信息量过大的现状。本书共分上、下两篇，上篇主要涉及中医学导论、中医学的哲学基础、藏象学说、病因病机学说、中医四诊、辨证等内容，下篇主要涉及常用中药、方剂、针灸与腧穴、内科及其他科常见病证等方面的内容。内容简练、重点突出、条理清晰、知识点集中，有助于学生更好更快地掌握核心知识和基本方法。

本书供五年制医学生课后复习和期末备考使用，也可作为医学生准备相关专业考试的参考用书。

图书在版编目（CIP）数据

中医学／李卫红，徐雅主编. —北京：中国医药科技出版社，2018.12

全国高等教育五年制临床医学专业教材精编速览

ISBN 978 - 7 - 5214 - 0502 - 6

Ⅰ.①中…　Ⅱ.①李…②徐…　Ⅲ.①中医学—高等学校—教材　Ⅳ.①R2

中国版本图书馆 CIP 数据核字（2018）第 228781 号

美术编辑　陈君杞
版式设计　诚达誉高

出版　**中国健康传媒集团**｜中国医药科技出版社
地址　北京市海淀区文慧园北路甲 22 号
邮编　100082
电话　发行：010 - 62227427　邮购：010 - 62236938
网址　www. cmstp. com
规格　889×1194mm ¹⁄₁₆
印张　15¾
字数　420 千字
版次　2018 年 12 月第 1 版
印次　2018 年 12 月第 1 次印刷
印刷　三河市双峰印刷装订有限公司
经销　全国各地新华书店
书号　ISBN 978 - 7 - 5214 - 0502 - 6
定价　**49.00 元**

《全国高等教育五年制临床医学专业教材精编速览》
《全国高等教育五年制临床医学专业同步习题集》

出 版 说 明

为满足全国高等教育五年制临床医学专业学生学习与复习需要，帮助医学院校学生学习、理解和记忆教材的基本内容和要点，并进行自我测试，我们组织了国内一流医学院校有丰富一线教学经验的教授级教师，以全国统一制订的教学大纲为准则，围绕临床医学教育教材的主体内容，结合他们多年的教学实践编写了《全国高等教育五年制临床医学专业精编速览》与《全国高等教育五年制临床医学专业同步习题集》两套教材辅导用书。

本教材辅导用书满足学生对专业知识结构的需求，在把握教材内容难易程度上与相关教材相呼应，编写的章节顺序安排符合教学规律，按照教案形式归纳总结，内容简洁，方便学生记忆，使学生更易掌握教材内容，更易通过考试测试。在《精编速览》中引入"重点、难点、考点""速览导引图""临床病案分析"，使学生轻松快速学习、理解和记忆教材内容与要点；《同步习题集》是使学生对学习效果进行检测，题型以选择题［A 型题（最佳选择题）、B 型题（共用备选答案题）、X 型题（多项选择题）]、名词解释、填空题、简答题、病例分析题为主。每道题后附有答案与解析，可以自测自查，帮助学生了解命题规律与提高解题能力。

本书可供全国高等教育五年制临床医学专业本科、专科学生和参加医学研究生入学考试的考生使用，也可直接作为医学生准备执业医师考试的模拟练习用书。

中国医药科技出版社

2018 年 12 月

编　委　会

前　言

　　为了使医学生和相关专业学生更好地学习中医学知识、快速地掌握学习重点和难点、高效率地理解和把握核心内容，我们编写了全国高等教育五年制临床医学专业教材精编速览以及全国高等教育五年制临床医学专业教材同步习题集。《中医学》精编速览为全国高等教育五年制临床医学专业教材最新版《中医学》配套辅导用书，以全国医学院校教学大纲为依据，精炼教材内容，突出重点，强化知识的连贯性，改变内容庞杂、信息量过大的现状，供五年制医学生课后复习和期末备考使用，也可作为医学生准备相关专业考试的参考用书。

　　其内容共分上、下两篇，上篇主要涉及中医学导论、中医学的哲学基础、藏象学说、病因病机学说、中医四诊、辨证等内容，下篇主要涉及常用中药、方剂、针灸与腧穴、内科及其他科常见病证等方面的内容。内容简练、重点突出、条理清晰、知识点集中，有助于学生更好更快地掌握核心知识和基本方法。

　　本书由北京中医药大学教学经验丰富的一线教师编写，各章的编写人员均有教授或副教授职称，具有多年从事该专业的教学工作经历。本书的编写力求彰显中医学独特的思维方法和学科特点，帮助学生在较短的时间内掌握和领会中医学的知识精髓。

　　书中可能存在一些疏漏和不足之处，恳请广大师生和读者批评指正。

编　者

2018 年 11 月

目 录

上 篇

第一章 导 论

重点	中医理论体系的主要特点：整体观念、恒动观念辨证论治
难点	中医理论体系的三个主要特点
考点	整体观念，辨证论治，中医学发展历程中标志性著作及其主要贡献

速览导引图

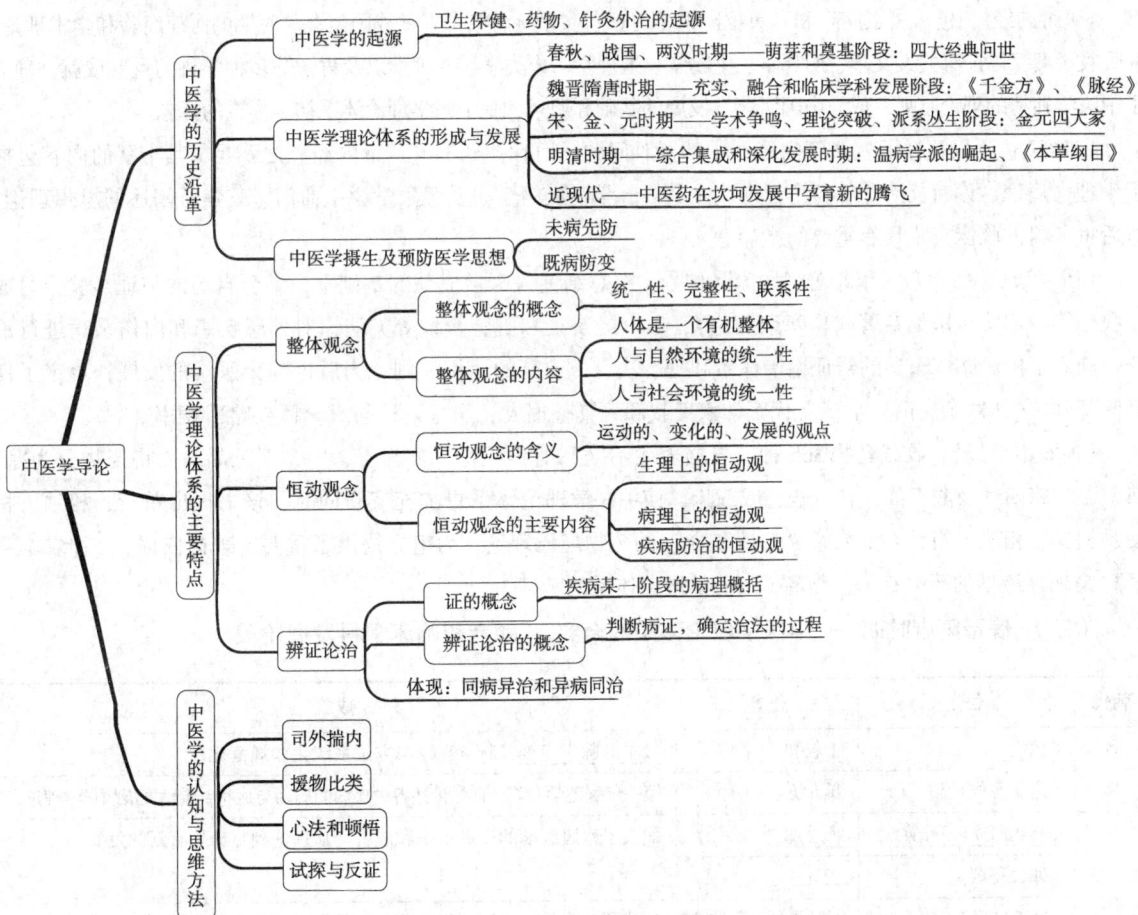

中医学导论
- 中医学的历史沿革
  - 中医学的起源 —— 卫生保健、药物、针灸外治的起源
  - 中医学理论体系的形成与发展
    - 春秋、战国、两汉时期——萌芽和奠基阶段：四大经典问世
    - 魏晋隋唐时期——充实、融合和临床学科发展阶段：《千金方》、《脉经》
    - 宋、金、元时期——学术争鸣、理论突破、派系丛生阶段：金元四大家
    - 明清时期——综合集成和深化发展时期：温病学派的崛起、《本草纲目》
    - 近现代——中医药在坎坷发展中孕育新的腾飞
  - 中医学摄生及预防医学思想
    - 未病先防
    - 既病防变
- 中医学理论体系的主要特点
  - 整体观念
    - 整体观念的概念——统一性、完整性、联系性
    - 整体观念的内容
      - 人体是一个有机整体
      - 人与自然环境的统一性
      - 人与社会环境的统一性
  - 恒动观念
    - 恒动观念的含义——运动的、变化的、发展的观点
    - 恒动观念的主要内容
      - 生理上的恒动观
      - 病理上的恒动观
      - 疾病防治的恒动观
  - 辨证论治
    - 证的概念——疾病某一阶段的病理概括
    - 辨证论治的概念——判断病证，确定治法的过程
    - 体现：同病异治和异病同治
- 中医学的认知与思维方法
  - 司外揣内
  - 援物比类
  - 心法和顿悟
  - 试探与反证

中医学具有数千年的悠久历史，是中华民族在长期的生产与生活实践中同疾病进行斗争的经验总结，是我国优秀民族文化遗产的重要组成部分，是世界医学史上的一颗璀璨的明珠。

第一节　中医学的历史沿革

一、中医学的起源

从原始社会至东周春秋时期，人们长期的生活、生产实践中逐步积累了原始的中医药学知识：

①卫生保健的起源：远古时期，人类为了求得生存，必须首先进行衣食住行的寻求和选择，进而形成了卫生保健活动。

②药物的起源：人们在长期的生活、生产实践过程中，发现了植物药、动物药和矿物药。

③针灸和外治法的起源：石器时代，形成了原始的针刺工具。灸法源于人类在取暖时发现身体某些病痛得到缓解，进而发展为通过对身体的某些部位进行温热刺激以治疗疾病。

二、中医学理论体系的形成与发展

中医学理论体系的形成与发展大致经历五个阶段。

（一）春秋、战国、两汉时期——中医学理论体系的萌芽和奠基阶段

中医学理论体系确立的标志：《黄帝内经》《难经》《伤寒杂病论》《神农本草经》的问世，也被称为中医学四大经典。

《黄帝内经》：包括《素问》和《灵枢》两部分，首次系统总结了春秋战国至秦汉时期的医疗经验和学术理论，并吸收了秦汉以前有关天文学、历算学、生物学、地理学、人类学、心理学以及哲学等多种学科的重要成就，确立了中医学独特的理论原则，成为中国医药学发展的基础和源泉，是中医学理论体系初步形成的标志。

《难经》：不仅解释了《黄帝内经》中的疑难问题，而且补充了《黄帝内经》之不足，其丰富的内容包括了生理、病理、诊断及治疗等各个方面。尤其对脉学、经络学说及藏象学说中命门、三焦所阐述的思想理论，对后世各科的临床实践具有重要的指导意义。

《伤寒杂病论》：东汉末年著名医家张仲景，在总结前人医学成就的基础上，结合自己的临证经验，写成了我国第一部临床医学专著《伤寒杂病论》，以六经辨证和脏腑辨证等方法，对外感疾患和内伤杂病进行治疗，确立了中医临床医学的辨证论治体系和理、法、方、药的运用原则，为后世临床医学的发展，奠定了良好的基础。《伤寒杂病论》后经晋代医学家王叔和编纂整理成《伤寒论》与《金匮要略》两书。

《神农本草经》：收载药物365种，根据养生治病和有毒无毒，分为上、中、下三品，并将药物分为寒、热、温、凉四性及酸、苦、甘、辛、咸五味，使中医学理论体系更加充实。同时，该书提出单行、相须、相使、相畏、相恶、相反、相杀等"七情和合"的药物配伍理论，为组方提供了重要的理论依据。《神农本草经》是现存最早的药学专著，奠定了中药学理论体系的基础。

（二）魏晋隋唐时期——中医学理论体系的充实、融合和临床学科发展阶段

朝代	著作	作者	成就
晋	《脉经》	王叔和	最早的脉学专著，脉学理论与方法系统化和规范化
隋	《诸病源候论》	巢元方	第一部病理学专著，详尽论述各种疾病的病因与症状，继承发展病机学理论
唐	《千金要方》《千金翼方》	孙思邈	代表了盛唐医学的先进水平和成就，从理论到临床均有新的发展
	《外台秘要》	王焘	
	《新修本草》	长孙无忌、苏敬等	是我国政府颁行的第一部药典，也是世界上最早的药典

在临床专科发展方面

临床专科	《针灸甲乙经》	我国现存最早的针灸专著
	《经效产宝》	最早的妇科专著
	《颅囟经》	最早的儿科专著
	《刘涓子鬼遗方》	最早的外科专著
	《仙授理伤续断秘方》	最早的伤科专著

（三）宋、金、元时期——学术争鸣、理论突破、派系丛生阶段

朝代	作者	著作	贡献
宋代	陈无择	《三因极一病证方论》	三因学说
	钱乙	《小儿药证直诀》	丰富了脏腑辩证内容
	宋慈	《洗冤集录》	我国最早的法医学专著
元代	杜清碧	《敖氏伤寒金镜录》	我国现存最早的验舌专著

金元四大家

金元四大家	派别	理论	擅长治则治法
刘完素	寒凉派	六气皆从火化，五志过极皆能生火	寒凉
张从正	攻邪派	六气致病，病由邪生，"邪去则正安"	汗吐下
李杲	补土派	内伤脾胃，百病由生	甘温除热
朱丹溪	滋阴派	"相火论"，阳常有余，阴常不足	滋阴降火

（四）明清时期——综合集成和深化发展时期

1. 集成性医学全书、丛书和类书的问世

《证治准绳》《医学纲目》《景岳全书》《张氏医通》《医宗金鉴》《四库全书·子部·医家类》《古今图书集成·医部全录》等，这一综合集成趋势，主要体现在藏象理论、病源学说和温病学说。

2. 命门学说的形成

明·赵献可、张介宾等在《内经》《难经》命门理论的基础上，发展形成了"命门学说"。

3. 瘀血致病理论的创立

清·王清任重视解剖，绘制"亲见改正脏腑图"，并撰成《医林改错》两卷。王清任在《医林改错》中创立了多种补气、行气、活血化瘀的方剂，如血府逐瘀汤、膈下逐瘀汤、少府逐瘀汤、补阳还五汤等，已成为调理气血的名方，至今仍在临床上广泛运用，其创立的瘀血致病理论及气血理论为医学的发展做出卓越贡献。

4. 温病学派的崛起

温病学派的崛起是对中医学理论的创新和突破。

温病学派代表人物	主要观点及贡献	代表性著作
吴有性	创"戾气"说	《温疫论》
叶天士	创卫气营血辨证	《温热论》
吴鞠通	创三焦辨证理论	《温病条辨》
薛生白	阐述了湿热病的病因、症状、传变规律、治则治法	《湿热条辨》

温病学派代表人物	主要观点及贡献	代表性著作
王孟英	外感传染性热病的发病规律，突破"温病不越伤寒"，创立辨证论治法则，形成完整的理论体系。	《温热经纬》

5. 《本草纲目》的问世

《本草纲目》是由明代医家李时珍所著的中药学巨著，载药 1892 种，绘图 1000 多幅，收方 11096 首，将药分为 16 纲 62 类，其分类方法是当时最先进、最完备的分类方法。

（五）近现代——中医药在坎坷发展中孕育新的腾飞

三、中医学摄生及预防医学思想

（一）未病先防 ①调摄精神；②调节饮食，劳逸适度；③锻炼身体；④适应四时气候变化；⑤预防为主。

（二）既病防变。

四、中医学的学科优势与展望

中医学属于自然科学的范畴。中医学主要探讨人体的生命活动规律，研究人体的形态结构、生理功能、病理变化及疾病的防治规律，因而具有自然科学的属性。同时，中医学以临床实践为基础，融汇了自然、社会、生物、心理等多学科的知识和学说，用综合分析的方法，以研究和探讨人体在整体层次上的生理和病理反应状态、运动变化规律，从而形成了以自然科学知识为主体、与人文社会科学知识相交融的科学知识体系。

1. 中医学的学科优势

（1）综合性。

（2）实用性。

（3）诊疗手段的非损伤性及安全性。

（4）注重自身内因、重在调整状态。

2. 中医学的展望

（1）中医理论——亟需重新认识及阐发。

（2）中医临床——众多优势有待发扬。

（3）拓展新领域——未来中医药学发展的更大空间。

第二节 中医学理论体系的主要特点

一、整体观念

（一）整体观念的概念

整体是构成事物诸要素的统一体，是由其组成部分以一定的联系方式构成的。整体观念是对事物和现象的统一性、完整性和联系性的认识。中医学理论认为人体是一个有机的整体，人与自然界息息相关。

（二）整体观念的内容

1. 人体是一个有机整体

人体以五脏为中心，通过经络系统，把六腑、五体、五官、九窍、四肢百骸等全身组织器官联结成一个有机的整体，并通过精、气、血、津液的作用，来完成人体统一协调的机能活动。各个组成部分生理上相互联系、相互制约，病理上相互影响，诊断治疗上也要从整体出发。

2. 人与自然环境的统一性

自然界为人类生存提供必要条件。同时，自然环境的变化又可直接或间接地影响人体的生命活动。这种人的生命活动规律与自然界的变化是息息相关的观点，即是"天人相应"的整体观。包括：

（1）季节气候对人体的影响：春温、夏热、长夏湿、秋燥、冬寒，这是一年之中气候变化的一般规律。生物在这种气候变化的影响下，就会有春生、夏长、长夏化、秋收、冬藏等相应的适应性变化。人体亦不例外，同样也必须与之相适应。春夏季节，阳气发泄，气血容易趋向于体表，皮肤松弛，机体以出汗散热来调节人体之阴阳平衡；秋冬季节，阳气收敛，气血趋向于里，则皮肤致密，少汗多尿，既可保证人体水液代谢排出的正常，又能保证人体阳气不过分地向外耗散。

（2）昼夜晨昏对人体的影响：中医学认为，即使在一天之内，随着昼夜晨昏的变化，人体的阴阳气血也进行着相应的调节。人体的阳气，白天运行于外，趋向于表，推动人体的组织器官进行各种机能活动。早晨阳气初生，中午阳气隆盛，至夜晚则阳气内敛，人体休息，恢复精力，故中医学认为"阳入于阴则寐"。

（3）地域环境对人体的影响：地区气候有着一定的差异，地理环境和生活习惯亦有所不同，在一定程度上也影响着人体的生理活动。如我国江南多湿热，人体腠理多稀疏；北方多燥寒，人体腠理多致密。

3. 人与社会环境的统一性

人生活在复杂的社会环境中，人的生命活动就会受到影响，生理上表现为身心机能和体质特点有一定差异。病理上，剧烈、骤然变化的社会环境，对人体脏腑经络的生理机能有较大的影响，从而损害人的身心健康。

二、恒动观念

（一）恒动观念的含义

恒动，就是不停地运动、变化和发展。运动是物质固有属性。中医学认为，一切物质，包括整个自然界、整个人体，都处于永恒而无休止的运动之中，"动而不息"是自然界的根本规律。因此，研究人的生命活动、健康和疾病等医学问题，应持有运动的、变化的、发展的观点，而不可拘泥一成不变的、静止的、僵化的观点，这称之为恒动观念。

（二）恒动观念的主要内容

1. 生理上的恒动观

人体脏腑器官的生理活动都是处于永恒无休止的运动变化之中。人体是以五脏为中心，体内外环境相统一的藏象学说整体观；脏腑之间相互依存、相互制约的对立统一观；气血津液等生命活动的必需物质与脏腑生理功能、精神情志活动与生理活动之间的辩证统一观，都是生理上的恒动观的体现。

2. 病理上的恒动观

表现为邪气伤人，非常则变，既注意内因又不排斥外因的病因学观点。中医学以"动"的观念，从病因作用于机体到疾病的发生、发展、转归，对整个疾病的全过程进行动态观察，发现疾病的病理亦是处于不停的发展变化之中。

3. 疾病防治的恒动观

治病必求其本，以平为期，是指治疗应以调整机体的阴阳动态平衡为基本原则。中医学主张未病先防、既病防变的思想，就是以运动的观点去处理健康和疾病的矛盾，调整人体的偏盛偏衰，使之保持机体的生理活动的动态平衡。

三、辨证论治

（一）症、证、病的概念及关系

1. "证"，是指机体在疾病发展过程中的某一阶段，多方面病理特性的概括。

其病理特性包括疾病的起因、病变的部位、性质、程度、正邪之间的关系及疾病可能发展的趋势等，并涉及影响疾病性质的诸如年龄、体质等自身因素和自然、社会等外界因素。这些特性反映着疾病发展过程中某一阶段病理变化的本质。

2. "症"，是人体对疾病的反应而表现出来的症状和体征。

包括病人诉说的不适，如头痛、发热、身痛等，以及医生诊查所获得的体征。同一症状可以由多种不同病因引起，病理机制常大相径庭，基本性质也可以完全不同，如头痛可见瘀血头痛、痰湿头痛等。

3. "病"，是机体在一定的病因和条件下所发生的病理变化的总过程，它具有特定的病因、发病形式、病变机理、发展规律和转归。

4. 病、证和症的关系

病与证，都是对疾病本质的认识，但病的重点是全过程，而证的重点在现阶段。症状和体征是病和证的基本要素，疾病和证候都由症状和体征构成。有内在联系的症状和体征组合在一起即构成证候，反映疾病某一阶段或某一类型的病变本质；各阶段或类型的证候贯串或叠合起来，便是疾病的全过程。疾病由不同的证候组成，而同一证候又可见于不同的疾病过程中。

（二）辨证论治的概念

辨证，就是将四诊（望、闻、问、切）所收集的资料、症状、体征，通过分析、综合，辨清疾病的原因、性质、部位以及邪正之间的关系、概括判断为某种性质的证，以探求疾病的本质。

论治，又称施治，则是根据辨证的结果，确定相应的治疗原则和方法。

辨证与论治，是中医诊断疾病过程中相互联系不可分割的两个方面，是理论和实践相结合的体现，是指导中医临床理、法、方、药具体运用的基本原则。辨证是决定治疗的前提和依据，论治则是解决疾病的手段和方法，辨证论治的过程实质就是认识疾病和治疗疾病的过程。

（三）同病异治和异病同治

1. 同病异治

指同一种病，由于发病的时间、地域不同，或疾病所处的阶段或类型不同，或病人的体质有异，故反映出的证候不同，因而治疗也就有异，即"证异则治异"。

2. 异病同治

指几种不同的疾病，在其发展变化过程中出现了大致相同的病机，即大致相同的证，故可用大致相同的治法和方药来治疗，即"证同则治同"。

因此，中医学诊治疾病的着眼点是对证的辨析和因证而治。证同则治同，证异则治异，是辨证论治的精神实质。

第三节　中医学的认知与思维方法

中医学的认知和思维方法，主要体现在以下四个方面：

一、司外揣内

司外揣内，是指通过事物的外在表向，以描测分析其内在变化的认知和思维方法，又称"以表知里"。古代学者认为"有诸内，必形诸外"。由于事物的内外是一个整体，相互之间有着密切联系，因此，一切事物的内在变化，通过某种方式都可在外部表现出来。中医学理论中关于人的生理病理许多知识皆源于此。

二、援物比类

援物比类又称"取象比类"，是运用形象思维，根据被研究对象与已知对象在某方面的相似或类同，从而认为两者在其他方面也有可能相似或类同，并由此推测被研究对象某些性状特点的认知和思维方法。

三、心法和顿悟

心法，是指在研究过程中，对某些问题殚心思忖，反复琢磨，终于心领神悟，获得独到见解的一种认知方法。顿悟，原系佛教用语，它与逐渐理解相对而言，指对某问题苦思冥想突然独有所悟，一下子进入明澈的境界，它与通常所说的"灵感"相通。心法与顿悟这两种认知思维方法相互联系，均属非逻辑思维方式，且都是东方民族中占主导的思维方式。

四、试探与反证

试探，是指对复杂的对象先作一番考察，尝试性地提出初步设想，采取一些措施，然后根据实践结果，再作适当调整，完善修改原设想，以决定下一步措施的一种逐步接近的认知方法。反证，是指从结果来追溯或推测原因并加以证实的一种逆向的认知方法。

第四节　中医学与西医学的比较

一、中医学与西医学基本属性及特征的比较

（1）归纳与分析。

（2）宏观与微观。

（3）抽象与具体。

（4）功能与结构。

（5）辨证与辨病。

二、中医学与西医学各自的优势与互补

1. 中医学的优势

（1）医哲交融的整体观念。

（2）安全有效的自然疗法。

（3）同中求异的个性化治疗。

（4）治与养的有机结合。

2. 中西医学的互补性

（1）西医辨病与中医辨证相结合。

（2）西医善于祛病，中医长于治中调理。

（3）急则西医为主，缓则中调见长。

（4）单靶点取效与多因素协调。

第五节　中西医结合研究进展

（1）辨病与辨证相结合的研究与应用。

（2）热毒证与清热解毒法的研究。

（3）血瘀证与活血化瘀法的研究。

（4）急腹症与通里攻下法的研究。

（5）恶性肿瘤的中西医结合治疗。

病例分析

有两名好友，外出郊游不慎淋雨后，发生感冒，遂来医院就诊。其中一位患者表现为恶寒，发热，无汗，喷嚏，鼻塞，流清涕，咳嗽，咽部不适，舌淡红，苔薄白，脉浮紧。另一位患者表现为恶寒，发热，鼻塞，流浊涕，咽喉肿痛，舌尖红，苔薄白，脉浮数。结果医生给第一位患者开了"感冒清热颗粒"，给第二位患者开了"莲花清瘟胶囊"。两人询问医生为什么，医生解释说，第一位患者是风寒证，故用辛温解表的感冒清热颗粒，第二位患者是风热证，故用性寒凉的莲花清瘟胶囊。

思考

1. 病例中的感冒、风寒证、风热证、恶寒、发热、喷嚏、咳嗽、舌淡红、脉浮紧，这些名词哪些是病？哪些是证？哪些是症？

2. 试用辨证论治理论分析这两位患者的诊治情况，并解释为什么？

解析

1. 感冒属于病名，风寒证、风热证属于证候名称，恶寒、发热、喷嚏、咳嗽、舌淡红、脉浮紧等属于症状。

2. 上述病案是辨证论治在临床具体应用的例子，充分体现了中医诊断疾病和治疗疾病的特色。这一病案说明同一个疾病——感冒，由于患者的体质不同，外感后表现出来证候不同，因此，采用不同功效的药物来治疗，这就是同病异治，其精神实质是证不同则治疗亦不同，即证异则治异。

第二章　中医学的哲学基础

重点	气的概念，气的基本特征，阴阳基本概念，阴阳之间的相互关系，阴阳学说在中医学中的应用，五行的基本概念，五行的特性。
难点	气的基本特征，形气转化，元气论对中医学的影响，阴阳属性的特点：相关性、普遍性和相对性，五行的生克制化关系，人体的五行归类。
考点	气的概念，气的基本特征，阴阳基本概念，阴阳之间的相互关系，五行的基本概念，五行学说的基本内容。

速览导引图

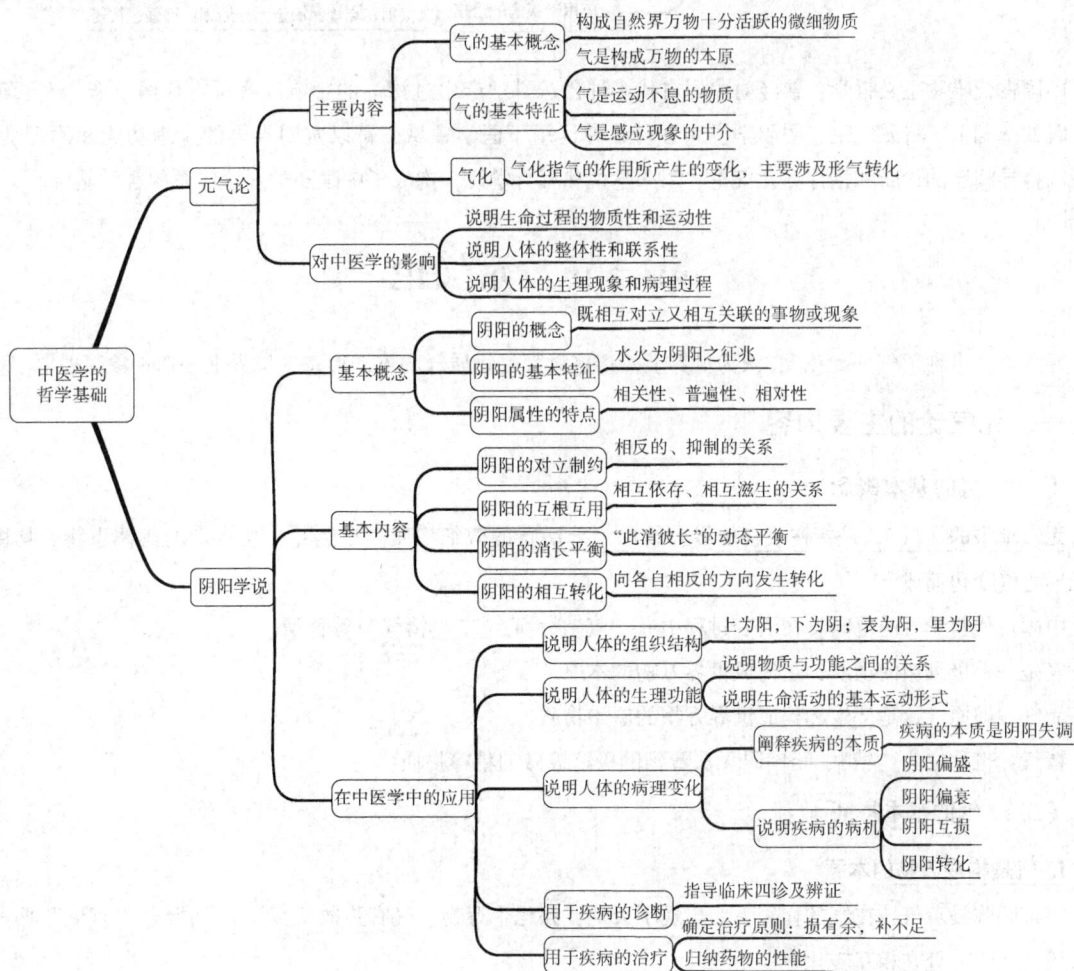

中医学的哲学基础 — 五行学说

- 五行的概念 — 木、火、土、金、水五种基本物质及其运动变化
- 五行学说的内容
  - 五行的特性
    - "木曰曲直"：生长、升发、条达、舒畅
    - "火曰炎上"：温热、升腾、向上
    - "土爰稼穑"：承载、生化、受纳等
    - "金曰从革"：清洁、肃降、收敛等
    - "水曰润下"：寒凉、滋润、向下运行等
  - 事物的五行归属 — 直接归类法；间接推演法
  - 五行的生克乘侮关系
    - 五行相生：木→火→土→金→水
    - 五行相克：木→土→水→火→金
    - 五行制化
    - 相乘与相侮
- 五行学说在中医学中的应用
  - 说明脏腑的生理功能及其相互关系 — 肝属木；心属火；脾属土；肺属金；肾属水
  - 说明脏腑间的病理影响 — 母病及子；子病及母 / 相乘与相侮
  - 应用于疾病的诊断 — 指导疾病的定位诊断及传变趋势
  - 应用于疾病的治疗 — 根据相生规律确定治疗原则：补母、泻子 / 根据相克规律确定治疗原则：抑强、扶弱

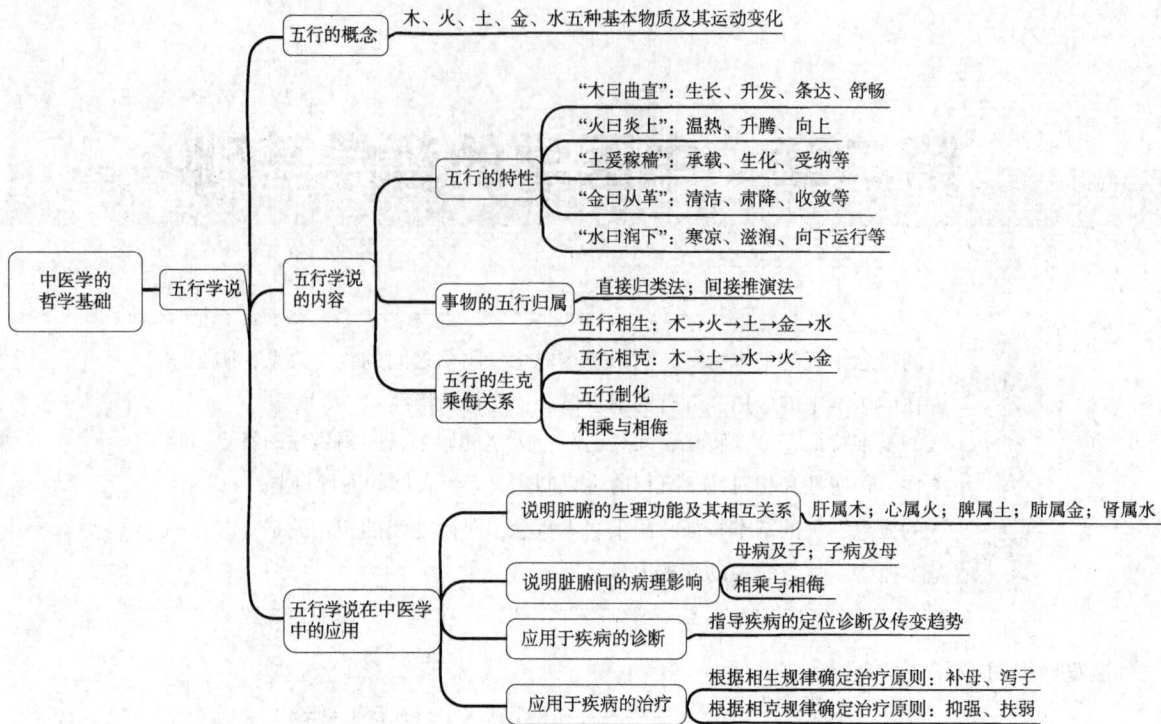

中国古代唯物主义哲学，曾经对中国古代多种自然科学产生过深远的影响。我国古代医学家，在长期医疗实践的基础上，将元气论、阴阳学说和五行学说运用于医学领域，藉以阐明人体的生理功能和病理变化，并用以指导临床的诊断和治疗。元气论、阴阳学说和五行学说，构成了中医药学理论体系的哲学基础。

第一节　元气论

元气论，也称"气一元论"，认为世界上一切事物都是物质气的不同形态，世界上一切现象都根源于气。

一、元气论的主要内容

（一）气的基本概念

元气论中的"气"，是指构成自然界万物的十分活跃的微细物质。自然界一切有形的具体事物，均由这类无形之气变化而成。

中国古代哲学气的范畴，在演变过程中有"气"、"元气"、"精气"等称谓。

气是一种极细微的物质，是构成世界万物的本原。

元气：即原气，是产生和构成世界万物的原始物质。

精气：也称之为"精"，是肉眼无法看到的极精极微的精粹物质。

（二）气的基本特征

1. 气是构成万物的本原

宇宙间弥漫着气，在气的作用下，出现了天地，并化生万物。气有弥散"无形"和聚合"有形"两种存在形式，且随时处在相互转化中。

2. 气是运动不息的物质

①气的运动变化促成了自然界一切事物的纷繁变化；②气的运动具有普遍性；③气的运动取决于气自身所固有的阴和阳两个方面的相互作用。

3. 气是感应现象的中介

自然界事物间能彼此感受到相互的变化，从而作出相应的反应，气是中介性作用的物质。

（三）气化和形气转化

所谓气化，泛指气的作用所产生的变化。气化主要涉及形气转化，概指有形之物转化为无形之气，无形之气转化为有形之物，以及形与形，即不同事物之间的转化。主要有"化"和"变"两种类型：

所谓"化"，是指气的渐进、缓和、不明显的运动，致使发生量的多少的改变，即"量变"。

所谓"变"，是指气的较为激进、剧烈、明显的运动，致使发生质的根本性的改变，即"质变"。

二、元气论对中医学的影响

1. 说明生命过程的物质性和运动性

元气论认为人体也是由气凝聚而成，人的生命始于气聚，终于气散，而且各种生命活动，包括感觉、思维、情志等精神心理现象，也都是由气的运动产生的。

2. 说明人体的整体性和联系性

物质组成上的同一性和无形之气贯通其间，使得人体的各个组成部分密切相关，形成一个统一的整体。同时，也使得人与自然界密切相关，呈现出整体性和联系性。

3. 说明人体的生理现象和病理过程

机体的物质代谢过程和所有的机能活动，都是气作用的结果。气充沛，运行协调正常，则机能活动健全，否则，则导致病理活动的发生。

第二节　阴阳学说

一、阴阳学说的基本概念

（一）阴阳的基本含义

1. 阴阳的概念

是对自然界既相互对立又相互关联的两种事物或现象以及同一个事物内部相互对立的两个方面的属性的概括。

2. 阴阳概念的形成

山南山北，日光向背。

（二）阴阳的基本特征

阴阳的基本特征，是划分事物或现象阴阳属性的依据。水、火为阴阳属性的标志，称为"阴阳之征兆"。

总之，凡是运动的、外向的、上升的、温热的、明亮的、积极的、进取的、刚强无形的、功能亢奋的，都属于"阳"的范畴；

凡是静止的、内守的、下降的、寒冷的、晦暗的、消极的、退守的、柔弱有形的、功能抑制的，都属"阴"的范畴。

（三）阴阳属性的特点

1. 阴阳的相关性

指事物或现象必须是相互关联的，或者事物或现象是属于同一个统一体中的相互关联的两部分，才能分阴阳。

2. 阴阳的普遍性

阴阳的属性，并不局限于某一特定的事物，而是普遍存在于自然界各种事物或现象之中，代表着相互对立而又相互联系的两个方面。

3. 阴阳的相对性

阴阳通过与自己的对立面相比较而确定，并随时间、地点等条件的变更而发生变化。阴阳的相对性主要体现在两个方面：

（1）阴阳的相互转化：表现为在一定的条件下，阴阳可以向其相反的方向转化，即阴可以转化为阳，阳也可以转化为阴。

（2）阴阳的无限可分性：指事物或现象的阴阳两方面随着归类、划分条件、范围的改变，可以无限的一分为二，即阴阳的每个方面又可再分阴阳。

二、阴阳学说的基本内容

（一）阴阳的对立制约

（1）阴阳的对立又称阴阳相反，是指自然界中的一切事物，客观上都存在相互对立相反的阴阳两个方面。这两个方面的属性是相反的、矛盾的。如上与下、温与寒等。

（2）阴阳的制约是指阴阳双方存在着相互抑制、约束、牵制等关系，从而维持一个动态的平衡，即"阴平阳秘"。如春、夏、秋、冬四季有温、热、凉、寒的气候变化，春夏阳气上升，抑制了秋冬阴寒之阴气，天气转暖，同样秋冬阴气上升，抑制了春夏温暖之阳气，天气转寒。再者，阴阳的相互制约，也可表现为阴阳的任何一方太过或不足，引起对方的减弱或亢盛。如"阴盛则阳病"、"阳盛则阴病"。

（二）阴阳的互根互用

（1）阴阳互根即阴阳的相互依存，是说明阴和阳任何一方都不能脱离对方而独立存在，且每一方都以另一方作为自己存在的条件或前提。"孤阴不生，独阳不长"。

（2）阴阳互用是指阴阳在相互依存的基础上，某些范畴的阴阳关系还体现为相互资生、相互为用的特点。《素问·阴阳应象大论》说："阴在内，阳之守也；阳在外，阴之使也。"即是对阴阳的互根互用理论的高度概括。

（三）阴阳的消长平衡

（1）所谓"消"即减少、衰弱；所谓"长"，是增多、旺盛。阴阳消长，是指阴和阳双方始终处于不断的运动变化之中。阴阳的消长是阴阳运动的主要形式之一。表现形式有两种：①阴消阳长或阳消阴长：基于阴阳的对立制约关系。②阴阳皆消或阴阳皆长：基于阴阳的互根互用关系。

（2）所谓"消长平衡"是指阴和阳之间的消长变化始终维持在一定的限度之内，并保持着"此消彼长"、"此进彼退"的动态平衡。

（四）阴阳的相互转化

阴阳转化，是指阴阳对立的双方，在一定的条件下，可以各自向其相反的方向转化。即阴可以转化为阳，阳也可以转化为阴。阴阳转化是阴阳运动的另一种基本形式。

阴阳的相互转化，一般都发生在事物发展变化的"极期"阶段，所谓"物极必反"。因此，在事物的发展过程中，如果说阴阳消长是一个量变的过程，阴阳转化则是在量变基础上的质变。《素问·阴阳应象大论》说："寒极生热，热极生寒。……重阴必阳，重阳必阴。"这里的"重"或"极"就是促进转化的条件。

三、阴阳学说在中医学中的应用

（一）说明人体的组织结构

就人体部位而言，上部为阳，下部为阴，体表为阳，体内为阴。

属性	人体的部位和组织结构							
阳	表	上	背	四肢外侧	皮肤	六腑	手足三阳经	气
阴	里	下	腹	四肢内侧	筋骨	五脏	手足三阴经	血

（二）说明人体的生理功能

1. 说明物质与功能之间的关系

功能属于阳，物质属于阴，人体阴精与阳气两个方面保持着对立统一协调关系。"阴在内，阳之守也；阳在外，阴之使也。"

2. 说明生命活动的基本运动形式

阳主升、阴主降，阴气和阳气的升降出入是人体生命活动存续的基本形式。

总之，"阴平阳秘，精神乃治；阴阳离决，精气乃绝。"

（三）说明人体的病理变化

1. 阐释疾病的本质

疾病的本质是阴阳失调。

2. 说明疾病的病机

（1）阴阳偏盛：是指阴或阳任何一方过亢，高于正常水平的病变。以邪气盛、正气未伤为特征，称之为实证。

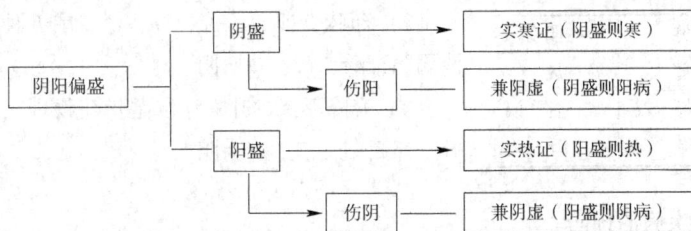

（2）阴阳偏衰：即阴虚、阳虚，是指阴或阳任何一方低于正常水平的病理状态。以正气虚弱为特征，称之为虚证。

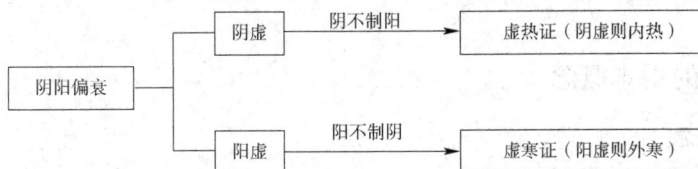

（3）阴阳互损：由于阴阳之间互根互用，所以在阴阳任何一方虚损到一定程度，常可导致对方的不足。

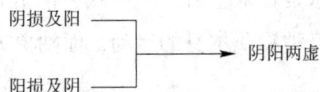

（4）阴阳转化：是指由于阴阳失调而出现的病证，其性质还可以在一定的条件下向其相反的方面转化。如阳证可以转化为阴证，阴证可以转化为阳证。

（四）用于疾病的诊断

1. 用于临床四诊

"善诊者，察色按脉，先别阴阳。"（《素问·阴阳应象大论》）。望、闻、问、切四诊，都应以分别阴阳为首务，如色泽鲜明为阳，色泽晦暗为阴；声高气粗，多言而躁动者为阳；声低息微，少言而沉静者为阴。

2. 用于临床辨证

如八纲辨证中，虽有阴、阳、表、里、寒、热、虚、实八个方面，但又可以阴阳作为总纲，表、实、热属阳；里、虚、寒属阴。

（五）用于疾病的治疗

1. 确定治疗原则

即调整阴阳，恢复阴阳的协调平衡，促使阴平阳秘。

（1）阴阳偏盛的治疗原则：损其有余，或实则泻之。

$$阳盛 \longrightarrow 泻热 \quad "热者寒之"$$
$$阴盛 \longrightarrow 祛寒 \quad "寒者热之"$$

（2）阴阳偏衰的治疗原则：补其不足，或虚则补之。

$$阳虚 \longrightarrow 扶阳 \quad "阴病治阳"$$
$$阴虚 \longrightarrow 补阴 \quad "阳病治阴"$$

2. 归纳药物的性能

（1）药性：主要有寒、热、温、凉四种药性，又称"四气"。其中寒、凉属阴，温、热属阳。

药物的性能	阴	阳
四气	凉、寒	温、热
五味	酸、苦、咸	辛、甘、淡
升降浮沉	沉、降	升、浮

（2）药味：即酸、苦、甘、辛、咸五种药味。其中辛、甘、淡属阳，酸、苦、咸属阴。

（3）升降浮沉：升降浮沉是指药物进入人体后的作用趋势。升、浮属阳，沉、降为阴。

（六）用于指导疾病的预防。

一年四季，顺其四时，调其阴阳，可使人体健康，预防疾病的发生。

第三节　五行学说

一、五行学说的基本概念

（一）五行的概念

"五"，指木、火、土、金、水五种基本物质要素。"行"，指行列、次序及五种物质要素的运动变化。所谓"五行"，是指木、火、土、金、水五种基本物质要素及其运动变化。我国古代劳动人民在长期的生活和生产实践中认识到，木、火、土、金、水是日常生活中不可缺少的五种基本物质，在后来的发展中，五行的意义已发生了质的变化，它已不再是指五种物质本身的运动，而抽象为代表五大类事物属性的哲学概念。

（二）五行学说的基本概念

五行学说是研究五行的概念、特性、归类方法及生克制化规律并用以阐释自然界万事万物相互关系和运动变化的古代哲学说理工具，属中国古代的唯物论和辩证法范畴。认为宇宙间的一切事物，都是由木、火、土、金、水五种物质所构成，事物的发展变化都是这五种物质不断运动和相互作用的结果。

二、五行学说的基本内容

（一）五行的特性

木的特性："木曰曲直"。原义：指树木的生长形态是能曲能直，舒展柔和。引申义：具生长、升发、条达、舒畅等特性的事物或现象。

火的特性："火曰炎上"。原义：指火具有温热、升腾、向上的特性。引申义：具有温热、升腾等特性的事物或现象。

土的特性："土爰稼穑"。原义："稼"，即种植谷物；"穑"，即收获谷物。"稼穑"，指土有播种和收获农作物的作用。引申义：具有承载、生化、受纳等特性的事物或现象。

金的特性："金曰从革"。原义："从"，顺也；"革"，即变革。从革是金属具有能柔能刚、变革、肃杀的特性。引申义：具有清洁、肃降、收敛等特性的事物或现象。

水的特性："水曰润下"。原义：指水具有滋润和向下的特性。引申义：具有寒凉、滋润、向下运行等特性的事物或现象。

（二）事物的五行归属

1. 归属方法

（1）直接的取象比类法

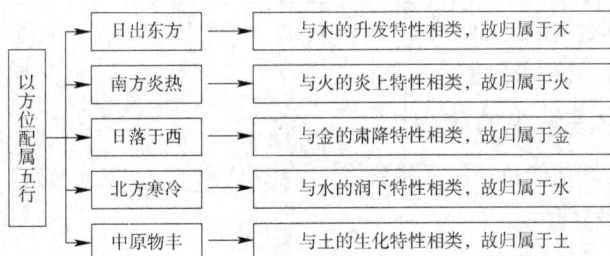

以方位配属五行	日出东方 →	与木的升发特性相类，故归属于木
	南方炎热 →	与火的炎上特性相类，故归属于火
	日落于西 →	与金的肃降特性相类，故归属于金
	北方寒冷 →	与水的润下特性相类，故归属于水
	中原物丰 →	与土的生化特性相类，故归属于土

（2）间接的推演络绎法。即根据已知的某些事物的五行归属，推演归纳其他相关的事物，从而确定这些事物的五行归属。

2. 人体和自然界的五行归类

自然界						五行	人体								
五味	五色	五化	五气	五方	五季		五脏	六腑	五官	五体	五华	五志	五液	五神	五动
酸	青	生	风	东	春	木	肝	胆	目	筋	爪	怒	泪	魂	呼
苦	赤	长	暑	南	夏	火	心	小肠	舌	脉	面	喜	汗	神	笑
甘	黄	化	湿	中	长夏	土	脾	胃	口	肉	唇	思	涎	意	歌
辛	白	收	燥	西	秋	金	肺	大肠	鼻	皮毛	毛	悲	涕	魄	哭
咸	黑	藏	寒	北	冬	水	肾	膀胱	耳	骨	发	恐	唾	志	吟

（三）五行的生克乘侮关系

1. 五行相生

所谓"生"，即资生、助长和促进之意。五行相生是指木、火、土、金、水之间存在着有序的递相资生、助长、促进的关系。其顺序是：木→火→土→金→水。相生关系又称为母子关系，任何一行都存在"生我"和"我生"两个方面，"生我"者为"母"，"我生"者为"子"。

2. 五行相克

所谓"克",即抑制、制约、约束和削弱之意。五行相克,是指木、火、土、金、水之间存在着有序的递相克制和制约的关系,又称"相胜"。顺序:木→土→水→火→金→木。五行相克关系中,任何一行都存在着"克我"和"我克"两个方面,我克者,为我"所胜";克我者,为我"所不胜"(所胜所不胜关系)。

3. 五行制化

制,制约、克制的意思;化,生化、变化的意思。五行制化,是指五行之间具有生中有制、制中有生的生克协调配合关系。五行制化实质上就是五行相生与相克关系的正常联系。没有生,就没有事物的发生和成长;没有克(制),就不可能有在正常协调范围内的发展与变化。任何一行具有生我、我生、克我、我克的四种关系。只有依次相生,依次相克,如环无端,才能生化不息,并维持着事物之间的动态平衡。

4. 五行相乘与相侮

是五行在异常情况下的相克变化。

(1) 相乘:乘,即乘虚侵袭之意。指五行之间相克太过的异常变化。其次序与相克同,即木乘土、土乘水、水乘火、火乘金、金乘木。发生条件:①所不胜(克我)太过,如木旺乘土;②所胜(我克)不足,如土虚木乘;③二者皆有。

(2) 相侮:侮,即欺侮,有恃强凌弱之意。是指五行之间异常的反向克制。其次序与相克、相乘相反,即木侮金、金侮火、火侮水、水侮土、土侮木。发生条件:①所胜(我克)太过,如木旺侮金;②所不胜(克我)不足,如金虚木侮;③二者皆有。

三、五行学说在中医学中的应用

(一) 说明脏腑的生理功能及其相互关系

1. 说明五脏的生理功能特点

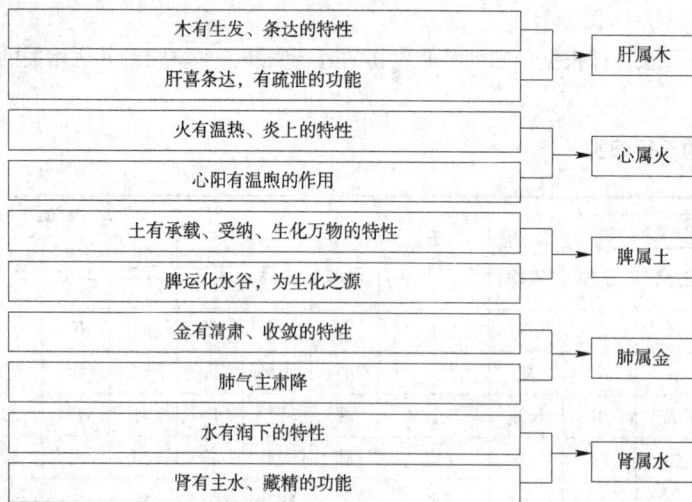

木有生发、条达的特性	
肝喜条达,有疏泄的功能	肝属木
火有温热、炎上的特性	
心阳有温煦的作用	心属火
土有承载、受纳、生化万物的特性	
脾运化水谷,为生化之源	脾属土
金有清肃、收敛的特性	
肺气主肃降	肺属金
水有润下的特性	
肾有主水、藏精的功能	肾属水

2. 说明五脏之间的相互关系

(1) 相生　木→火→土→金→水(肝→心→脾→肺→肾)

肝藏血以济心血 → 木生火

心阳助脾阳 → 火生土

脾气益肺气 → 土生金

肺气肃降以助肾纳气 → 金生水

肾精养肝血→ 水生木

（2）相克　木→土→水→火→金（肝→脾→肾→心→肺）

肝木条达，可以疏泄脾土的壅郁 → 木克土

脾的运化，可以制止肾水的泛滥 → 土克水

肾的滋润，可以防止心阳的偏亢 → 水克火

心阳的温煦，可以制约肺金清肃的太过 → 火克金

肺的肃降，抑制肝升发的太过 → 金克木

（二）说明脏腑间的病理影响

1. 相生关系的病理传变

（1）母病及子：病变由母脏累及子脏，也称"顺传"。如脾病及肺、肝病及心。

（2）子病及母（子盗母气）：病变由子脏波及母脏，也称"逆传"。如肝病及肾、肺病及脾。

2. 相克关系的病理传变

（1）相乘：如肝病及脾——木乘土

（2）相侮：如肺病及心——金侮火；肝病及肺——木火刑金。

（三）应用于疾病的诊断

1. 指导疾病的定位诊断

根据五色、五味、五脉定病位。如面见青色，喜食酸味，脉见弦象，诊为肝病；面见赤色，口味苦，脉象洪，诊为心火亢盛。

2. 判断疾病的传变趋势

据五行生克理论，从脉和面色上判断五行属性。如脾虚病人，面见青色，脉见弦象，为木乘土。

（四）应用于疾病的治疗

1. 指导控制五脏疾病的传变

见肝脏病，除治疗本脏病外，还要兼补肺脏（防木旺侮金）；或补脾脏（防木旺乘土）。《难经·七十七难》："见肝之病，则知肝当传之于脾，故先实其脾气"。

2. 确定治则与治法

（1）根据相生规律确定治疗原则，"虚则补其母，实则泻其子"，又称补母与泻子。

补母：主要适用于母子关系失调的虚证。即通过补母以治疗母子两脏皆虚或子脏虚弱证。

泻子：主要是用于母子关系失调的实证。即通过泻子，抑制子脏过分亢进的功能活动，以治疗母子两脏皆实之证或母脏的实证。

（2）根据相生规律确定的治疗方法

治法	含义	治法	含义
滋水涵木法	滋肾阴以养肝阴，以制约肝阳上亢的方法	培土生金法	补脾气以益肺气的方法
金水相生法	滋养肺肾阴虚的一种治疗方法，又称滋养肺肾法	益火补土法	温肾阳补脾阳的一种方法

（3）根据相克规律确定治疗原则——抑强或扶弱，多用于因为相克关系紊乱而导致的乘侮病证。

抑强：主要适用于因相克或反侮太过所形成的乘侮病证。

扶弱：主要适用于因相克力量不及或因虚被乘，或因虚被侮所形成的病证。

（4）根据相克规律确定的治疗方法

治法	含义	适应证
抑木扶土法	通过疏肝、平肝以健脾，治疗肝旺脾虚的方法	木旺乘土或土虚木乘之证
培土制水法	温运脾阳或温肾健脾法治疗水湿停蓄为病的一种方法	脾虚不运或脾肾阳虚，水湿泛滥而致的水肿胀满证
泻火补水法（泻南补北法）	泻心火补肾水的方法。	适用于肾阴不足，心火偏亢的心肾不交证

病例分析

患者，女性，高热、咳嗽、气喘3天，大汗淋漓、四肢厥冷1小时。患者3天前开始咳嗽、咽痛，继而高热，体温40℃左右，持续不退，伴气喘，咳痰黄稠，面红，口渴喜冷饮，舌红苔黄，脉数有力。经X光拍片诊断为"支气管肺炎"。经治疗后无明显好转。1小时前患者突然出现面色苍白、大汗淋漓、四肢厥冷，体温骤降至36.5℃，血压60/40 mmHg，舌青紫，脉微细欲绝。

思考

1. 本病证分前后两个阶段，运用阴阳学说分析前后两个阶段各是什么证？为什么？

2. 试用阴阳转化的理论分析本证的病理变化机理。

解析

1. 本病证前期属阳证，患者表现为高热、咳嗽气喘、咳痰黄稠、面红、口渴喜冷饮、舌红苔黄、脉数有力，为阳热亢盛，机能亢奋，机体反应性增强的"阳盛则热"病理状态。后期属阴证，患者出现面色苍白、大汗淋漓、四肢厥冷、体温骤降、舌青紫、脉微细欲绝，为阳气暴脱，全身性机能衰退，阳不制阴，则阴寒内盛的虚寒性病理状态。

2. 本病证初期为阳热证，阳热亢盛，发展到极期，物极必反，则发生阴阳转化，阳证转化为阴证，实热证转化为虚寒证，即所谓"重阴必阳，重阳必阴"。

第三章　藏象学说

重点	藏象的基本概念，脏腑的分类及各自的生理特性，五脏、六腑的主要生理功能，精、气、血、津液的概念及其相互关系
难点	肾中精气的含义、肾阴与肾阳联系，气的生成和运动、血的生成和运行、津液的生成、输布和排泄，气、血、津液的关系。
考点	脏腑的分类及各自的生理特性，五脏、六腑的主要生理功能，气、血、津液的概念、功能及其相互关系。

速览导引图

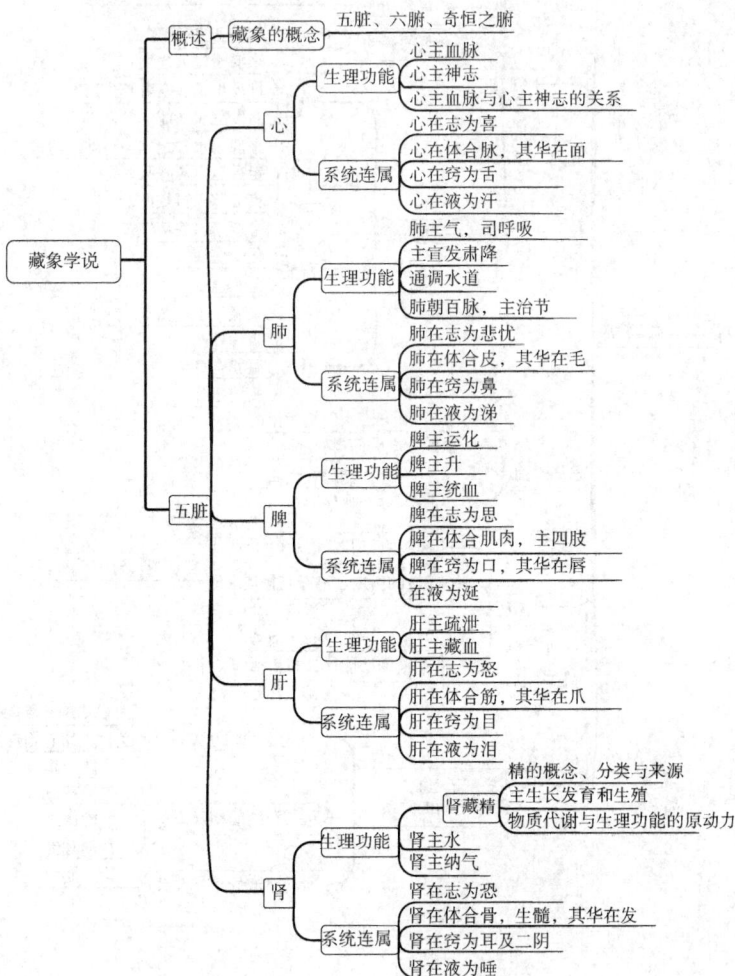

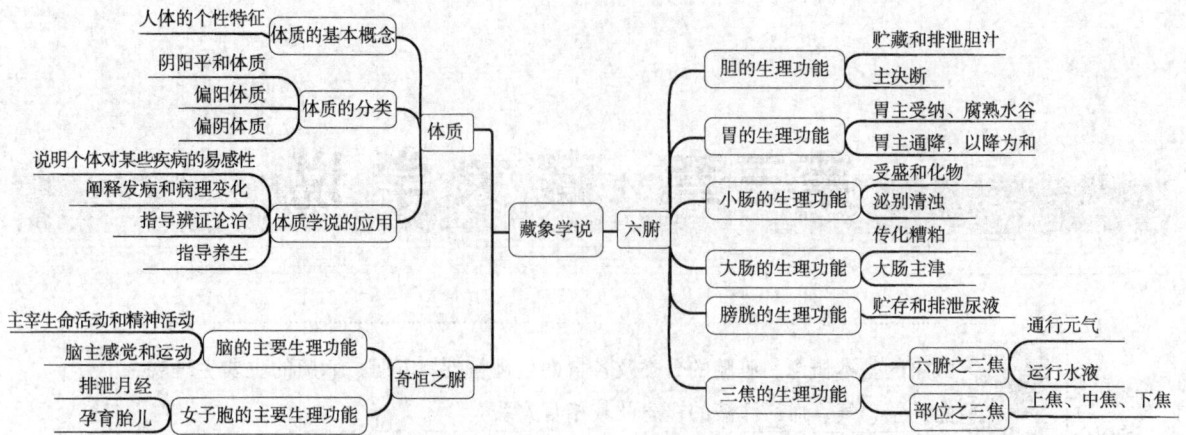

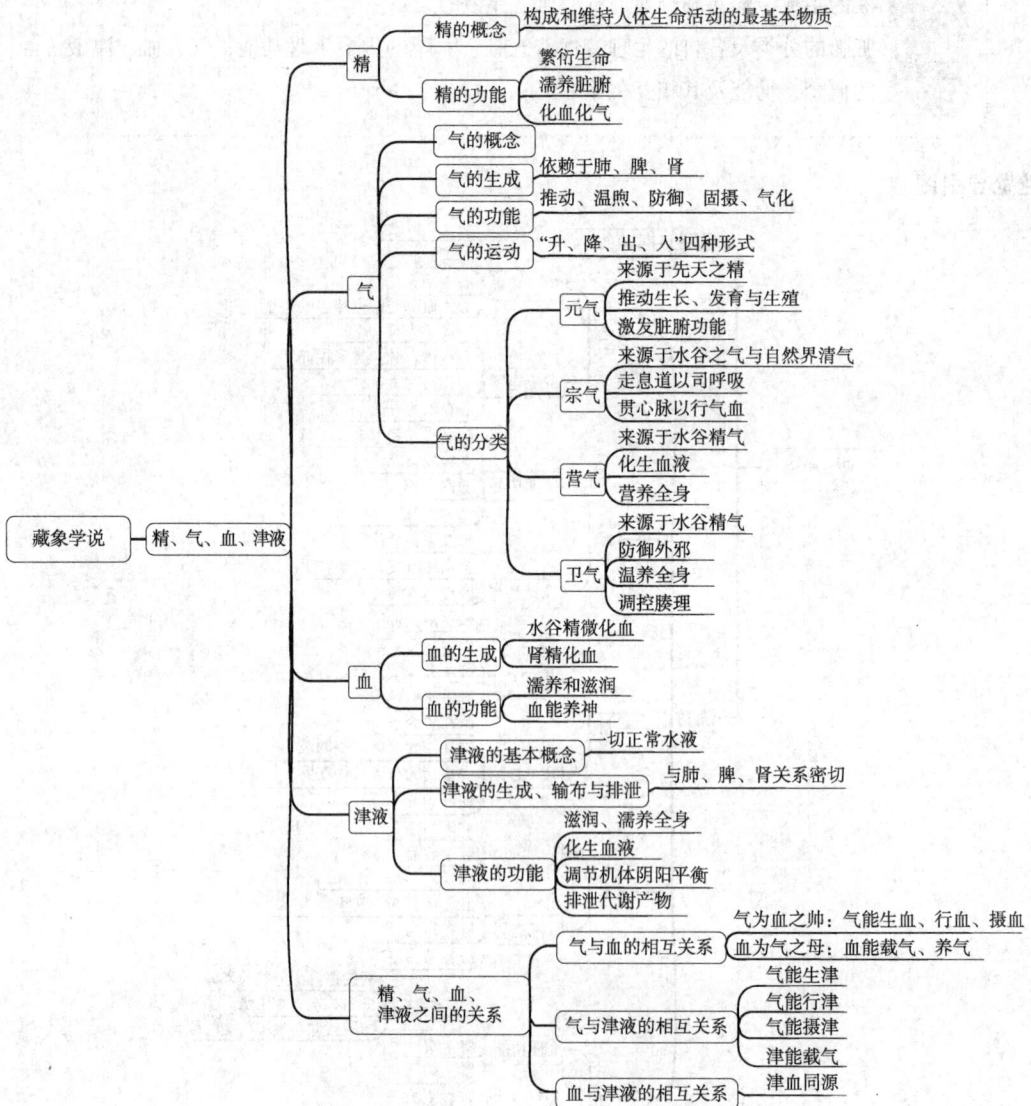

第一节　概　述

一、藏象的概念

藏，是指藏于人体内的脏腑器官，即内脏。象，即征象、形象，其涵义有二：一指脏腑器官的形态结构；其二指脏腑的生理功能活动和病理变化表现于外的征象。所以，藏象，是指人体内脏腑的生理功能活动和病理变化反映于外的征象。

二、藏象学说的主要内容

脏腑分为脏、腑和奇恒之腑三类。脏有五，即心、肺、脾、肝、肾，合称五脏（在经络学说中，心包亦作为脏，故又称"六脏"）。腑有六，即胆、胃、小肠、大肠、膀胱、三焦，合称六腑。奇恒之腑亦有六，即脑、髓、骨、脉、胆、女子胞。中医学以生理功能特点的不同，作为区分脏与腑的主要依据。

（1）五脏多为实质性脏器，共同的生理特点是化生和贮藏精气。

（2）六腑多为中空管腔性脏器，共同的生理特点是受盛和传化水谷。

如《素问·五藏别论》说："所谓五脏者，藏精气而不泻也，故满而不能实；六腑者，传化物而不藏，故实而不能满也。"

（3）奇恒之腑在形态上中空有腔与六腑相类，功能上贮藏精气与五脏相同，与五脏和六腑都有明显区别，故称之奇恒之腑。

三、藏象学说的主要特点

1. 以五脏为中心的整体观

（1）以五脏为中心的人体自身的整体性。

（2）五脏与自然环境的统一性。

人体以五脏为核心，在内联络着六腑、奇恒之腑以及各形体诸窍，在外则通过"天人相应"与自然界构成系统联系。在五脏中又以心作为最高主宰，形成了高度调节和自控的系统。

2. 以"象"来考察"脏"的功能活动

人体各脏腑深藏于体内，难以进行直观观察，但这些脏腑通过经络与体表的组织器官相互联系，内脏有病，与之相应的体表组织器官可出现异常反应，出现各种症状和体征。藏象学说通过观察这些病理现象，根据它们与人体脏腑的联系，即可以推断内部脏腑的病变，为治疗用药提供依据。

第二节　脏　腑

一、五脏的生理功能和系统连属

（一）心

心为神之居、血之主、脉之宗，为阳中之阳脏，五行属火，起着主宰生命活动的作用，故称之为"君主之官"。主要生理功能为心主血脉和心主神志。

1. 心的主要生理功能

（1）心主血脉　心主血脉是指心气推动血液在脉中循行、周流全身、输送营养和滋润的作用。心主血脉功能正常的三个条件：心气充沛；脉道通利；气血充盈。心主血脉包含心主血和心主脉两个方面。

心主血：是指心气能推动血液运行，以输送营养物质于全身脏腑形体官窍。另一内涵是心有生血作用，即"奉心化血"。总之，心有总司一身血液运行和生成的作用。

心主脉：是指心气推动和调节心脏的搏动和脉管的舒缩，使脉道通利，血流通畅。

心主血脉的生理及病理表现：生理状态下，心气充足，血液充盈，脉道通利，则面色红润光泽，脉搏均匀，和缓有力；病理变化：心气不足则见心慌、心悸、面色无华、脉虚无力等；心血瘀阻则见心悸、心前区憋闷疼痛、面色晦暗、口唇青紫、脉结代等。心血亏虚则见心悸、面色口唇苍白，脉细无力等。

（2）心主神志　又称心主神明或心藏神。神的概念，有广义之神和狭义之神。广义的神，是指人体生命活动及其外在表现。狭义的神，是指人的精神、意识和思维活动。

心既主广义之神又主狭义之神。心主广义之神是指心主宰人体五脏六腑、形体官窍的一切生理活动；心主狭义之神，心主宰人体精神、意识、思维等心理活动的功能。

心主神志的生理及病理表现：若心主神志功能正常，则精神振作，神志清晰，思维敏捷，反应灵敏；若心主神志功能异常，则出现精神、意识、思维活动异常。如心血虚则见心悸，健忘，失眠，多梦；痰迷心窍则见神昏，痴呆，举止失常；痰火扰心则见躁狂，打人毁物，不避亲疏，登高而歌，弃衣而走。

（3）心主血脉与心主神志的关系　心主血脉是心主神志的物质基础；心主神志是心主血脉的功能表现与主宰。

2. 心的系统连属

（1）心在志为喜　是指心的生理功能与精神情志活动的"喜"有关。

生理上——喜乐愉悦，属于良性刺激

病理上——喜乐过度，使心神受伤、神志涣散而不能集中或内守。

（2）心在体合脉，其华在面　脉，即血脉。全身的血脉统属于心。其华在面，指心的气血盛衰，反映于面部的色泽变化。若心气旺盛，血脉充盈，则面部红润而有光泽；心的阳气虚损不足，则面色㿠白甚或滞黯；心血虚少，则面色苍白无华；心血瘀阻，则面色青紫等。

（3）心在窍为舌　舌主司味觉、表达语言功能，有赖于心主血脉和心主神志的功能。心功能正常，则舌体红活荣润，柔软灵活，味觉灵敏、语言流利；心功能异常，出现味觉改变、语言表达障碍。

（4）心在液为汗　汗是人体津液经过阳气的蒸化，从汗孔排出之液体。由于汗为津液所化，血与津液又同出一源，即"血汗同源"，所以中医称为"汗为心之液"。如心气不足可见心悸，自汗；心阳暴脱，则可见冷汗淋漓。反之，汗出过多，也可损伤心的阳气。

（二）肺

肺在五脏中位置最高，居于诸脏之上，故有"华盖"之称。为阳中之阴脏，五行属金，通于秋气。生理功能包括肺主气、司呼吸，肺主宣发肃降，肺主通调水道，肺朝百脉，主治节。

1. 肺的主要生理功能

（1）肺主气，司呼吸　肺主气包括以下两个方面：

主呼吸之气：肺是体内外气体交换的场所。通过肺的呼吸，促进气的生成，调节气的升降出入运动，以维持人体的新陈代谢和生命运动。《素问·阴阳应象大论》曰："天气通于肺"。

主一身之气：是指肺有主持、调节全身之气的作用。如《素问·五脏生成论》"诸气者，皆属于肺"。具体体现在：①宗气的生成：宗气主要由肺吸入的自然界的清气和脾胃运化的水谷精气相结合而成；②气机的调节（所谓气机，泛指气的升、降、出、入运动），肺的呼吸调节着全身之气的升降出入运动。

司呼吸：肺为人体主司呼吸运动的器官，具有呼吸功能。

肺主一身之气的功能取决于肺主呼吸的功能。

（2）主宣发肃降

主宣发：是指肺气具有向上的升宣和向外周布散的作用，体现在如下三个方面：①呼出体内浊气；②向上向外布散水谷精微和津液；③宣发卫气。宣发功能失常，浊气不能顺畅排出，水谷精微和卫气不能正常输布，则见呼吸不利、胸闷、鼻塞、喷嚏、无汗或自汗、易患感冒等。

主肃降：是指肺气具有向内向下清肃通降并使呼吸道保持洁净的作用。肃降功能体现在三个方面：①吸入自然界的清气；②向下布散水谷精微和津液；③肃清呼吸道异物，保持呼吸道洁净。肃降功能失常，清气吸入障碍，呼吸道难以保持通畅，可致呼吸表浅、胸闷、痰多等。

宣发与肃降的关系：宣发与肃降是相反相成的矛盾运动。二者相互制约，相互为用。

（3）通调水道　通，疏通；调，调节。水道，是水液运行和排泄的道路。肺主通调水道，即肺通过宣发和肃降对体内水液输布、运行和排泄起疏通和调节作用。

通过宣发功能实现了水液代谢的三条途径：①将津液向上向外布散于皮毛和周身，发挥濡润作用。②将卫气布散于皮毛，在卫气作用下，上述布散于皮毛的水液代谢后可以化为汗液，排出于体外。③呼出浊气，带走部分水液。

通过肃降功能实现了水液代谢的两条途径：①将津液向下向内布散于各脏腑组织器官，发挥滋养作用。②将上焦的水液向下布散，部分水液经肾的气化下输膀胱，生成尿液排出体外。③肺的肃降，推导大肠传导，随粪便带走部分水分。因此肺称"肺为水之上源""肺主行水"。

病理表现：肺的宣发肃降功能失常，水道失于通调，水液代谢障碍，可见尿少、颜面和周身浮肿。治疗上：利水的同时，加入宣肺的药物，称之为"宣肺利水""提壶揭盖"，即是"肺主通调水道"理论在临床上的应用。

（4）肺朝百脉，主治节

肺朝百脉：朝，即朝会、聚会，肺朝百脉，即全身的血液都经过经脉聚会于肺。《素问·经脉别论》"食气入胃，浊气归心，淫精于脉，脉气流经，经气归于肺，肺朝百脉，输精于皮毛。"

生理意义：①气体交换。通过肺的呼吸，吸入清气，呼出浊气，清气随血液运行至全身，维持人体的生命活动。②助心行血。血液的运行依靠气的推动，肺朝百脉，将肺气散布于血液当中，辅助心脏推动血液的运行。

病理状态：肺气虚损，清气吸入减少，宗气生成不足，助心行血功能减退，导致心血瘀阻而见心前区憋闷刺痛。

肺主治节：即治理调节，它概括了肺的主要生理功能，即肺有辅助心脏对全身进行治理和调节的作用。生理意义体现在四个方面：①主司呼吸；②调节气机；③朝百脉；④通调水道。《素问·灵兰秘典论》"肺者，相傅之官，治节出焉。"

2. 肺的系统连属

（1）肺在志为悲忧　肺的功能与情志活动的"悲"、"忧"有关。过度悲哀或忧伤，可耗伤肺气；反之，肺虚，容易产生悲忧的情绪变化。

（2）肺在体合皮，其华在毛　肺主宣发，将卫气、水谷精微和津液布散于体表，温养肌肤，润泽皮毛，防御外邪。而皮毛也可助肺呼吸，协助气体交换。肺气虚损，肌肤失养，肌表不固，临床可见自汗，皮毛憔悴枯槁，易患感冒。反之，皮毛受邪，也可内舍于肺，导致肺气不利而见咳嗽、气喘等。

（3）肺在窍为鼻　鼻的通气和嗅觉功能与肺密切相关，依赖于肺气的作用。生理上，肺布散水谷精微，对鼻有滋养作用，而鼻助肺呼吸，对肺亦有保护作用。如肺气失宣可导致鼻窍不利，临床可见鼻塞、流涕、喷嚏、嗅觉失灵等。反之，外邪入侵人体，可通过口鼻内舍于肺，导致肺气不利而见咳嗽、气喘等症。喉也是呼吸道的一部分，内连于肺。喉主通气与发声，但均依赖于肺气的作用，故称为"肺之门户"。

（4）**肺在液为涕** 涕，即鼻涕，为鼻腔的分泌物，具有润泽鼻腔的功能。涕由肺精所化，经肺气宣发布散于鼻窍。肺功能正常，则鼻涕润泽鼻窍而不外流；如肺寒，则鼻流清涕；肺热，则涕黄浊。

（三）脾

脾为阴中之至阴，五行属土，通于长夏。主要生理功能包括脾主运化，脾主升，脾主统血。

1. 脾的主要生理功能

（1）**脾主运化** 运是指转运，输送，化即消化吸收。主运化即消化吸收饮食物中的水谷精微并将其转输至全身的生理功能。包括运化水谷和运化水液两个方面。

运化水谷：指脾对饮食物的消化吸收并转输水谷精微的作用。水谷泛指各种饮食物。如《素问·经脉别论》"饮入于胃，游溢精气，上输于脾，脾气散精，上归于肺。"由于人出生后，全赖于脾胃运化的水谷精微以化生气血来维持生命活动，所以中医有"脾为后天之本"，"气血生化之源"之说。

生理状态下，脾的运化功能全靠脾的阳气，脾气强健，饮食物消化吸收功能正常，水谷精微才能得到顺利的输布。病理状态下，脾气虚损，脾失健运，出现食欲不振，腹胀、便溏、倦怠、消瘦等。

运化水液：指脾对水液的吸收、转输和布散功能，是人体水液代谢的一个重要环节。体现在两个方面：一是摄入到体内的水液，需经过脾的运化，输布，气化成津液，通过心肺到达周身组织器官，发挥濡养滋润作用。二是代谢后的水液及某些废物，经脾的转输至肺、肾，经肺的宣发和肾的蒸腾气化作用，化为汗液和尿液排出体外，维持人体水液代谢的平衡。

生理情况下，脾气充足则运化水液功能正常，水液在体内正常运行。病理状态下，脾运化水液功能异常，水液停滞于局部，即可产生痰饮、湿浊、水肿等病变。故有"脾为生痰之源，肺为贮痰之器"之说。

（2）**脾主升** 脾具有把水谷精微上输输布并固护脏器于恒定位置的生理功能。包括升清和升举脏器两个方面。

升清，即脾气上升，将水谷精微上输至心、肺、头面部的功能；若功能失常，脾不升清则出现头目眩晕，倦怠乏力等。

升举脏器：是指脾气升托脏器，使其恒定在相应位置，防止其下垂的作用。若功能失常，称之为中气下陷，导致内脏下垂。脾主升的理论具有重要的临床意义，中医治疗内脏下垂证时，辨证为"中气下陷证"，常采用健脾升阳举陷的方法治疗。

（3）**脾主统血** 是指脾气统摄血液在脉管内正常运行，防止逸出脉外的功能。脾统血的功能为血液的运行提供了约束力和控制力，使血液循经循行而不外溢。如《难经·四十二难》"脾裹血"《金匮要略注·卷十二》"五脏六腑之血，全赖脾之统摄"。

生理情况下，脾气强健，统血功能正常，血液得以正常运行而不逸出脉外。病理状态下，脾气虚损，统血无权，中医称之为"脾不统血"，可见如便血、尿血、崩漏、肌肤发斑等各种出血证等。脾不统血造成的出血证的特点：人体下半部、出血颜色淡，伴倦怠乏力、面色无华等脾虚表现。

2. 脾的系统连属

（1）**脾在志为思** 脾的生理功能与情志中的"思"关系密切。若思虑过度，导致气机郁结，脾的运化功能失常，出现脘腹胀闷、不思饮食等。

（2）**脾在体合肌肉，主四肢** 肌肉有主司运动，保护内脏等功能。四肢、肌肉全赖于脾运化的水谷精微充养。只有脾气强健，气血生化有源，四肢、肌肉得到充足的水谷精微的充养才能强健有力。若脾气虚，气血生化无源，四肢、肌肉失养，临床可见四肢肌肉瘦弱无力，甚或痿废不用。

（3）**脾在窍为口，其华在唇** 人的食欲、口味与脾主运化的功能密切相关。唇的色泽变化也常反映脾的功能。如脾气虚，脾失健运，不仅有食欲不振，腹胀，便溏，还可见到口腻，口甜，口淡无味，唇色浅淡无华等。

（4）**在液为涎** 涎为唾液中较清稀的部分，有助消化的作用，而脾主运化，故在液为涎。若脾胃不和，可见口涎增多。

（五）肝 肝为阴中之阳脏，五行属木，通于春气；肝为刚脏，体阴用阳。主要生理功能包括肝主疏泄和肝主藏血。

1. 肝的主要生理功能

（1）肝主疏泄 疏，疏通；泄，宣泄，升发。肝主疏泄，是指肝具有疏通、畅达全身气机，使气通而不滞，散而不郁的生理功能，具体表现在以下五个方面：

调畅气机：气机，即气的升降出入运动。所谓调畅气机，是指肝的疏泄功能，对全身气升降出入运动有重要疏通调节作用。若肝主疏泄功能正常，气机调畅，气血和调，经脉通利，则脏腑组织器官功能正常、协调。肝主疏泄功能异常包括两个方面，一是疏泄功能减退，气机郁结，临床可见胸胁、两乳或少腹胀痛不适，闷闷不乐，悲忧欲哭等；另一方面疏泄太过，肝气亢奋升发太过，临床可见头胀头痛、面红目赤、心烦易怒等，甚或血随气逆而见呕血，昏厥。

促进津、血的运行和代谢：血液运行和津液输布代谢有赖于气的升降出入运动。气行则血行，气滞则血瘀；气行则水行，气滞则水停。肝主疏泄功能正常，则气机调畅，血与津液运行通利；疏泄功能失常，气机阻滞，则血行障碍，血瘀滞在某些部位，出现癥瘕积聚、刺痛等，女子可出现经迟、痛经、经闭等；水液代谢障碍而见痰饮，水肿等。

促进脾胃运化及胆汁的分泌排泄：饮食物的消化吸收，依赖脾胃的纳运升降的协调，其中肝主疏泄的功能可以通过两个方面影响上述过程，其一就是促进脾胃的升降。脾胃的运化具体表现在脾的升清和胃的降浊功能，脾升胃降的气机运动，则受到肝气疏泄功能的调节。只有肝主疏泄的功能正常，人体气机调畅，脾胃才能升清降浊有序，饮食物方能得以正常的消化吸收及输布。如肝气的疏泄异常，影响到脾的运化与升清功能，在上可见头目眩晕，两胁胀闷；在下可见腹胀、腹泻等，中医称之为"肝脾不和"。若肝气疏泄异常影响到胃的降浊与腐熟功能，则在上可见呕逆、嗳气、纳呆，在中为脘腹胀满疼痛，在下可见便秘，中医称之为"肝气犯胃"；其二是促进胆汁的分泌和排泄。胆附于肝，胆汁为肝之余气积聚而成。在进食时排入肠腔，以助饮食物的消化。肝主疏泄功能正常，则胆汁分泌排泄正常；疏泄功能异常，胆汁生成排泄障碍，则胁肋胀满、疼痛、口苦等；外溢皮肤，可形成黄疸。

调畅情志：情志活动，本为心所主，但亦与肝的疏泄功能密切相关。一方面肝主疏泄对情志直接起调畅作用，另一方面，肝调畅气机，促进气血的运行，为情志活动提供物质基础。肝主疏泄功能正常，气血调畅，人的精神情志才正常。而肝失疏泄，气血不调则可致情志失调，主要表现为以下两种情况：一是肝的疏泄功能太过，肝气亢奋，临床可见头胀头痛，急躁易怒等。二是疏泄功能减退，肝气郁结，临床可见抑郁寡欢，多疑善虑等。

调节生殖功能：主要是调节妇女月经来潮和男子的排精。肝主疏泄功能正常，则气机条畅，则女子月经来潮和男子的排精功能正常。一旦肝主疏泄功能失常，则气血运行不畅，女子会出现月经不调、不孕，男子出现遗精、早泄等。

（2）肝主藏血 指肝脏具有贮藏血液、调节血量和防止出血的生理功能。具体体现在以下三个方面。

①贮藏血液：肝贮藏充足的血液，化生和涵养肝气，即可以濡养全身，又可以制约肝阳而维持肝的阴阳平衡，防止肝的阳气升腾太过而肝气亢逆。

②调节血量：肝贮藏充足的血液，根据生理需要调节人体各部分的血液分配。当人体某一部位活动量增加，血液需求量亦增加时，肝脏即可将贮藏的血液适时排放到相应部位，保证这些脏腑组织器官有充足的血液供应。而当人体活动量减少，血液量需求也相应减少时，一部分血液又流回肝脏，由肝来贮藏之，肝脏即

通过自身的藏血功能来调节全身的血量分布。

若肝的藏血功能失常，血量分配不足，则会导致机体许多部位血液濡养不足的病证。如肝血不足，不能濡养目，则两目干涩昏花，或为夜盲；若不能养筋，则筋脉拘急，肢体麻木，屈伸不利；肝血不足时，女子经血乏源，则可见月经量少，甚则闭经。

③防止出血：肝主藏血，有防止出血的作用。肝藏血失职，引起各种出血，称为肝不藏血。若肝不藏血，血不养气，则气虚固摄血液无力而出血；或肝不藏血，肝阳升腾，则血不得凝而出血；或肝火亢盛，灼伤脉络，迫血妄行。临床上皆可出现吐血、咯血、衄血、月经过多、崩漏等出血现象。

肝的两大生理功能主疏泄和主藏血是相辅相成、相互为用的，藏血是疏泄的物质基础，疏泄是藏血的功能表现，两者的关系体现在气和血的协调。

2. 肝的系统连属

（1）肝在志为怒　怒是一种不良的情志刺激。怒与肝的关系最为密切，故称肝"在志为怒"。肝火上炎，或肝阳上亢，情绪急躁易怒；大怒伤肝，可致肝气亢奋，血随气逆，出现面红目赤、头痛眩晕，甚至吐血衄血、中风晕仆。

（2）肝在体合筋，其华在爪　筋，即筋膜、肌腱。筋膜附着于骨而聚于关节，是联结关节肌肉、主司运动的组织。筋膜有赖于肝血的充分滋养，才能强健有力，活动自如。若肝血虚少，血不养筋，则可见肢体麻木，屈伸不利，甚则拘挛震颤；若热邪侵袭人体，燔灼肝经，劫夺肝阴，筋膜失养，则可见四肢抽搐，颈项强直，角弓反张等动风之象。

爪，即爪甲。包括指甲和趾甲。中医认为，爪乃筋之延伸到体外的部分，故称"爪为筋之余"。爪甲的荣枯，可反映肝血的盛衰。肝血充足，爪甲坚韧明亮，红润光泽；若肝的阴血不足，爪甲失养，则爪甲脆薄，颜色枯槁，甚则变形脆裂。

（3）肝在窍为目　目，即眼睛，为人的视觉器官，又称为"精明"。因肝的经脉上连目系，肝血对目有重要的滋养作用。若肝阴、肝血亏虚，目失所养可见视物昏花，甚或夜盲；肝经风热，可见两目红赤肿痛；而肝风内动，则可见目睛上视等。

（4）肝在液为泪　泪，即眼泪，对目起润泽和保护作用。若肝阴、肝血亏虚，可见两目干涩；肝经风热，可见两目羞光流泪。

（五）肾

肾为阴中之阴脏，为封藏之本，精之处，先天之本，在五行属水，通于冬气；主要生理功能包括肾主藏精，主生长发育和生殖，主水，主纳气。

1. 肾的主要生理功能

（1）肾藏精　是指肾具有贮存、封藏精气的作用。《素问·六节藏象论》"肾者主蛰，封藏之本，精之处也。"

①精的概念：精指构成人体和维持人体生命活动的基本物质，是脏腑形体官窍功能活动的物质基础。

②精的分类和来源：就其来源，精可以分为先天之精与后天之精。先天之精来源于父母，是禀受父母的生殖之精，与生俱来，藏于肾中。先天之精是构成胚胎发育的原始物质，也是人体生长发育和生殖的物质基础。由于肾藏先天之精，故称为"先天之本"。后天之精来源于饮食水谷，由脏腑之精产生。因此，肾所藏之精气，是由先天之精和后天之精构成的。二者相互依存，相互为用。先天之精的存在和产生的激发、推动作用，为后天之精的摄取提供了物质基础和前提条件，而后天之精又不断地补充先天之精，使其保持长久的充盛和活力。中医将先后天之精的关系概括为"先天生后天，后天养先天"。

③肾精和肾气的关系：肾藏的精可以转化为气，称精气。肾精具有物质性，属阴，肾气具有功能性，属

阳。肾的精气是构成胚胎发育的原始物质，又是促进生殖机能成熟的物质基础。

④肾中精气的功能主要体现在以下两个方面：

a. 主生长、发育和生殖：是指人体的生长、发育和生殖与肾藏精的生理功能密切相关，是肾精及肾气的生理作用。《素问·上古天真论》"女子七岁，肾气盛，齿更发长；二七而天癸至，太冲脉盛，月事以时下，故有子；……丈夫八岁，肾气实，发长齿更；二八，肾气盛，天癸至，精气溢泻，阴阳和，故能有子……"上述经文，一是记述了在人体的生命过程中，生长、发育和生殖能力都取决于肾中精气的盛衰。二是指出了机体的齿、骨、发的生长状态是观察肾中精气的外候，是判断机体生长发育状况和衰老程度的客观标志。三是提出了"天癸"与人体生殖密切相关，天癸，是肾中精气充盈到一定程度时产生的具有促进人体生殖器官成熟，并维持生殖功能的物质。

由此可见，肾中精气的盛衰，决定着人的生长、发育和生殖的正常与否，若肾精及肾气不足，则小儿会表现为生长发育迟缓，如出现五迟（齿迟、发迟、语迟、立迟、行迟）、五软（头软、项软、手足软、肌肉软、口软），在成人则为早衰。

b. 机体物质代谢和生理功能的原动力：是指肾推动和调节机体各脏腑的生理功能及精、气、血、津液各物质的新陈代谢。由于肾藏精，为先天之本，故将肾精及肾气称为机体生命活动之本。肾精及肾气的这一生理效应可以用肾阴和肾阳来进行概括。肾阴称为元阴、真阴，主全身之阴，对机体各脏腑组织器官起着滋润濡养作用；肾阳称为元阳、真阳，主一身之阳，对机体各脏腑组织器官起着推动、温煦作用。因此，肾阴肾阳又称为"五脏阴阳之本"，维护着机体各脏腑阴阳的平衡。一方面，肾阴肾阳相互制约、相互依存，共同维持全身阴阳的协调平衡；另一方面，肾阴肾阳与他脏的阴阳之间也存在着相互资助和相互为用的动态关系，而在病理变化中它们又相互影响。肾阴肾阳失衡，可导致他脏的阴阳失调；而他脏阴虚或阳虚，日久也会导致肾阴肾阳的虚衰。

（2）肾主水　指肾具有主持和调节水液代谢的功能，又称肾的气化作用。体现在两个方面：①肾的气化作用主宰全身津液的代谢过程。津液代谢是一个复杂的生理过程，是在多个脏腑器官相互协调的作用下完成的，但肾在津液代谢中起着决定性的作用。②尿液的生成和排泄。在病理情况下，若肾中精气虚衰，气化功能失常，则可出现尿少、尿闭、水肿，或见小便清长、尿多、尿频等症。

（3）肾主纳气　纳，受纳、摄纳之意。肾主纳气，是指肾具有摄纳肺所吸入清气，使呼吸保持一定的深度，防止呼吸表浅的生理功能。肾主纳气的功能正常，则呼吸均匀和调。若肾主纳气的功能减退，摄纳无权，则出现呼吸表浅、动则气喘、呼多吸少等病理表现，称为"肾不纳气"。所以一般而言，咳喘之病，"在肺为实，在肾为虚"。

2. 肾的系统连属

（1）肾在志为恐　"恐"是人们对事物惧怕的一种精神状态，与肾关系密切。过度恐惧，可损伤心肾，致肾气不固，可见大小便失禁、遗精等症。

（2）肾在体合骨，生髓，其华在发　肾主骨，是因为肾藏精，精能生髓。髓又分为骨髓，脊髓和脑髓等，其中骨髓可充养骨骼，脑髓则充养大脑。中医认为"齿为骨之余"，是骨骼的一部分，也受肾精化生的骨髓的充养。只有肾精充足，骨骼、牙齿、大脑才得以正常的充养。若肾精亏虚，则可出现相应的病理变化。如肾精不足，骨髓空虚，骨骼失养，在幼年可见生长发育迟缓，出现五迟、五软；在成人则可见骨骼痿软，骨质疏松，易患骨折等。若肾精不足，髓海空虚，在小儿可见智力发育迟缓，出现弱智、呆傻；在成人则可见健忘、痴呆，发齿早落、耳聋目花等。

发为血之余，肾藏精，精能生血，血能养发，故称肾"其华在发"。若肾的精气不足，则可导致发的病变，在幼年时可见发迟，在成人可见头发早白早落。

（3）肾在窍为耳及二阴　耳为听觉器官，主要功能主司听觉，与肾的功能直接相关。只有肾精充足，耳有所养，才能维持正常的听力。如果肾之精气不足，髓海空虚，不能充养于耳，则可见耳鸣、听力减退，甚或耳聋等。

二阴，即前阴和后阴。前阴具有排尿及生殖机能。尿液的生成与排泄虽由膀胱所主，但要依赖于肾的气化功能才能完成。肾的气化功能失常，则可见排尿困难、癃闭；而肾的封藏不固，则可见尿频、遗尿、尿失禁。肾藏精，主人体的生长发育与生殖。肾的生理功能失常，可导致生殖机能障碍，男子可见精少、遗精、阳痿；女子可见月事不调、不孕等。后阴，即肛门。粪便的排泄，本为大肠传导功能，但亦与肾的功能有关。如肾的生理功能失常，则可致大便异常。如肾阳虚不能温脾阳，导致脾运化功能失常，水谷并走大肠，可见五更泄泻；肾阴虚，大肠失润，可见大便秘结不通；肾虚，封藏不固，可见久泄滑脱等，故"肾司二便"。

（4）肾在液为唾　唾为口津中较稠厚的部分。唾为肾精所化，咽而不吐，有滋养肾中精气的作用。若唾多或久唾，则易耗伤肾中精气。

总结：<u>五脏的系统连属</u>

五脏	在志	在体	其华	在窍	在液
心	喜	脉	面	舌	汗
肺	悲、忧	皮	毛	鼻	涕
脾	思	肌肉	唇	口	涎
肝	怒	筋	爪	目	泪
肾	恐、惊	骨	发	耳、二阴	唾

二、六腑的主要生理功能　"六腑以通为用，以降为顺"

（一）胆的生理功能

胆为六腑之一，又为"奇恒之腑"，与肝互为表里。主要的功能有：

1. 贮藏和排泄胆汁

因胆藏清净之液，是由肝之精气化生，所以又称"中精之府"，参与饮食物的消化。

2. 主决断

胆的生理功能，与人体情志活动密切相关，主要表现为对事物的决断及勇怯方面。为"中正之官"。

若胆的功能失常，出现情志方面的变化。胆火过盛，可见口苦、烦躁易怒、胁痛等，胆虚痰扰，可见口苦、呕逆、心烦不寐、惊悸不宁等。

（二）胃的生理功能

胃又称"胃脘"，分为上、中、下三部，与脾互为表里。主要的功能有：

1. 胃主受纳、腐熟水谷

"受纳"是接受和容纳的意思，胃主受纳，是指胃有接受和容纳饮食物的生理功能。故胃又被称为"太仓""水谷之海"。"腐熟"即初步消化的意思。受纳于胃的水谷在胃不断蠕动和胃阳气蒸化作用下变成食糜，有利于进一步消化吸收。胃被称为"水谷气血之海"。

中医常把人体正常的消化机能，概括为"胃气"。古代医家非常重视胃气的作用，认为人"以胃气为本"，胃气强则五脏俱盛，胃气弱则五脏俱衰，甚至认为人有胃气则生，无胃气则死。

2. 胃主通降，以降为和

通降，即通利、下降之意。胃主通降，指胃有通利下降的生理功能及特性，以通降为正常。

胃主受纳和胃主通降的功能相互为用，胃的通降是受纳的前提条件。

（三）小肠的生理功能

小肠位于腹腔，与心互为表里。主要的功能有：

1. 受盛和化物

受盛，即接受，以器盛物之意。化物，即消化、转化饮食物。胃初步腐熟的饮食物适时下降到小肠，由小肠来承受之（受盛）。下降到小肠的饮食物停留一定的时间，充分消化和吸收（化物）。《素问·灵兰秘典论》曰："小肠者，受盛之官，化物出焉"。

2. 泌别清浊

泌，即分泌；别，即分别。所谓清浊，是指饮食物中的精微物质及糟粕，而糟粕又包括食物残渣及废水。小肠泌别清浊的功能，具体表现为：一是由胃下降到小肠的饮食物，在小肠"化物"功能的作用下，分为水谷精微及食物残渣两部分；二是吸收水谷精微，通过脾的运化功能，转输于心肺，并布散于周身，以维持人体正常的生理机能；三是泌别清浊后的糟粕，分为食物残渣及废水两部分，食物残渣下降到大肠，形成粪便而排出体外。而多余的水分则通过小肠的渗泌作用进入膀胱，生成尿液排出体外，故有"小肠主液"之说。

若小肠泌别清浊的功能正常，则水液与糟粕各走其道而二便正常；若小肠泌别清浊的功能异常，则水走大肠，可见小便短少、便溏、泄泻等症。故临床上可应用这一理论，采用"利小便以实大便"的方法治疗泄泻。

（四）大肠的生理功能

大肠位于腹中，与肺互为表里。主要的功能有：

1. 传化糟粕

将由小肠而来的食物残渣，再吸收其中多余的水液，形成粪便，经肛门排出体外。《素问·灵兰秘典论》曰："大肠者，传导之官，变化出焉"。

2. 大肠主津

大肠在传化糟粕过程中，再吸收其中多余的水液。

若大肠湿热，气机阻滞，则可见腹痛、下痢脓血、里急后重等症；若大肠实热，肠液干枯，则可见便结、发热、腹满硬痛等症；若大肠虚寒，不能吸收水液，则可见腹痛、肠鸣、腹泻等症。

（五）膀胱的生理功能

膀胱位于小腹中，与肾互为表里。主要的功能是贮存和排泄尿液。尿液在膀胱内潴留至一定程度时，即可及时排出体外，故《素问·灵兰秘典论》曰："膀胱者，州都之官，津液藏焉，气化则能出矣。"膀胱的贮尿和排尿功能，全赖肾的气化功能。

若膀胱贮尿和排尿的功能失常，则可见尿频、尿急、遗尿、小便失禁等，或见小便不利、癃闭等。

（六）三焦的概念和生理功能

其概念有二：

1. 六腑之三焦，作为六腑之一，有"孤府"之称，主要功能为

（1）通行元气 三焦是元气通行的通路。元气是人体最基本、最重要的气，是人体生命活动的原动力，发源于肾，通过三焦布达全身，发挥生理功能。

（2）运行水液 三焦是水液运行之通路。人体的津液代谢由肺、脾、肾、膀胱等脏腑的协同作用而完成，但必须以三焦为通路。

2. 部位之三焦

三焦作为部位划分，分为上焦、中焦、下焦。

上焦：膈以上的部位，包括心、肺及头面部。其生理特性概括为"上焦如雾"，是指其宣发卫气，布散水谷精微以充养周身。

中焦：是指膈以下，脐以上腹部，包括脾、胃。其生理特性概括为"中焦如沤"，概括了脾胃腐熟水谷、消化饮食物的功能。

下焦：脐以下部位，包括肾、膀胱、大肠、小肠等。其生理特性概括为"下焦如渎"，主要是指下焦具有排泄糟粕和尿液的作用。

三、奇恒之腑的主要功能

奇恒之腑，包括脑、髓、骨、脉、胆、女子胞六个脏器。

（一）脑的主要生理功能

脑，位于颅腔之内，为髓聚之处。《灵枢·海论》说："脑为髓之海"。其主要生理功能为：

1. 主宰生命活动和精神活动

脑为髓汇聚之处，对于维持人体的生命活动具有极其重要的作用。

2. 脑主感觉和运动

人的感官位于头部，与脑相通，依赖脑髓的充养才能发挥感觉功能，同时，脑髓和脊髓对肢体的运动有着重要的影响。

（二）女子胞的主要生理功能

女子胞又称胞宫、胞脏、子宫、子脏等，是女性的生殖器官。女子胞是发生月经和孕育胎儿器官。其主要生理功能为：

1. 排泄月经

女子胞为女性生殖功能成熟后排泄月经的主要器官。当女子到了 14 岁左右，肾的精气旺盛，出现了天癸，子宫等生殖器官发育成熟，冲任二脉气血旺盛，女子开始按时排泄月经，并具备了生殖能力。这种生理状态一直持续到 49 岁左右，肾的精气逐渐衰败，天癸竭绝，冲任二脉气血衰少，进入绝经期。

2. 孕育胎儿

女子在其受孕后，女子胞即成为孕育胎儿的场所。此时，女子胞停止排泄月经，全身的气血有相当一部分输送到胞宫，保护胎元，促进胎儿的发育，直至分娩。

四、脏腑之间的相互关系

（一）脏与脏之间关系

脏腑	功能联系	生理方面	病理方面
心与肺	心主血脉，肺主气司呼吸	主要表现在气和血、血液运行和呼吸之间的关系，其中宗气具有贯心脉而司呼吸的生理功能，是心主血脉和肺司呼吸之间的中心环节	肺的主气、司呼吸的功能异常可以影响心的行血功能；心行血异常，亦可影响肺的呼吸
心与脾	心主血，脾统血，脾为气血生化之源	主要表现：①血液的生成；②血的运行方面	心脾病变常互相影响，最终导致心脾两虚
心与肝	心主血，肝藏血；心主神志，肝主疏泄	主要表现在：①血液运行；②精神、情志活动方面	主要表现有心肝血虚、心肝阴虚和心肝火旺等
心与肾	心属火，位居于上而属阳；肾属水，位居于下而属阴	主要表现为阴阳相交，水火既济的关系	主要表现有心肾不交（水火失济）、水气凌心
肺与脾	肺主一身之气，脾为气血生化之源；肺主通调水道，为水之上源，脾主运化水液，为水液代谢枢纽	主要体现在：①气的生成；②津液的输布代谢两个方面	主要表现有：①土不生金或子病及母，最终导致脾肺两虚证；②痰湿的生成，所谓"脾为生痰之源，肺为贮痰之器"
肺与肝	肺主气，肝主疏泄	主要表现在气机之升降方面，肺降而肝升，是全身气机调畅的重要环节	主要表现有：肝火犯肺（木火刑金）
肺与肾	肺为水之上源，肾为主水之脏；肺主呼吸，肾主纳气	主要表现在：①水液代谢；②呼吸运动两个方面。肺为气之主，肾为气之根。此外，存在着"金水相生"的关系	主要表现有：肾不纳气、寒饮射肺、肺肾阴虚等

脏腑	功能联系	生理方面	病理方面
肝与脾	肝主疏泄，脾主运化；肝主藏血，脾主统血，又为气血生化之源	主要表现在：①饮食物的运化；②血液的生成与运行两个方面	主要表现有：肝脾不和或肝气犯胃、脾病及肝（土壅侮木）
肝与肾	肝藏血，肾藏精，精血互生；肝主疏泄，肾主封藏，二者相反相成	主要表现在：①肝肾同源；②藏泄互用方面	主要表现有："水不涵木"或肝肾阴虚证
脾与肾	脾主运化，为后天之本，肾主藏精，为先天之本；脾主运化水液，肾主水液	主要表现在：①先天与后天关系；②津液代谢方面	主要表现有：脾肾阳虚证

（二）腑与腑之间关系

腑与腑之间的关系，主要表现在饮食物的消化、吸收与排泄方面。饮食入胃，经胃的腐熟，下降到小肠而泌别清浊，其清者通过脾的运化，输布于心肺和周身；其浊者，分为废水和食物残渣，下输于膀胱和大肠，形成尿液和粪便排出于体外。在饮食物消化、吸收和排泄过程中，以三焦为场所。此外，胆汁也有促进消化的作用。

（三）脏与腑之间关系

1. 心与小肠的关系

心与小肠通过经络相互络属，构成表里关系，生理上相互联系，病理上相互影响。如心火炽盛，可以循经下移于小肠，引起小肠泌别清浊的功能失常，出现小便短赤，灼热疼痛，甚或尿血等症。

2. 肺与大肠的关系

肺与大肠通过经络相互络属，构成表里关系。肺气的肃降有助于大肠传导功能的发挥，大肠传导功能正常，则有助于肺气的肃降。在病理上，肺失清肃，津液不能下达，大肠失润，传导失常，可见大便干结难下。若肺气虚弱，推动无力，大肠传导无力，可见大便困难。

3. 脾与胃的关系

脾与胃以膜相连，又通过经络相互络属，构成表里关系，在生理上紧密配合，相互协调，共同完成饮食物的消化吸收及精微的输布，故合称"后天之本"。其相互关系表现在三个方面：

（1）纳运相成　脾主运化，胃主受纳，受纳与运化相辅相成，紧密配合，完成饮食物的消化吸收。病理上，胃主受纳与脾主运化相互影响，胃之受纳失常则脾之运化不利，脾失健运则胃纳失常，出现恶心呕吐、脘腹胀满、不思饮食等，中医称为"脾胃不和"。

（2）升降相因　脾气主升，以升为顺，胃气主降，以降为和。脾气主升，将水谷精微输布于头目心肺，胃气主降，将水谷下降于小肠而泌别清浊，糟粕并得以下行。脾胃之间，纳运相合，升降相因，有序不乱。病理上，脾气不升，水谷夹杂而下，出现泄泻，甚则完谷不化；胃气不降反而上逆，可见恶心呕吐，呃逆嗳气。

（3）燥湿相济　脾胃在五行中均属土，但脾为阴土，喜燥而恶湿；胃为阳土，喜润恶燥。脾喜燥恶湿，是指脾主运化水液，易被湿邪所困；胃喜润恶燥，是指胃为水谷之海，阳气亢奋，易化燥伤津。故临床上脾阳易损，而导致水湿不运，胃阴易伤，而致消化异常，在治疗中亦应注意保护脾阳、胃阴。

4. 肝与胆的关系

胆附于肝之短叶间，通过经络相互络属，肝之余气聚而形成胆汁，贮存于胆，其排泄依靠肝的疏泄功能。若肝失疏泄，可影响胆汁的生成、排泄并引起消化机能异常。若胆汁排泄障碍，亦可引起肝之疏泄异常，临床可见口苦、纳呆、腹胀、胁肋胀痛，甚或可见黄疸。

5. 肾与膀胱的关系

肾与膀胱通过经络相互络属，构成表里关系。膀胱的贮尿功能，有赖于肾气的固摄；膀胱的排尿，有赖于肾与膀胱的气化作用。二者配合，维持水液的正常代谢。如肾气虚衰，固摄无权，则膀胱开合无度，可见尿频、小便清长、遗尿甚或尿失禁；若肾阳虚衰，肾与膀胱气化不利，可见小便不利，甚或癃闭。

第三节　精、气、血、津液

一、精

（一）精的基本概念

精，是禀受于父母的生命物质与后天水谷精微相融合而形成的一种精华物质，是人体生命的本原，是构成人体和维持人体生命活动的最基本物质。精可以分为狭义之精和广义之精两类。狭义之精，是指具有繁衍后代作用的生殖之精。广义之精，从液态精华物质的角度出发，是指人体内一切有形的精微物质，包括血、津液、生殖之精以及水谷精微等。

（二）精的生成

1. 先天之精

先天之精禀受于父母，是构成胚胎的原始物质，与生俱来。

2. 后天之精

后天之精来源于水谷，又称"水谷之精"。

人体先天之精与后天之精，两者相互依存，相互为用。先天之精需要后天之精的不断培育和充养，才能充分发挥其生理效应；而后天之精则需要先天之精的活力资助，才能源泉不绝。

（三）精的功能

（1）繁衍生命，促进生长发育和生殖。

（2）濡养脏腑，促进机体的生理功能。

（3）化血化气。

二、气

（一）气的基本概念

人体之气，是人体内活力很强运行不息的极精微物质，是构成人体和维持人体生命活动的基本物质之一。中医学气的概念，既有物质属性，又有功能属性。气，既是人体赖以生存的具体物质，如水谷之气、呼吸之气等，又是人体脏腑组功能活动的总称，如元气、心气、脏腑之气等。

（二）气的生成

1. 来源

①禀受于父母的先天之精气；②饮食物中的水谷精气；③存在于自然界的清气。通过肺、脾胃和肾等脏腑功能的综合作用而生成。

2. 气的生成与脏腑的关系

肾为生气之根：先、后天之精藏于肾中，相互促进，化生元气。

脾胃为生气之源：脾胃相合，接受容纳饮食，腐熟运化水谷，化生水谷精微之气。

肺为生气之主：主司呼吸，吸清呼浊，在气生成过程中具有重要作用。

（三）气的功能

1. 推动作用

体现在以下三个方面：

（1）推动人体的生长发育和生殖以及各脏腑经络组织器官的功能活动。

（2）推动血、津液的生成与运行。

（3）激发和兴奋精神活动。

2. 温煦作用

是指气能温暖全身，是人体热量的来源。其生理意义：

（1）维持机体恒定的体温。

（2）有助于脏腑经络组织器官的功能活动。

（3）促进血液、津液等运行和输布。

3. 防御作用

是指气具有保卫人体，抗御外邪的作用。体现在两个方面：

（1）护卫全身肌表，防御外邪入侵（卫气）。

（2）与邪相争，驱邪外出。

4. 固摄作用

指气对血、津液和精液等液态物质具有固护统摄，防止其无故流失的作用。其表现形式有：

（1）固摄血液。

（2）固摄津液。

（3）固摄精液。

（4）固摄脏器，不致下移。

5. 气化作用

气化是指通过气的运动而产生各种变化。气化作用的过程，实际上就是体内新陈代谢的过程，是物质转化和能量转化的过程，具体表现在精、气、血、津液各自的新陈代谢及其相互转化。

（四）气的运动

气的运动，称作"气机"。

1. 气的运动形式

总体上可归纳为"升、降、出、入"四种形式。人体气的升、降、出、入运动协调平衡，才能维持正常的生理活动。气的升降出入运动之间的协调平衡，称为"气机调畅"。

2. 脏腑之气的运动规律

气的升降出入，具体体现在各脏腑的功能活动以及相互间的协调关系之中。如肺主呼吸，气有升降出入；肺主呼气与肾主纳气；心火下降与肾水升腾以及脾主升清与胃主降浊等等，无不体现了气的运动。

3. 气机失调的表现形式

升降出入平衡失调，称之为"气机失调"，如气滞、气逆、气陷、气脱、气闭等。

（五）气的分类

人体的气，由于其主要生成来源、分布部位和功能特点不同，具有各种不同的名称，主要有元气、宗气、营气、卫气等。

1. 元气

又称原气，是人体中最根本、最重要的气，是人体生命活动的原动力。

（1）组成与分布　元气由肾藏的先天之精化生，受后天精气的不断充养，通过三焦而流行于全身。

（2）生理功能　一是推动人体的生长、发育与生殖功能。二是激发各个脏腑经络组织器官的生理活动。

2. 宗气

是由谷气与自然界清气相结合而积聚于胸中的气。宗气在胸中积聚之处，称为"气海"，又名为膻中。

（1）生成与分布　一是脾胃运化的水谷之精所化生的水谷之气；二是肺从自然界中吸入的清气，二者相结合生成宗气。宗气聚于胸中，通过上出息道，贯注心脉及沿三焦下行的方式布散全身。

（2）主要生理功能　①走息道以司呼吸；②贯心脉以行气血。

3. 营气

是行于脉中而具有营养作用的气。营气属阴，又称营阴。

（1）生成与分布　营者，水谷之精气也，由水谷精气中清柔而富含营养的部分所化生，行于脉中。

（2）主要生理功能　①化生血液；②营养全身。

4. 卫气

是行于脉外而具有保卫作用的气。卫气属阳，又称卫阳。

（1）生成与分布　卫者，水谷之悍气也。水谷精气中的慓疾滑利部分所化生。行于脉外。

（2）主要生理功能　①防御外邪；②温养全身；③调控腠理。

三、血

（一）血的基本概念

血是循行于脉中而富有营养的红色液态物质，是构成人体和维持人体生命活动的基本物质之一。脉为血液运行的管道，又称"血府"。

（二）血的生成

（1）水谷精微化血　水谷之精所化生的营气和津液是生成血液的基本物质。

（2）肾精化血　肾精也是化生血液的物质基础，故有"精血同源"之说。

（三）血的功能

1. 濡养和滋润

血对全身各脏腑组织器官起着充分的营养和滋润作用，反映在面色的红润、肌肉的丰满与健壮、皮肤和毛发的润泽有华、感觉和运动的灵活自如等方面。

2. 血能养神

血是精神神志活动的主要物质基础。血气充盛，血脉调和流利，则人的精神充沛，神志清晰，感觉灵敏，活动自如。血虚、血热或运行失常，则可见健忘、多梦失眠、神衰、烦躁，甚至可见神志恍惚、惊悸不安、谵狂、昏迷等神志失常的表现。

（四）血的运行

从脏腑组织生理功能来说，血的正常运行，不仅依赖于心气的推动作用，而且与肺主宣发、朝百脉和肝的疏泄和藏血、脾的统血功能，以及脉道是否通利等密切相关。

四、津液

（一）津液的基本概念

津液是机体一切正常水液的总称，包括各脏腑组织器官的内在体液及正常的分泌物。一般来说，性质较清稀，流动性较大，散布于体表皮肤、肌肉和孔窍，并能渗注于血脉起滋润作用的，称为津。性质较稠厚，流动性较小，灌注于骨节、脏腑、脑、髓等组织，起濡养作用的称为液。

（二）津液的生成、输布与排泄

1. 津液的生成

津液来源于饮食水谷，其生成与脾、胃、小肠、大肠有关。津液来源于饮食水谷，胃在受纳腐熟饮食物的过程中"游溢精气"，吸收部分水精之气，小肠受盛化物"泌清别浊"，吸收大量水液成分，大肠在传导过程中吸收剩余的水液，所有水液都在脾的运化作用下消化吸收，转送到周身。

2. 津液的输布

津液的输布主要是依靠脾、肺、肾、肝和三焦等脏腑生理功能的协调配合来完成的。脾气散精：脾气将津液上输于肺，也可将津液直接向四周布散至全身各脏腑。肺气宣发肃降而行水，肺为水之上源（通调水道）。肾为水脏，对津液输布代谢起着主宰作用。肝气疏泄，调畅气机，气行则水行，保持了水道的畅通，促进了津液输布的通畅。三焦决渎，为水液运行的通路。

3. 津液的排泄

津液的排泄主要通过排出尿液和汗液来完成，主要与肾、肺、脾的生理功能有关。肾的气化作用，生成尿液，排出体外。肺气宣发，将津液外输于体表皮毛，形成汗液由汗孔排出体外。另外，呼气时也带走一些水分。大肠排出粪便时，也带走一些残余的水分。

总之，津液的生成、输布、排泄，依赖于许多脏腑功能的协调平衡，其中肺、脾、肾尤为重要。

（三）津液的功能

（1）滋润、濡养全身。

（2）化生血液——"津血同源"之说。

（3）调节机体阴阳平衡。

（4）排泄代谢产物。

五、精、气、血、津液之间的关系

（一）精与气、精与血之间关系

1. 精与气的关系

一方面，精能化气，精为气化生的本源。另一方面，气能生精摄精。

2. 精与血的关系

精能生血，血能化精，精与血相互资生、相互转化，称为"精血同源"。

（二）气与血的相互关系

1. 气为血之帅

（1）气能生血　血液的生成必须依赖气的推动作用和气化作用。营气和津液是化生血液的主要物质。气旺则化生血的功能强；气虚则生血的功能减弱，甚则导致血虚，出现气血两虚。

（2）气能行血　是指血液的正常运行必须依靠气的推动作用。血属阴主静，血不能自行，必须依赖气的推动作用，气行则血行。病理情况下，气虚则血瘀；气滞则血瘀；血随气逆；血随气陷。

（3）气能摄血　是指血液的正常运行必须依赖气的固摄作用。血在脉中循行而不逸出脉外，主要依靠其对血的固摄作用。气虚则摄血功能减弱，导致各种出血病证。

2. 血为气之母

（1）血能载气　是指无形之气必须要依附于有形之血中，并受血液的滋养才不会散失。血脱者，气亦随之而脱。

（2）血能养气　是指气的充盛及其生理功能的发挥离不开血液的濡养。

（三）气与津液的相互关系

1. 气能生津

是指津液的生成必须依赖气的气化作用。津液的生成与脾的散精，胃的游溢精气、小肠主液，大肠主津等一系列气化过程有关。其中脾胃之气的作用最为关键，气旺则津生，气虚则津亏。

2. 气能行津

是指津液的运行和排泄必须依靠气的推动作用。津液属阴主静，津液的运行必须依靠气的推动作用，气行则水行，气虚则行水无力，导致水液停聚。

3. 气能摄津

是指津液的正常运行必须依赖气的固摄作用，才不会过多流失。气虚固摄作用减弱，引起自汗、多尿、流涎等气不摄津的表现。

4. 津能载气

是指无形之气必须依赖有形之津液，并受津液的滋养才不会散失。一旦津液大量流失，气也会脱失，称气随津脱或气随液脱。

（四）血与津液的相互关系

津血同源：是指津液和血液都来源于水谷精气，并可相互化生，两者密切相关，盛则同盛，衰则俱衰。津血同源的临床指导意义：①对于失血患者，不可采用汗法。《伤寒论》"衄家不可发汗""亡血家不可发汗"；②对于大汗夺津或者津液大亏的患者，也不可轻易使用破血、逐血之峻剂。《灵枢·营卫生会》"夺血者无汗，夺汗者无血"。

第四节 体 质

一、体质的基本概念

体质的"体"，指形体、身体，可引申为躯体和生理；"质"指特质、性质。体质，是指人类个体，禀受于先天，调养于后天，在生长、发育和衰老过程中所形成的形态结构、生理功能和心理状态等综合方面与自然、社会环境相适应的相对稳定的人体个性特征。它充分体现出中医学"形神合一"的体质观。

二、体质的形成因素

1. 先天因素

即先天禀赋，是指子代出生以前在母体内所禀受的一切。先天禀赋是体质形成的基础，是人体体质强弱的前提条件。

2. 后天因素

后天是指人从出生到死亡前的生命历程。后天因素可分为机体内在因素及外界环境因素两类，包括年龄因素、性别差异、饮食因素、劳逸所伤、情志因素、地理因素及疾病针药的影响等。人的体质在后天各种因素的综合影响下可不断发生变化，对体质的形成与发展始终起着重要作用。

三、体质的分类

一般而言，人体正常体质大致可分为阴阳平和体质、偏阳体质和偏阴体质三种类型。

1. 阴阳平和体质

阴阳平和体质，是功能较为协调的体质类型。其体质特征为身体强壮，胖瘦适度，面色明润含蓄，目光有神，性格开朗、随和，精力充沛，反应灵活，思维敏捷，食量适中，二便通畅，舌质红润，脉象和缓有力，夜眠安和，自身调节和对外适应能力强。

2. 偏阳体质

是指具有偏于亢奋、偏热、多动等特性的体质类型。其体质特征为多见形体偏瘦，面色多略偏红或微苍黑，性格外向，喜动好强而少静，易急躁，精力旺盛，动作敏捷，反应灵敏，性欲较强，食量较大，喜饮水，大便易干燥，小便易黄赤，平时畏热喜冷，唇舌偏红，脉多滑数。

3. 偏阴体质

是指具有偏于抑制、偏寒、多静等特性的体质类型。其体质特征为形体偏胖，易疲劳，面色偏白而少华，性格内向，喜静少动，或胆小易惊，精力偏弱，动作迟缓，反应较慢，性欲偏弱，食量较小，平时畏寒喜热，唇舌偏白偏淡，脉多迟缓。

四、体质学说的应用

（1）说明个体对某些疾病的易感性　偏阳体质者，易感受风、暑、热之邪而耐寒；偏阴体质者，易感受寒湿之邪而耐热。

（2）阐释发病和病理变化　偏阴体质者，感邪后易从寒化，多反映为寒性病理变化；偏阳体质者，感邪后易从热化，多反映为热性病理变化。

（3）指导辨证论治。

（4）指导养生　偏阳体质者饮食宜凉忌热；偏阴体质者饮食宜温忌寒。

病例分析

患者，男，45岁。症见心悸易惊，心烦失眠，五心烦热，口干，盗汗，思虑劳心则症状加重，伴耳鸣腰酸，头晕目眩，舌红少津，少苔，脉象细数。

思考：

1. 患者哪些脏腑发生了功能失常？

2. 从脏腑功能失调角度解释患者的临床表现。

解析：

1. 患者的病变脏腑涉及心和肾。

2. 心的生理功能是主神志，心悸易惊，心烦失眠等症是心主神志功能失常的表现。腰为肾之府，肾开窍于耳，故耳鸣腰酸可以断定病变累及肾，肾主骨生髓，脑为髓之海，肾虚则髓海失养，故头晕目眩。五心烦热，口干，舌红少津，少苔，脉象细数，是机体阴虚的表现，肾阴为元阴、真阴，主一身之阴，因此肾阴虚表现为全身阴液的不足。

第四章 病因病机

重点	六淫、七情、痰饮、瘀血的概念及各自致病特点，发病的基本原理，邪正盛衰、阴阳失调、气血津液失常的基本病机。
难点	六淫的致病特点，阴阳盛衰与寒热变化，气机失常的机制。
考点	六淫的概念及其各自的致病特点，痰饮、瘀血的致病特点，七情的含义和致病特点（直接伤及内脏和影响脏腑气机），邪正盛衰与虚实变化，阴阳盛衰与寒热变化。

速览导引图

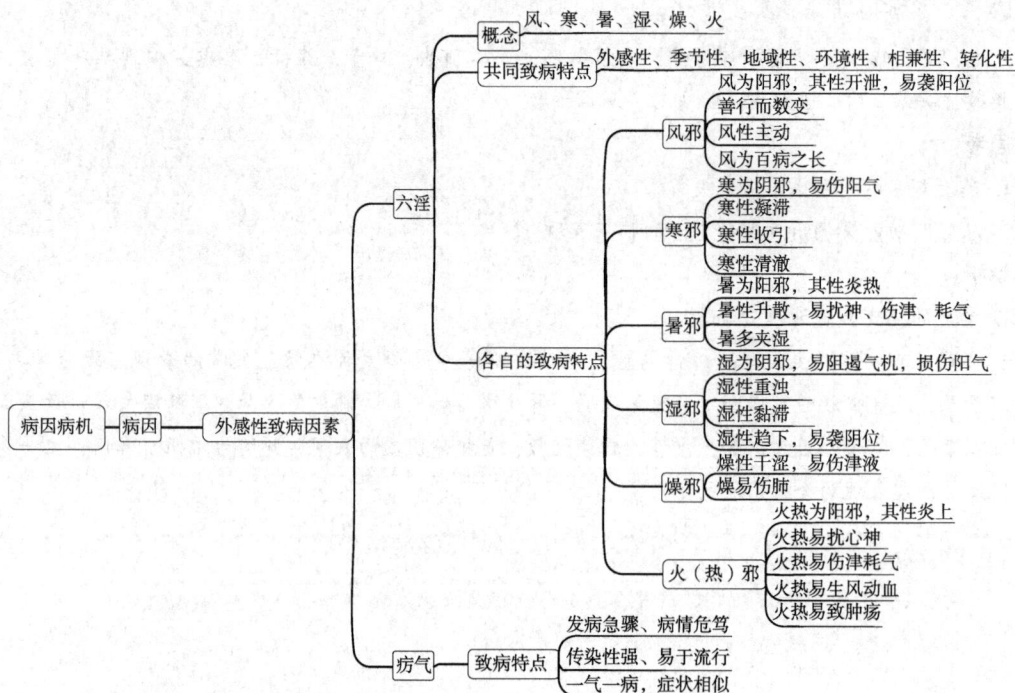

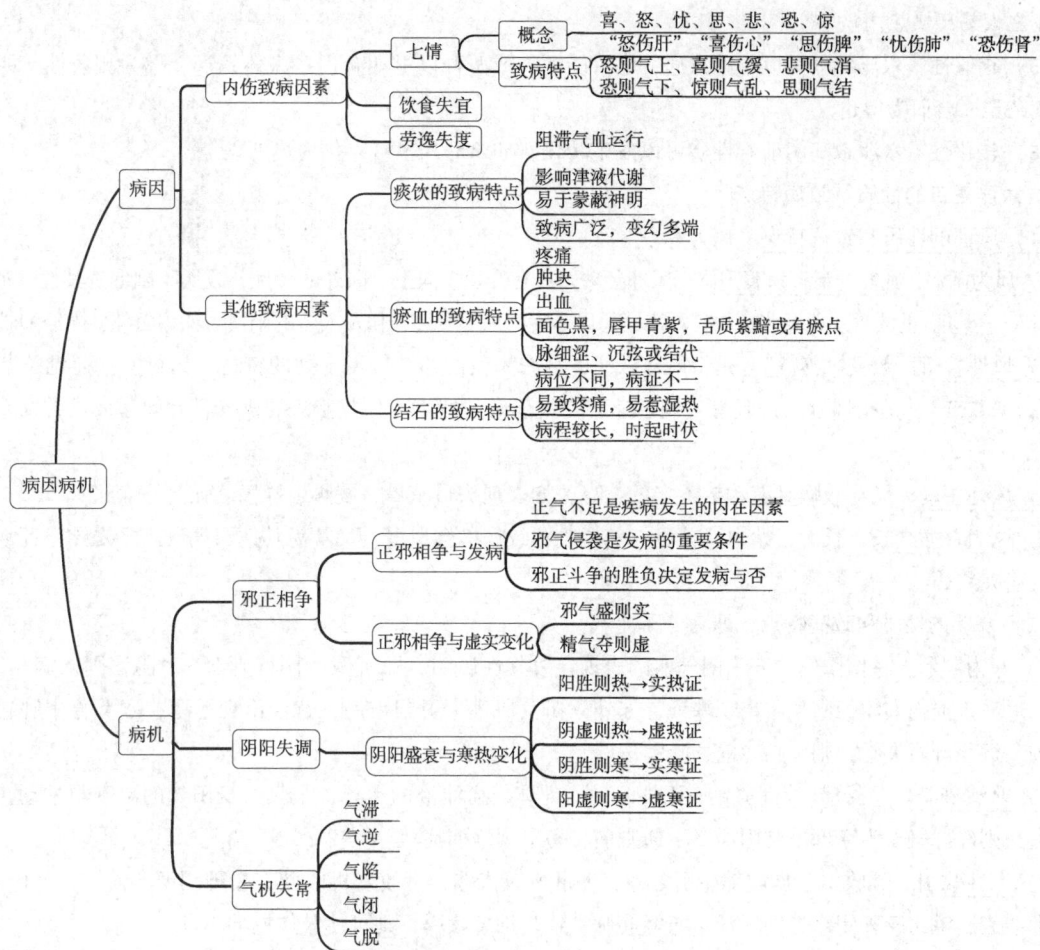

病因病机
- 病因
  - 内伤致病因素
    - 七情
      - 概念：喜、怒、忧、思、悲、恐、惊；"怒伤肝""喜伤心""思伤脾""忧伤肺""恐伤肾"
      - 致病特点：怒则气上、喜则气缓、悲则气消、恐则气下、惊则气乱、思则气结
    - 饮食失宜
    - 劳逸失度
  - 其他致病因素
    - 痰饮的致病特点
      - 阻滞气血运行
      - 影响津液代谢
      - 易于蒙蔽神明
      - 致病广泛，变幻多端
    - 瘀血的致病特点
      - 疼痛
      - 肿块
      - 出血
      - 面色黑，唇甲青紫，舌质紫黯或有瘀点
      - 脉细涩、沉弦或结代
      - 病位不同，病证不一
    - 结石的致病特点
      - 易致疼痛，易惹湿热
      - 病程较长，时起时伏
- 病机
  - 邪正相争
    - 正邪相争与发病
      - 正气不足是疾病发生的内在因素
      - 邪气侵袭是发病的重要条件
      - 邪正斗争的胜负决定发病与否
    - 正邪相争与虚实变化
      - 邪气盛则实
      - 精气夺则虚
  - 阴阳失调
    - 阴阳盛衰与寒热变化
      - 阳胜则热→实热证
      - 阴虚则热→虚热证
      - 阴胜则寒→实寒证
      - 阳虚则寒→虚寒证
  - 气机失常
    - 气滞
    - 气逆
    - 气陷
    - 气闭
    - 气脱

第一节 病 因

凡能破坏人体相对平衡状态而引起疾病发生的原因，称为病因，即致病因素。中医认识病因，除了了解可能作为致病因素的客观条件外，主要是以病证的临床表现为依据，通过分析疾病的症状、体征来推求病因，为治疗用药提供依据，从而形成了中医病因学的特点——"辨证求因"。

一、外感性致病因素

（一）六淫

1. 六淫的概念

六淫：即风、寒、暑、湿、燥、火（热）六种外感病邪的统称，又称六邪。风、寒、暑、湿、燥、火是自然界六种不同的气候，正常的情况下称为"六气"，是万物生长化收藏和人类赖以生存的必要条件。

六气变为六淫的条件：①六气太过或不及；②非其时有其气；③气候变化过于急骤；④机体正气不足，抗病力下降。

2. 六淫的共同致病特点

（1）外感性 多从肌表、口鼻而入，或两者同时受邪。六淫所致疾病为外感病。

（2）季节性 如春季多风病，夏季多暑病，长夏多湿病，秋季多燥病，冬季多寒病，习惯上称为时令病。

（3）地域性 西北多燥病、寒病，江南多湿病、温病。

（4）环境性 六淫致病常与生活和工作的区域和环境密切相关。久居湿地或水上作业之人易患湿病，高

温作业之人易患燥热之病。

（5）相兼性　六淫邪气可以单独致病，也可以两种或两种以上相合侵袭人体致病，称为相兼性。如风寒湿三气杂至，合而为痹也。

（6）转化性　六淫致病的证候性质可以发生转化，如寒邪入里可以化为热证。

3. 六淫各自的性质及致病特点

（1）风邪的性质和致病特点　风为春季主气。

1）风为阳邪，其性开泄，易袭阳位　风邪善动，具有升发、向上、向外的特性，故属于阳邪。其性开泄，指风邪伤人，可使人的腠理疏松开张，故有汗出，恶风等症。风邪侵袭，伤及人体的阳位，如头面部、阳经和肌表。

2）风性善行而数变　"善行"，是指风邪致病，具有病位游移，行无定处的特性。如行痹，症见关节游走性疼痛。"数变"，是指风邪致病具有发病迅速和变幻无常的特点。如荨麻疹的皮疹具有此起彼伏，发无定处的特征。

3）风性主动　风邪致病具有动摇不定的特点，如表现头目眩晕、震颤、抽搐、强直等症状。

4）风为百病之长　长者，始也，首也。是指风邪致病机会最多，又常为其他邪气致病之先导，且常与其他邪气兼夹致病。

（2）寒邪的性质和致病特点　寒为冬季主气。

1）寒为阴邪，易伤阳气　寒为阴气盛的表现，故其性属阴，即所谓"阴盛则寒""阴盛则阳病"，感受寒邪，最易于损伤人体的阳气，出现寒证。如外寒伤及肌表，卫阳被遏，就会出现恶寒；寒邪直中脾胃，脾阳受损，运化升降失常，则脘腹冷痛，吐泻清稀。

2）寒性凝滞　"凝滞"，即凝结，阻滞不通。人体气血津液的运行，全赖一身阳气的温煦与推动，若阴寒偏盛，则经脉气血为寒邪凝结阻滞，不通则痛，易出现疼痛症状。

3）寒性收引　"收引"即收缩牵引之意，寒邪侵袭人体，可使气机收敛，腠理闭塞，血脉、筋脉挛急。如寒邪袭表，毛窍腠理闭塞，则无汗；寒客筋脉，致其拘急收引，则可使肢体屈伸不利。

4）寒性清澈　寒邪袭人，则分泌物排泄物出现清稀状，如鼻流清涕，咳吐白痰，质地清稀。

（3）暑邪的性质和致病特点　暑为夏季主气。

1）暑为阳邪，其性炎热　暑邪为夏季火热之邪，火热属阳，故暑邪为阳邪。暑邪伤人可以导致人体阳气亢盛，出现壮热、面赤、心烦、脉象洪大等阳热症状。

2）暑性升散，易扰神、伤津、耗气　暑为阳邪，阳性升散，故暑邪侵袭人体，可上扰心神和头目，出现心烦闷乱而不宁、头晕目眩等症。多直入气分，致腠理开泄而多汗，汗多则伤津；若汗出过多，则气随津泄，出现气虚的症状，如气短乏力、懒言，严重可致气随津脱，致突然昏倒，不省人事。

3）暑多夹湿　暑热季节，不仅气候炎热，且多雨潮湿，热蒸湿动，空气湿度增大，故暑邪淫胜，多夹湿邪，临床见证除发热烦渴外，伴有四肢困重、胸闷呕恶、大便溏滞不爽、舌苔厚腻等湿阻症状。

（4）湿邪的性质与致病特点　湿为长夏主气。

1）湿为阴邪，易阻遏气机，损伤阳气　湿性类水，其性属阴。湿邪侵及人体，留滞于脏腑经络，最易阻遏气机，使气机升降失常。外感湿邪，留滞体内，常先困脾，使脾阳不振，运化不利，水湿停聚，出现泄泻、水肿、尿少等症。

2）湿性重浊　"重"即沉重、重着之意。湿性重着，系指湿邪为病，多见头重如裹，周身困重，四肢痠懒沉重等症状。"浊"即秽浊不清，湿邪为病，可出现各种分泌物、排泄物秽浊不清的症状，如面垢眵多、大便溏泄不爽、小便浑浊、白带量多黏稠、气味腥秽等。

3）湿性黏滞　湿性黏滞表现为两个方面：一是症状的黏滞性，如大便的黏滞不爽；小便的滞涩不畅。二是湿邪为病，病程长，缠绵难愈，反复发作。

4）湿性趋下，易袭阴位　湿邪伤人，其病多见于人体下部，如下肢、下窍等。如湿邪下注可致痢疾、淋浊、带下等病。

（5）燥邪的性质和致病特点　燥为秋季主气。

1）燥性干涩，易伤津液　燥邪伤人最易于损伤人体的津液，使津液亏虚，机体失去滋润，可见口鼻干燥、口干咽干口渴、舌干少津、皮肤干燥皲裂、毛发不荣、大便干结、小便短少等。

2）燥易伤肺　肺为娇脏，喜润而恶燥，外合皮毛、开窍于鼻。故燥邪伤人，从口鼻、皮毛而入，最易伤肺，导致肺失去宣降，临床可见干咳少痰，痰液胶黏难咯、或痰中带血。

（6）火（热）邪的性质和致病特点　热为夏季的主气。

1）火热为阳邪，其性炎上　火热之邪，其性升腾炎上，故属于阳邪。"阳盛则热"，故临床多见高热、恶热、烦渴、汗出、脉象洪数等热症。火性炎上，故病变多发于头面、上焦等人体的上部，如咽喉红肿热痛、口舌生疮、口臭、牙龈红肿出血、目赤肿痛等。

2）火热易扰心神　火热邪气上攻可扰乱神明，可见烦躁失眠，甚狂躁妄动、神昏谵语等。

3）火热易伤津耗气　火热之邪，最易于迫津外泄，消烁阴液，使人阴津耗伤。火热致病，除热象外，伴有口渴喜饮、咽干舌燥、小便短赤、大便秘结等津伤液耗之症。津伤液耗则气随津泄，则见体倦乏力，少气懒言等气虚表现。

4）火热易生风动血　火热之邪侵袭人体，劫耗阴液，燔灼肝经，使筋脉拘挛或失去濡养，而致"热极生风"，表现为高热、神昏谵语、四肢抽搐、颈项强直、角弓反张等；火热之邪可使血行加速，灼伤脉络，甚至迫血妄行而致各种出血，如吐血、衄血、便血、尿血、皮肤发斑等。

5）火热易致肿疡　火热之邪入于血分，可聚于局部，腐蚀血肉而发为痈肿疮疡，临床见疮疡红肿，高突灼热。

（二）疠气

1. 疠气的概念

疠气，即疫疠之气，是一类具有很强传染性的外邪。

2. 疠气的致病特点

（1）发病急骤、病情危笃　疫疠邪气致病大多发病急骤，来势凶猛，一般病势重笃，病情险恶，甚则朝发夕死，夕发朝死。

（2）传染性强、易于流行　疫疠邪气具有强烈的传染性和流行性，这是疠气有别于其他病邪的显著特征。疠气多通过空气传染，从口鼻等传播途径侵入人体而发病。当疫疠之气流行时，无论男女老少，触之者多感邪而发病。

（3）一气一病，症状相似　疫疠邪气致病具有很强的特异性。不同的疠气产生不同的病证，即所谓"一气致一病"；而同一种疠气致病，则具有相同的临床特征和传变规律，产生相似的症状与体征。

3. 影响疠气发生和流行的因素

（1）气候因素　如久旱、洪涝、酷热、湿雾、瘴气等。

（2）环境和饮食因素　环境卫生恶劣，是孳生疠气的重要来源。

（3）预防措施因素　防疫措施缺如等。

（4）社会环境　如社会动荡，如战乱或灾荒，或社会制度不健全等。

二、内伤致病因素

（一）七情

1. 七情的基本概念

七情，即喜、怒、忧、思、悲、恐、惊七种情志变化，是人体对客观事物的七种不同情志反映。

2. 七情内伤致病的特点

（1）直接伤及五脏

1）七情分别伤相应之脏：七情过激，可直接伤及内脏，不同的情志变化，又可以伤及不同的脏腑，"怒伤肝""喜伤心""思伤脾""忧伤肺""恐伤肾"。

2）情志致病首先伤心：心主神明，为五脏六腑之大主，七情均可损伤心神。

3）七情致病，以心、肝、脾功能失调为多见：因心主血藏神，肝藏血主疏泄，脾主运化，又为气血生化之源。故情志所伤的病症，以心、肝、脾三脏和气血失调为多见。

（2）影响脏腑气机

怒则气上：过怒伤肝，可使肝气上逆，甚则血随气逆，并走于上。临床可见头胀、头痛、面红目赤，甚或呕血、昏厥卒倒等。

喜则气缓：一般而言，喜悦能缓和紧张情绪，使气血调和，但暴喜或过喜，则又可使心气涣散，以致心神不宁，甚则失神狂乱。

悲（忧）则气消：过度悲伤，可耗伤肺气，以致气短息微、乏力懒言等。

恐则气下：恐惧过度，可使气陷于下，损伤肾气，肾气不固，临床表现可见二便失禁，遗精滑泄等症。

惊则气乱：突然受惊，可使气机紊乱，以致心神不定，惊慌失措等。

思则气结：思虑过度，劳神伤脾，可使脾失健运，气血化生无源。表现为食欲减退、脘腹胀满、腹泻便溏、倦怠乏力等。

（3）影响疾病转归　不良的情志刺激，可以使病情恶化，甚至死亡。

（二）饮食失宜

1. 饮食不节

饮食不节即饥饱失常或饮食规律失常。过饥则气血化生无源；过饱则损伤脾胃；饥饱失时，饮食规律紊乱，也同样能使脾胃气机升降失调，功能减退。

2. 饮食不洁

进食不洁或腐败变质食物，可以引起各种肠胃疾病、食物中毒和寄生虫病。

3. 饮食偏嗜

（1）寒热偏嗜　多食寒凉损伤脾胃阳气，导致寒湿内生；多食辛热，可使胃肠积热。

（2）五味偏嗜　酸入肝、苦入心、甘入脾、辛入肺、咸入肾，长期偏嗜可造成相应的脏腑功能偏亢，久之亦损伤其他脏腑。

（3）种类偏嗜　饮食结构失调，可引起机体阴阳失调或某些营养物质的缺乏，从而发生疾病。

（三）劳逸失度

1. 过度劳累

（1）劳力过度　是指体力透支，一是过度劳力而耗气，"劳则气耗"。二是过度劳力而致形体损伤，即劳伤筋骨。

（2）劳神过度　长期用脑过度，思虑劳神而积劳成疾，易耗伤心血，损伤脾气。

（3）房劳过度　是指性生活不节，房事过度，耗伤肾精肾气，损及心神。

2. 过度安逸

表现为：①安逸少动，气机不畅；②阳气不振，正气虚弱；③长期用脑过少，加之阳气不振，可致神气衰弱，出现精神萎靡、健忘、反应迟钝等。

三、其他致病因素

（一）痰饮

痰和饮都是水液代谢障碍所形成的病理产物，较稠浊的称为痰，清稀的称为饮。

痰饮有广义与狭义之分，狭义之痰饮，指咳吐之痰涎；广义之痰饮，指由津液代谢障碍所形成的病理产物及其病理变化和临床表现。

从形质来看，在中医学中，把视之可见，触之可及，咳之有声的痰饮称为"有形之痰"；把停留在脏腑经络之内，只见其征象，不见其形状的痰称为"无形之痰"。饮的流动性较大，因其停留的部位不同而有"痰饮"、"悬饮"、"溢饮"、"支饮"等不同的证候。

1. 痰饮的形成

多由外感六淫或饮食及七情内伤等，使肺、脾、肾及三焦等脏腑气化功能失常，水液代谢障碍而成。

2. 痰饮的致病特点

（1）阻滞气血运行　痰饮可随气流行，或停滞于经脉，或留滞于脏腑，阻滞气机，妨碍血行。

（2）影响津液代谢　痰饮本是津液代谢障碍的产物，一旦形成，会影响肺、脾、肾功能，影响津液的代谢。

（3）易于蒙蔽神明　痰浊为病，随气上逆，尤易蒙蔽清窍，扰乱心神而出现神昏谵妄，或癫、狂、痫等疾病。

（4）致病广泛，变幻多端　痰饮之为病，发病广泛，症状复杂，病理变化多样，故有"百病多由痰作祟"之说。

（二）瘀血

瘀血是指体内有血液停滞，包括离经之血积存体内，或血运行不畅，阻滞于经脉及脏腑内的血液。

1. 瘀血的形成

气虚、气滞、血寒、血热、外伤等原因使血行不畅而凝滞。

2. 瘀血的致病特点

瘀血所致的病证极为广泛，常因瘀血阻滞部位不同而异，但具有共同的病证特点是：

（1）疼痛　多为刺痛，痛处固定不移、拒按、夜间痛甚。

（2）肿块　外伤局部见青紫肿胀；积于体内者，久聚不散，可成癥积，按之痞硬，固定不移。

（3）出血　血色紫黯或血块。

（4）望诊特点　久瘀见面色黑，肌肤甲错，唇甲青紫，舌质紫黯或有瘀点、瘀斑、舌下脉络曲张。

（5）脉象特点　多见脉细涩、沉弦或结代。

（三）结石

凡体内湿热浊邪，蕴结不散，或久经煎熬，形成砂石样的病理产物，称为结石。

1. 结石的形成

结石的形成主要是由于脏腑本虚，湿热浊邪乘虚而入，蕴郁积聚不散，或湿热煎熬日久而成。

2. 结石的致病特点和临床表现

（1）病位不同，病证不一　结石阻于肾与膀胱，可见腰痛、尿血或癃闭；结石阻于胆腑，可导致胁痛、黄疸等。

（2）易致疼痛，易惹湿热　结石停滞于脏腑之内，多易阻滞气机，使气血运行不畅，不通则痛，可见局部胀痛、掣痛、叩击痛、绞痛等。结石多因脏腑亏虚，湿热浊毒蕴结，煎熬日久而成，故常有湿热症状。

（3）病程较长，时起时伏。

第二节 病 机

病机，是指疾病发生、发展与变化的机制，它是疾病的临床表现、发展转归和诊断治疗的内在根据。

一、正邪相争

（一） 正邪相争与发病

1. 正气不足是疾病发生的内在因素

正气充足，脏腑、经络等机能活动就旺盛，抗病康复能力强；正气虚少，脏腑经络功能活动衰减、抗病防御能力和修复损伤能力就弱。正气是决定发病的关键因素。"正气存内，邪不可干""邪之所凑，其气必虚"。

2. 邪气侵袭是发病的重要条件

邪气影响发病的性质、类型和特点，同时影响病情和病位，某些情况下在发病中起主导作用。

3. 邪正斗争的胜负决定发病与否

任何疾病的发生，都是在一定的条件下，正邪相争的结果，正能胜邪则不发病，邪胜正负则发病。

（二） 正邪相争与病邪出入

当疾病发生后，正邪斗争及其消长盛衰的变化会直接影响疾病的发展趋势，表现为表邪入里，或里邪出表。

1. 表邪入里

指外邪侵入机体，首先伤及肌肤卫表层次，而后内传入里，转为里证的病理传变过程。多因邪气过盛，或因失治、误治，正气受损，抗邪无力，正不胜邪，使疾病向纵深发展。

2. 里邪出表

指病变原为里证，正邪斗争，病邪由里透达于外的病理转变过程。多是护理得当，治疗及时，正气渐复，邪气日衰，正气祛邪外出，预示病势好转和向愈。

（三） 正邪相争与虚实变化

疾病过程中，邪正双方力量对比的盛衰，决定了虚和实两种不同的病理状态，所谓"邪气盛则实，精气夺则虚"。

1. 实证

主要指邪气亢盛，是以邪气盛为矛盾主要方面的一种病理反应。主要表现为致病邪气比较亢盛，而机体正气未衰，尚能与病邪抗争，正邪相搏剧烈，反应明显，可出现一系列病理反应比较剧烈的有余的证候表现。常见于外感六淫致病的初、中期，或因痰、食、水、血等滞留体内引起的病证。

2. 虚证

主要指正气不足，是以正气虚损为矛盾主要方面的一种病理反应。主要表现为精、气、血、津液等亏少和功能衰弱，脏腑经络生理功能减退，抗病能力低下，因而正邪斗争难以出现较剧烈的反应，可出现一系列虚弱、衰退和不足的证候表现。常见于先天禀赋不足，或后天失养，精、气、血、津液等生化不足；或外感、内伤病后期及多种慢性病证损耗。

3. 虚实转化

（1）由实转虚 病变属实，由于失治误治，致使病情迁延日久，虽然邪气渐退，或余热羁留未清，但是正气和人体的脏腑机能已经受到损伤，疾病的病机由实转虚。

（2）因虚致实 正气本虚，脏腑组织机能减退，以致气、血、津液等不能正常代谢运行，从而产生气滞、血瘀、痰饮等实邪滞留体内。

4. 虚实真假

（1）真实假虚　是指病机的本质为"实"，但表现出"虚"的临床假象，一般是由于邪气亢盛，结聚体内，阻滞经络，气血不能外达所致，即"大实有羸状"。如热结胃肠而泻下稀水臭秽的"热结旁流"证等。

（2）真虚假实　是指病机的本质为"虚"，但表现出"实"的临床假象。一般是由于正气虚弱，脏腑经络之气不足，推动、激发功能减退所致，即"至虚有盛候"。如脾气虚衰的腹胀，气虚推动无力而出现的便秘等。

（四）邪正相争与疾病转归

在疾病过程中，邪正双方是不断消长变化的，从而决定了疾病的转归。

（1）正胜邪退，疾病趋向于好转和痊愈。

（2）邪胜正衰，疾病趋向于恶化，甚则导致死亡。

二、阴阳失调

（一）阴阳失调与发病

正常情况下，人体阴阳保持相对的动态平衡。当机体在某致病因素作用下，破坏了整体或局部的阴阳动态平衡，都会发病。

（二）阴阳盛衰与寒热变化

寒热是阴阳偏盛偏衰的具体表现。其病机大致可概括为：

（1）阳胜则热 → 实热证；

（2）阴虚则热 → 虚热证；

（3）阴胜则寒 → 实寒证；

（4）阳虚则寒 → 虚寒证。

（三）阴阳盛衰与疾病转归

（1）失调的阴阳经调整得以重新恢复平衡，疾病则好转和痊愈。

（2）阳或阴的功能严重衰竭，出现亡阴或亡阳，则疾病恶化，甚至死亡。

阳亡则阴无以化生而耗竭；阴亡则阳无所依附而散越，最终导致"阴阳离决，精气乃绝"的结果。

三、气机失常

气机失常，是指疾病在其发展过程中，致病因素导致气机运行不畅或升降出入功能紊乱的病理反应。

（一）气滞

指气机郁滞而流通不畅的病理状态。多由情志抑郁不畅，或痰饮、水湿、食积、瘀血、结石等有形之邪阻滞，或气虚运行无力所致。气机郁滞的临床表现以闷、胀、痛为主。以肺气、肝气和脾胃气滞最为常见。肺气壅滞，常见咳喘、胸闷等；肝气郁滞，常见胁肋或少腹胀痛、善太息；脾胃气滞，常见脘腹胀痛，时作时止等症。

（二）气逆

指气的上升过度，或下降不及，而致脏腑之气逆上的病理状态。多由情志内伤，或饮食寒温不适，或痰浊壅阻及外邪侵袭等所致。气逆多见于肝、肺、胃等脏腑。肝气上逆，可见头痛而胀、目赤面红、烦躁易怒等症状。肺气上逆，则见咳嗽、气喘诸症。胃气上逆，则见恶心、呕吐、嗳气、呃逆等症状。

（三）气陷

指在气虚的情况下，以气的上升不及和升举无力为主要特征的病理状态。气陷多发生于脾脏，故又称

"中气下陷"。一方面不能上输水谷精微于头目清窍，而见头晕、眼花、耳鸣等症；另一方面不能托举内脏器官，而引起某些内脏的下垂，如胃下垂、子宫下垂、脱肛等。

（四）气闭

指气之出入障碍，气不能外达，闭郁结聚于内，而出现气机突然闭厥的病理状态。多因情志刺激导致气郁之极，或痰饮、外邪、秽浊之气阻闭气机所致。如因感受秽浊之气而致气机闭厥；外感热病过程中的热盛闭厥；突然遭受巨大的精神刺激所致的气厥；因强烈疼痛刺激所致的痛厥等。临床表现为突然昏倒、不省人事、两拳握固、牙关紧闭、二便不通等。

（五）气脱

指气不内守，大量向外逸脱，从而导致全身性严重气虚不足，出现功能突然衰竭的病理状态，临床多属危重病证。多由正不敌邪，正气骤伤，或正气长期持续耗损而衰弱；或因大出血、大汗出、剧烈吐泻等，使气随血脱或气随津泄所致。临床上多表现面色苍白、汗出不止、目闭口开、手撒肢冷、脉微欲绝等危象。

病例分析

患者，女，34岁，一天前皮肤突发红疹，瘙痒明显，发无定处，此起彼伏，饮食及二便均正常。

思考：

患者感受哪种邪气？体现了该邪气的哪些性质和致病特点？

解析：

患者感受的是风邪。其症状表现体现了风性善行而数变的特点。善行是指风邪致病具有病位游移，行无定处的特征，所致红疹发无定处，此起彼伏。数变，是指风邪致病具有发病快、传变也快的特征，如患者突发皮肤红疹瘙痒。

第五章 诊法述要

<table>
<tr><td>重点</td><td>常色的含义和病色的临床意义，正常舌象及病理舌象的临床意义，问诊中寒热的类型以及各型的临床意义，自汗、盗汗的临床特点和临床意义，疼痛的性质及临床意义，大、小便异常常见的临床症状及意义，脉诊的部位和方法，正常脉象及常见病脉的脉象特征与主病。</td></tr>
<tr><td>难点</td><td>正常舌象及病理舌色和苔色的临床意义，常见病脉的脉象特征与主病。</td></tr>
<tr><td>考点</td><td>病色的临床意义，汗、疼痛、二便问诊的主要内容，正常舌象及病理舌色和苔色的临床意义，寒热的类型以及各型的临床意义，正常脉象及常见病脉的脉象特征与主病。</td></tr>
</table>

速览导引图

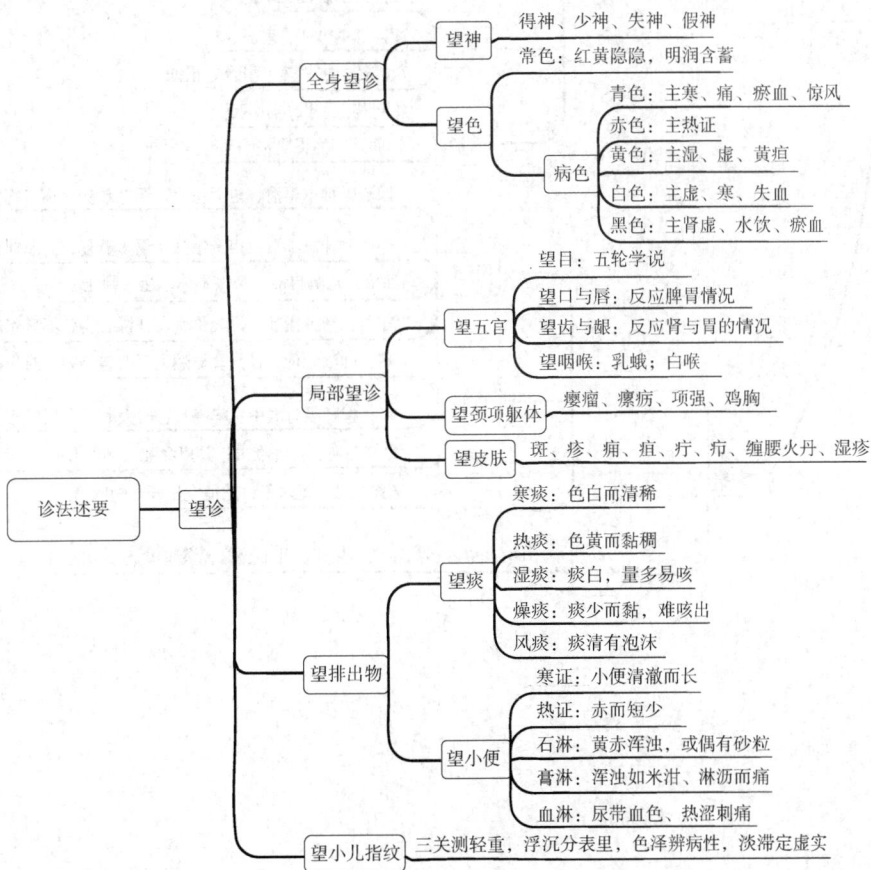

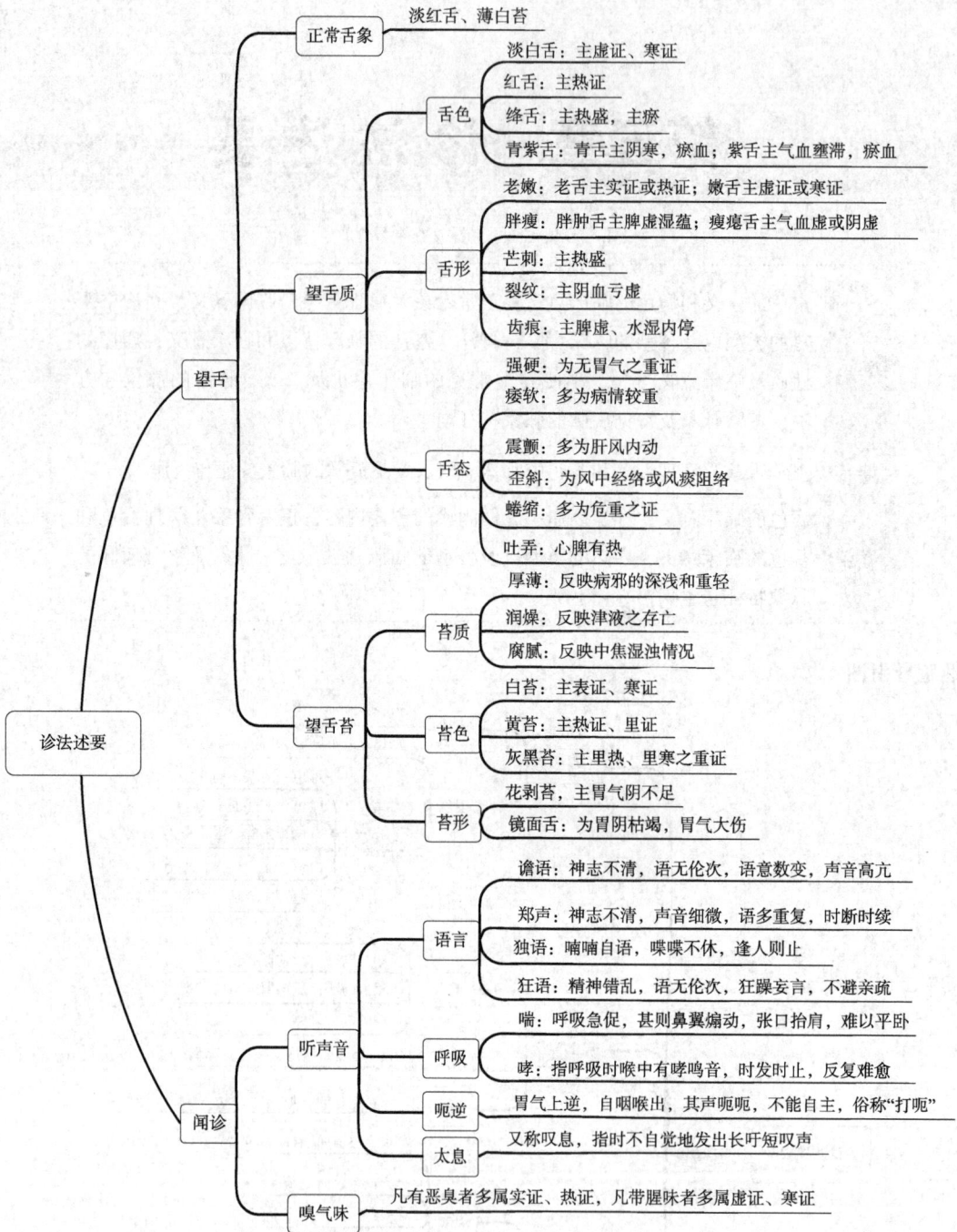

正常舌象 —— 淡红舌、薄白苔

舌色
- 淡白舌：主虚证、寒证
- 红舌：主热证
- 绛舌：主热盛，主瘀
- 青紫舌：青舌主阴寒，瘀血；紫舌主气血壅滞，瘀血

舌形
- 老嫩：老舌主实证或热证；嫩舌主虚证或寒证
- 胖瘦：胖肿舌主脾虚湿蕴；瘦瘪舌主气血虚或阴虚
- 芒刺：主热盛
- 裂纹：主阴血亏虚
- 齿痕：主脾虚、水湿内停

望舌质

舌态
- 强硬：为无胃气之重证
- 痿软：多为病情较重
- 震颤：多为肝风内动
- 歪斜：为风中经络或风痰阻络
- 蜷缩：多为危重之证
- 吐弄：心脾有热

诊法述要

望舌

苔质
- 厚薄：反映病邪的深浅和重轻
- 润燥：反映津液之存亡
- 腐腻：反映中焦湿浊情况

望舌苔

苔色
- 白苔：主表证、寒证
- 黄苔：主热证、里证
- 灰黑苔：主里热、里寒之重证

苔形
- 花剥苔，主胃气阴不足
- 镜面舌：为胃阴枯竭，胃气大伤

语言
- 谵语：神志不清，语无伦次，语意数变，声音高亢
- 郑声：神志不清，声音细微，语多重复，时断时续
- 独语：喃喃自语，喋喋不休，逢人则止
- 狂语：精神错乱，语无伦次，狂躁妄言，不避亲疏

听声音

呼吸
- 喘：呼吸急促，甚则鼻翼煽动，张口抬肩，难以平卧
- 哮：指呼吸时喉中有哮鸣音，时发时止，反复难愈

呃逆 —— 胃气上逆，自咽喉出，其声呃呃，不能自主，俗称"打呃"

太息 —— 又称叹息，指时不自觉地发出长吁短叹声

闻诊

嗅气味 —— 凡有恶臭者多属实证、热证，凡带腥味者多属虚证、寒证

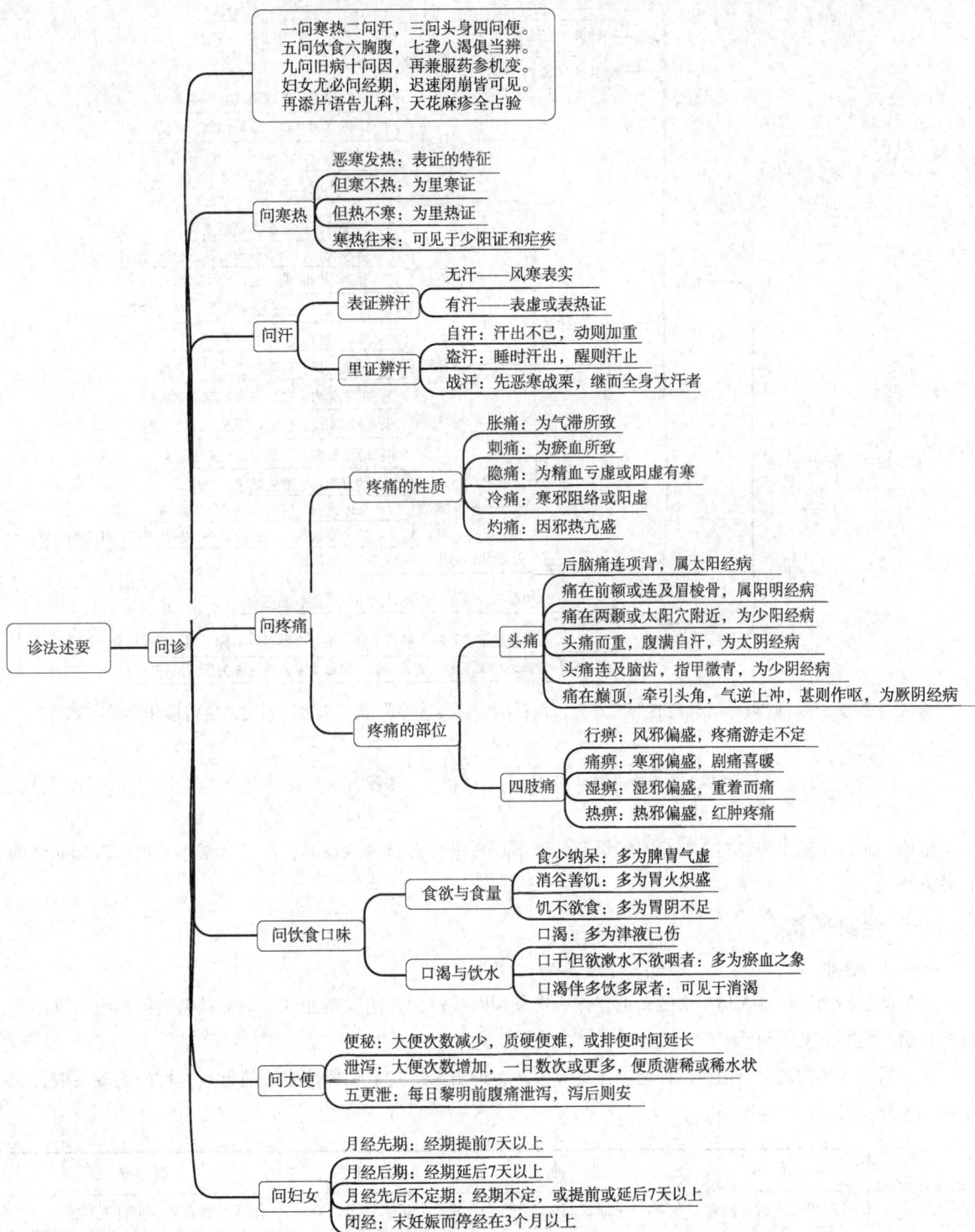

一问寒热二问汗，三问头身四问便。
五问饮食六胸腹，七聋八渴俱当辨。
九问旧病十问因，再兼服药参机变。
妇女尤必问经期，迟速闭崩皆可见。
再添片语告儿科，天花麻疹全占验

问寒热 ──┬── 恶寒发热：表证的特征
　　　　├── 但寒不热：为里寒证
　　　　├── 但热不寒：为里热证
　　　　└── 寒热往来：可见于少阳证和疟疾

问汗 ──┬── 表证辨汗 ──┬── 无汗——风寒表实
　　　　│　　　　　　　└── 有汗——表虚或表热证
　　　　└── 里证辨汗 ──┬── 自汗：汗出不已，动则加重
　　　　　　　　　　　　├── 盗汗：睡时汗出，醒则汗止
　　　　　　　　　　　　└── 战汗：先恶寒战栗，继而全身大汗者

诊法述要 ── 问诊

问疼痛 ──┬── 疼痛的性质 ──┬── 胀痛：为气滞所致
　　　　　│　　　　　　　　├── 刺痛：为瘀血所致
　　　　　│　　　　　　　　├── 隐痛：为精血亏虚或阳虚有寒
　　　　　│　　　　　　　　├── 冷痛：寒邪阻络或阳虚
　　　　　│　　　　　　　　└── 灼痛：因邪热亢盛
　　　　　└── 疼痛的部位 ──┬── 头痛 ──┬── 后脑痛连项背，属太阳经病
　　　　　　　　　　　　　　│　　　　　├── 痛在前额或连及眉棱骨，属阳明经病
　　　　　　　　　　　　　　│　　　　　├── 痛在两颞或太阳穴附近，为少阳经病
　　　　　　　　　　　　　　│　　　　　├── 头痛而重，腹满自汗，为太阴经病
　　　　　　　　　　　　　　│　　　　　├── 头痛连于脑齿，指甲微青，为少阴经病
　　　　　　　　　　　　　　│　　　　　└── 痛在巅顶，牵引头角，气逆上冲，甚则作呕，为厥阴经病
　　　　　　　　　　　　　　└── 四肢痛 ──┬── 行痹：风邪偏盛，疼痛游走不定
　　　　　　　　　　　　　　　　　　　　　├── 痛痹：寒邪偏盛，剧痛喜暖
　　　　　　　　　　　　　　　　　　　　　├── 湿痹：湿邪偏盛，重着而痛
　　　　　　　　　　　　　　　　　　　　　└── 热痹：热邪偏盛，红肿疼痛

问饮食口味 ──┬── 食欲与食量 ──┬── 食少纳呆：多为脾胃气虚
　　　　　　　│　　　　　　　　├── 消谷善饥：多为胃火炽盛
　　　　　　　│　　　　　　　　└── 饥不欲食：多为胃阴不足
　　　　　　　└── 口渴与饮水 ──┬── 口渴：多为津液已伤
　　　　　　　　　　　　　　　　├── 口干但欲漱水不欲咽者：多为瘀血之象
　　　　　　　　　　　　　　　　└── 口渴伴多饮多尿者：可见于消渴

问大便 ──┬── 便秘：大便次数减少，质硬便难，或排便时间延长
　　　　　├── 泄泻：大便次数增加，一日数次或更多，便质溏稀或稀水状
　　　　　└── 五更泄：每日黎明前腹痛泄泻，泻后则安

问妇女 ──┬── 月经先期：经期提前7天以上
　　　　　├── 月经后期：经期延后7天以上
　　　　　├── 月经先后不定期：经期不定，或提前或延后7天以上
　　　　　└── 闭经：末妊娠而停经在3个月以上

诊法述要
└─ 切诊
   ├─ 脉诊
   │ ├─ 脉诊的部位 —— 寸口诊法：分寸、关、尺三部
   │ ├─ 脉诊的方法 —— 指力分举、按、寻
   │ ├─ 正常脉象 —— 有胃、有神、有根
   │ └─ 病脉脉象
   │   ├─ 浮脉类
   │   │ ├─ 浮：轻取即得，重取稍减而不空
   │   │ ├─ 洪：脉体宽大，状如波涛汹涌，来盛去衰
   │   │ └─ 濡：浮而细软
   │   ├─ 沉脉类
   │   │ └─ 沉：轻取不应，重按始得
   │   ├─ 迟脉类
   │   │ ├─ 迟：脉来迟慢，一息不足四至
   │   │ ├─ 涩：脉细行迟，往来艰涩不畅，如轻刀刮竹
   │   │ ├─ 结：脉来缓而时见一止，止无定数
   │   │ └─ 代：脉来而时一止，止有定数，良久方来
   │   ├─ 数脉类
   │   │ ├─ 数：脉来急数，一息五～六至
   │   │ └─ 促：脉来急促，数而时止，止无定数
   │   ├─ 虚脉类
   │   │ ├─ 虚：举之无力，按之空虚，应指软弱
   │   │ └─ 细：脉细如线，但应指明显，按之不绝
   │   └─ 实脉类
   │   ├─ 实：脉来坚实，三部有力，来去俱盛
   │   ├─ 弦：端直而长，如按琴弦
   │   ├─ 滑：往来流利，应指圆滑，如珠走盘
   │   └─ 紧：脉来绷紧有力，屈曲不平，左右弹指，如牵绳转索
   ├─ 诊妇人脉 —— 妊娠脉：脉来滑数冲和，尺脉尤显
   └─ 按诊
      ├─ 按虚里 —— 虚里位于左乳下心尖搏动处，反映宗气的盛衰
      └─ 按脘腹
         ├─ 腹中包块固定不移，痛有定处，按之有形者——称为积，病在血分
         └─ 若包块往来不定，痛无定处，聚散无常者——称为聚，病在气分

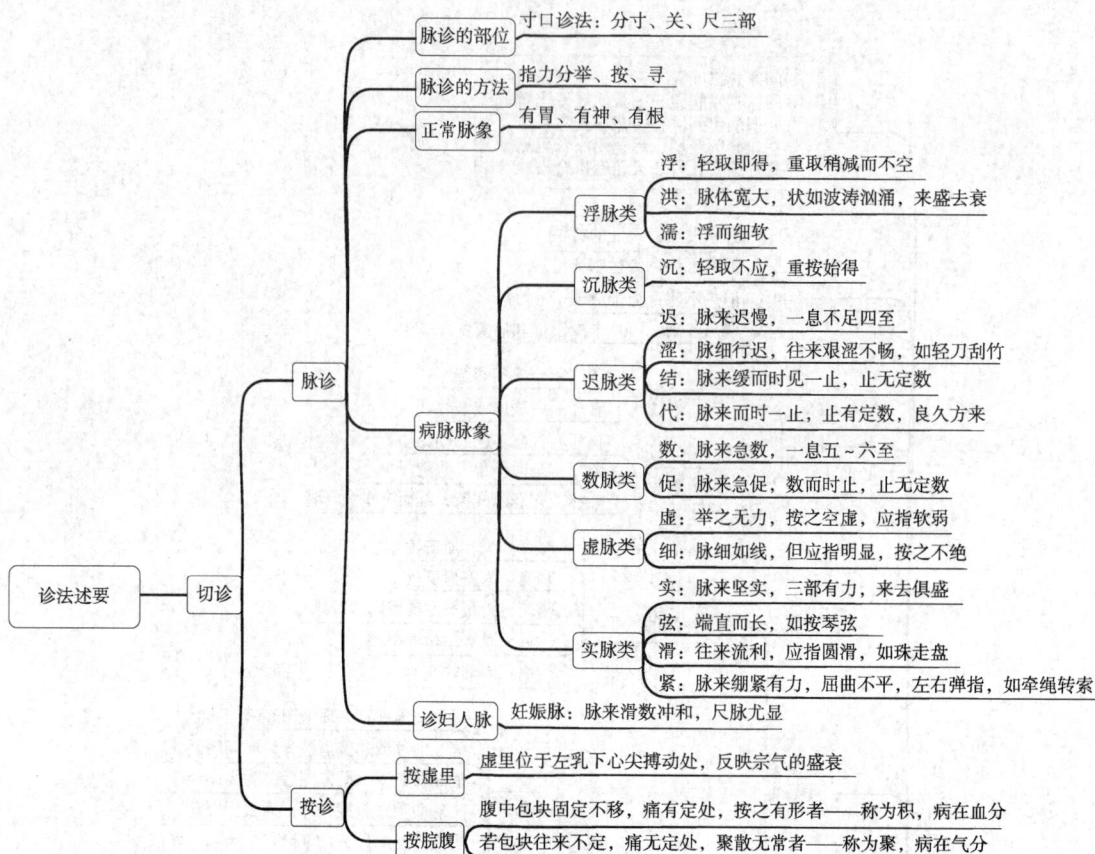

诊法是中医诊察、收集病情资料的基本方法，包括望诊、闻诊、问诊、切诊，因此，也将诊法称为"四诊"。

第一节　望　诊

望诊，是医生运用视觉对人体全身或局部的外部表现进行有目的地观察，以了解健康状况，测知病情的一种方法。

一、全身望诊

（一）望神

望神就是指通过观察人体生命活动的整体表现来判断病情的方法。望神可以了解其精气的盛衰，推断病情的轻重，判断病变的预后。

神可通过人体的两目、面色、神情、体态等方面表现出来，其中眼神是望神的重点。神的表现一般分为得神、少神、失神、假神四类。

	得 神	少 神	失 神	假 神
目光	目光明亮，精彩内含	两目呆滞，目光乏神	两目晦暗，目无光彩	突然目似有光，但浮光外露
面色	面色明润，含蓄不露	面色少华，黯淡不荣	面色无华，晦暗暴露	突然两颧泛红如妆
神情	神志清楚，表情自然	精神不振，思维迟钝	精神萎靡，意识不清	突然精神较亢奋，烦躁不安
体态	肌肉不削，动作灵活	肌肉松软，动作迟缓	形体羸瘦，动作异常	突然想下床活动，但动作不灵
病机及预后	五脏精气充盛，病轻易治，预后良好	五脏精气虚弱，多见虚证或恢复期	五脏精气衰竭，久病虚证或邪实，预后不好	脏腑精气极度衰竭，正气将脱，阴阳即将离绝

（二）望色

望色是指通过观察人体皮肤的色泽变化来诊察病情的方法。望色能了解脏腑的功能状态和气血盛衰情况。

1. 常色

是人在正常生理状态时的面部色泽。中国人的正常面色特点是红黄隐隐，明润含蓄。常色又分主色和客色，主色：是指禀赋所致，终生不改变的基本色泽。客色：受季节气候、生活或工作环境、情绪或运动等因素影响所致短暂性的色泽变化。

2. 病色

病色：是指人体在疾病状态时的面部颜色与光泽。病色又有善恶之分，善色：即病人的面色虽异常，但仍有光明润泽之象者，多见于新病、轻病、阳证，其病易治，预后较好。恶色：即病人面色异常明显，且晦暗枯槁者，多见于久病、重病、阴证，其病难治，预后较差。病色有青、黄、赤、白、黑五种。

五色	主病	临床意义
青色	寒、痛、瘀血、惊风	如面、唇、爪甲青白为寒，青黑晦黯为阳虚，青紫多为阳气大衰；面色青黑多为寒痛证；腹痛时作，泛吐清水，面色乍青乍白，多为虫积腹痛；口唇青灰，常为心阳不振，心血瘀阻；小儿眉间、鼻柱、唇周见青色，为小儿惊风
赤色	热证	有实热、虚热之分。外感温热，可见面赤、发热；实热证可见面赤、高热、口渴、便秘；虚热证常见两颧嫩红或潮红，多发于午后
黄色	主湿、虚、黄疸	面色淡黄而晦黯无泽者为萎黄，属脾胃气虚；面目虚浮淡黄者为黄肿，属脾虚湿盛；面目一身俱黄者为黄疸，其中色黄鲜明如橘皮者为阳黄，证属湿热熏蒸，色黄晦黯如烟熏为阴黄，证属寒湿郁阻；小儿出生后遍体皆黄，多为胎黄
白色	主虚、寒、失血	血虚者苍白无华，气虚者淡白少华，阳虚者色白无华而浮肿；面色青白多为寒证；产后面色㿠白多为夺血伤气；猝然失血见苍白，为气随血脱之危候；若突然面色苍白，冷汗淋漓，多为阳气暴脱
黑色	主肾虚、水饮、瘀血	面色黧黑，唇甲紫黯可见于肾阳衰微、阴寒凝滞的虚寒证；妇人眼眶灰黑无华，多为肾虚水饮或寒湿带下；鼻头色黑，目窠微肿多为水饮内停；色黑而肌肤甲错，为瘀血

（三）望形

望形是指通过观察病人形体的强弱胖瘦、体质形态来诊察病情的方法。形体强弱胖瘦的表现及临床意义见下：

形体	表现	临床意义
强	指身体强壮。表现为骨骼粗大，胸廓宽厚，肌肉充实，皮肤润泽，精力充沛，食欲旺盛	说明内脏坚实，气血旺盛，抗病力强，不易患病，有病易治，预后较好
弱	指身体衰弱。表现为骨骼细小，胸廓狭窄，肌肉瘦削，皮肤枯槁，精神不振，食少乏力	说明内脏脆弱，气血不足，抗病力弱，容易患病，有病难治，预后较差
胖	其体形特点是头圆形，颈短粗，肩宽平，胸厚短圆，大腹便便，体形肥胖	肥胖并见皮肤细白、食少乏力为形盛气虚之痰湿体质
瘦	其体形特点是头长形，颈细长，肩狭窄，胸狭平坦，大腹瘦瘪，体形显瘦长	消瘦并见皮肤苍黄、肌肉瘦削为阴虚内热之多火体质

（四）望态

望态，是指通过观察病人的动静姿态、体位变化和异常动作来诊察病情的方法。

姿态异常	表现	临床意义
动静	喜动者，多见卧时面常向外，转侧时作，喜仰卧伸足，揭衣弃被，不欲近火，坐卧不宁，烦躁不安；喜静者，多见喜卧，面常向内，蜷缩成团，不欲转，喜加衣被	喜动者多为阳证、热证、实证；喜静者多为阴证、寒证、虚证
抽搐	手足拘挛，面颊牵动，伴有高热烦渴者	多为热盛动风先兆
	伴有面色萎黄，精神萎靡者	多为血虚风动
	四肢抽搐，目睛上吊，眉间、唇周色青灰，时发惊叫，牙关紧闭，角弓反张	多为破伤风
	手指震颤蠕动者	多为虚风内动
偏瘫	猝然昏仆，不省人事，偏侧手足麻木，运动不灵，口眼㖞斜	为中风偏枯证
痿痹	关节肿痛，屈伸不利，沉重麻木或疼痛者	多是痹证
	四肢痿软无力，行动困难	多是痿证

二、局部望诊

（一）望头面

1. 望头

头型过大、过小，多由先天不足而致；小儿囟门凹陷或迟闭，多为先天不足或津伤髓虚者。

2. 望面

面肿，或为水湿泛溢，或为风邪热毒；腮肿者，多为外感风温毒邪所致；口眼㖞斜者，或为风邪中络或中风。

（二）望五官

1. 望目

目部的脏腑归属：五轮学说，即内眦及外眦的血络属心，为血轮；黑睛属肝，为风轮；白睛属肺，为气轮；瞳仁属肾，为水轮；睑胞属脾，为肉轮。

（1）色泽 目眦赤为心火；白睛赤为肺火；全目肿赤为肝火或肝经风热；眼睑红肿湿烂为脾有湿热；白睛色黄为湿热或寒湿；白睛青蓝为肝风或虫积；目眦色淡白多为血虚；目眶周围色黑为脾肾虚损、水湿为患。

（2）形态 眼目胀痛流泪可见肝经郁热；目胞浮肿为水肿；目睛突出，伴有喘息多为肺胀，伴颈前肿物多为瘿肿；目窠内陷多因津液耗伤或气血不足；睡时露睛多为脾气虚弱或小儿疳积；针眼（麦粒肿）或眼丹（霰粒肿），多为风热邪毒或脾胃蕴热；两目上视、直视可见肝风内动或精气衰竭；两眼深陷，视物不见多为真脏脉现、阴阳离决之征兆。

2. 望耳

主要反映肾与肝胆的情况。

表现	临床意义	表现	临床意义
耳轮肉厚，色红明润	肾精充足或病浅易愈	耳轮肉薄，干枯色黑，甚则焦黑	肾精不足或肾精亏耗之兆
色淡白	气血亏虚	青黑	阴寒内盛或有剧痛
耳中疼痛，耳道流脓	肝胆湿热	耳轮甲错	久病血瘀

3. 望鼻

主要反映肺与脾胃的情况。色赤多为脾肺蕴热；鼻塞多为外感，涕清为风寒，涕浊为风热；久流浊涕，色黄稠黏，香臭不分多为鼻渊；鼻翼煽动，发病急骤者为风热痰火或实热壅肺；鼻柱溃陷可见于梅毒、麻风病等。

4. 望口与唇

主要反映脾胃的情况。色红明润为正常。

唇色淡白——多属血虚或失血。

唇色深红——多属热邪亢盛。

唇色青紫——多属血瘀证。

唇色青黑——多为寒盛、痛极病证

口唇樱桃红色——多见于煤气中毒

口唇干裂——多属津液损伤

口唇糜烂——多属脾胃湿热

口疮——多由心脾积热

小儿口腔颊黏膜近臼齿处，见边有红晕的白色小点——为麻疹前兆

口角流涎——多为脾气虚弱或脾胃有热

口噤难开，牙关紧闭——多因肝风内动所致

5. 望齿与龈

主要反映肾与胃的情况。

	表现	临床意义
望齿	牙齿干燥不泽	阴液已伤
	齿如枯骨	肾阴涸竭
	牙齿黄垢	胃浊熏蒸
	齿衄	兼痛为胃火；不痛为脾虚或肾火
	小儿睡中磨牙	胃有积滞或虫积
望龈	色淡白	血虚
	色深红或紫	热证
	红肿疼痛	胃火上炎
	溃烂流腐臭血水，甚则唇腐齿落	称为牙疳，多为疫毒内热所致

6. 望咽喉

主要反映肺胃和肾的情况。咽部红赤肿痛，可见肺胃热盛；若咽部嫩红，痛不甚剧，为阴虚火旺。一侧或两侧喉核红肿疼痛，甚或溃烂有黄白色脓点，称为乳蛾，属肺胃热盛，火毒熏蒸所致。咽喉有灰白点膜，迅速扩大，剥落则出血可见于白喉。

（三）望颈项躯体

（1）瘿瘤　发于颈前结喉处单侧或双侧的肿块，可随吞咽上下移动。为肝气郁结，气滞痰凝所致；

（2）瘰疬　指颈侧颌下豆状大小肿块，累累如串珠者，为肺肾阴虚，虚火灼津，或感受风火时毒，夹痰结于颈部所致；

（3）项强　项部筋肉拘急或强痛，或为风寒外袭，经气不利，或为热极生风，或为肝阳暴亢；

（4）鸡胸　胸骨下部明显前突，胸廓前后径长，左右径短，肋骨侧壁凹陷，形似鸡之胸廓，多为先天不足或后天失养；

（5）腹部深陷　多为久病虚弱或新病津脱；

（6）腹膨胀，四肢消瘦，甚者腹壁青筋暴露，肚脐突出，为膨胀，多属肝郁血瘀或癥积形成。

（四）望皮肤

1. 望色泽形态

正常人皮肤润泽，柔软光滑而无肿胀。全身皮肤肿胀，或只有眼皮、足胫肿胀，按之有凹痕者，为水肿；

皮肤干瘪枯槁者是津液耗伤；小儿骨弱肌瘦，皮肤松弛多为疳积证；肌肤甲错者常为瘀血内阻。

2. 望皮肤病症

（1）望斑疹

色深红或青紫，成片平铺于皮肤，抚之不碍手，压之不褪色	斑	阳斑	色深红或紫红，形似锦纹成片，兼身热、面赤、脉数等实热证表现，多由热邪亢盛，内迫营血而发
		阴斑	色淡青或淡紫，隐隐稀少，兼有面白、神疲、肢凉、脉虚等表现，多为脾气虚衰，血失统摄
色红，点小如粟米，高出皮肤，抚之碍手，压之褪色	疹	麻疹	疹色桃红，形似麻粒，先见于发际颜面，渐及于躯干四肢，后按发出顺序渐消，多由外感病毒时邪所致
		风疹	疹色淡红，细小稀疏，皮肤瘙痒，多因外感风邪
		瘾疹	淡红或淡白色丘疹，大小形态各异，瘙痒，搔之融合成片，高出皮肤，出没迅速，时发时止。多因营血虚而风邪中于经络，或身体过敏

（2）望痈、疽、疔、疖

①痈：患部红肿热痛，高出皮肤，根盘紧束者，属阳证。多由湿热火毒蕴结，气血郁滞而发；

②疽：患部漫肿无头，坚硬而皮色不红，局部麻木，不热少痛者，属阴证。多由气血亏虚，阴寒凝滞而发。

③疔：患处顶白形小如粟，根硬而深，麻木痒痛者，多发于颜面手足，由外感风邪火毒，毒邪蕴结而发。

④疖：患部形小而圆，红肿热痛不甚，起于浅表，继而顶端有脓头者。多由外感热毒或湿热内蕴而发。

⑤缠腰火丹：皮肤赤色，红疹集簇，烧灼刺痛，继而出现水疱，每多缠腰而发者。多为风热壅结或湿热浸淫所致。

⑥湿疹：皮肤先红斑、瘙痒，迅速形成丘疹、水疱，破后渗液，出现红色湿润之糜烂面者。多由湿热蕴结，复感风邪，郁于肌肤而发。

（五）望毛发

头发茂密，分布均匀，色黑润泽，为肾气充盛之象；白发多为肝肾亏损，气血不足；若毛发稀疏脱落，色枯无泽，多为肾气虚或血虚不荣；脱发可因血热或血燥；病久发脱多为精血亏虚；小儿发结如穗，干枯不荣，多为疳积之征。

三、望排出物

（一）望痰、涎、涕、唾

寒痰：色白而清稀

热痰：色黄而黏稠

燥痰：痰少而黏，难咳出

湿痰：痰白，量多易咳

风痰：痰清有泡沫

咯血：痰中带血

肺痈：脓血痰，气腥臭

（二）望呕吐物

胃寒：呕吐物清稀无酸臭味

胃热：呕吐物秽浊有酸臭味

食滞：呕吐物酸腐味，朝食暮吐，暮食朝吐

呕吐黄绿苦水：肝胆郁热或湿热

呕吐清水痰涎：痰饮

吐血鲜红：胃热、肝火或瘀血

（三）　望大便

大便性状	临床意义	大便性状	临床意义
大便溏薄	虚寒证	大便燥硬	实热证
便如羊粪	肠燥津枯	大便清稀如水样	寒湿泄泻
大便黄褐如糜状，溏黏恶臭	湿热泄泻	大便脓血，赤白相杂	下痢
便血色鲜红	血热	色黑如漆	瘀血内积
先便后血，其色褐黑者	病多在脾胃，又称远血	先血后便，其色鲜红或深红者	病多在大肠与肛门，又称近血

（四）　望小便

小便性状	临床意义	小便性状	临床意义
小便清澈而长	寒证	赤而短少	热证
黄赤浑浊，或偶有砂粒	石淋	浑浊如米泔、淋沥而痛	膏淋
尿带血色、热涩刺痛	血淋	小儿尿如米泔	食滞肠胃，内生湿热，或为脾虚

四、望小儿指纹

是观察三岁以内小儿食指掌侧桡侧的浅表络脉的部位和形色变化以诊察病情的方法。适用于 3 岁以内的小儿，与成人寸口脉具有相同的意义。

三关定位：食指第一节为风关，第二节为气关，第三节为命关。

正常指纹：隐隐显露于风关以内，纹色浅红略紫，呈单支且粗细适中。

临床意义：

三关测轻重	纹在风关，示病情轻浅；纹达气关，示病情较重；纹进命关，示病邪深入，病情加重；纹达指尖，称透关射甲，则示病情危重
浮沉分表里	"浮"指指纹浮显，主病邪在表；"沉"指指纹沉伏，主病邪在里
色泽辨病性	指纹紫红，为热证；纹色鲜红为寒证；青色主痛证和惊风；纹色紫黑，多为血络闭郁，病情危重
淡滞定虚实	指纹色淡，主虚；指纹色滞，主实

五、望舌

舌诊包括望舌质和望舌苔两个方面。脏腑病变反映于舌面，有一定的分布规律。一般说来，舌尖多反映上焦心肺的病变；舌中多反映中焦脾胃的病变；舌根多反映下焦肾的病变；舌两侧多反映肝胆的病变。

（一）　正常舌象

舌质淡红明润，舌体大小适中，柔软灵活，舌苔均匀薄白而润，常概括为"淡红舌、薄白苔"。

（二）　病理舌象

1. 望舌质

（1）望舌神：是判断疾病预后的关键。

有神——舌质红活明润，舌体活动自如者，说明津液充足，气血充盈，或病情轻浅，正气未伤；

无神——舌质干瘪晦黯，舌体活动呆滞，说明津液匮乏，气血虚衰，正气已伤，病较危重。

（2）望舌色

	舌象特征	临床意义
淡白舌	舌色较淡红舌浅淡	主虚证、寒证。舌淡白而胖嫩多为阳气虚弱；淡白而瘦薄多为气血两虚
红舌	舌色较淡红舌为深，甚至呈鲜红色	主热证。全舌红，质粗有苔，甚至起芒刺者多为实热新病；舌红而舌心干燥可为热灼胃津；舌边红赤为肝胆有热；舌尖红起刺多为心火上炎；舌质鲜红，少苔或无苔，多为阴虚内热
绛舌	舌色深红甚于红舌	主热盛，主瘀。绛舌见于外感温热病热盛期，为温热病热入营血之征；绛而干燥裂纹是热灼阴精；绛而苔黑者是实热盛极；舌绛而舌面黏腻，似苔非苔，为中焦秽浊；舌色红绛而少苔或无苔，或有裂纹者，提示阴虚火旺；舌绛无苔，舌面光亮无津称为镜面舌，为内热阴液亏耗所致；若舌绛而色暗或有瘀斑、瘀点者，为血瘀挟热证；舌面红斑散在，可见热入血分，斑疹欲发
青紫舌	色淡紫无红者为青舌，舌深绛而黯是紫舌，两者常常并见	青舌主阴寒、瘀血；紫舌主气血壅滞、瘀血。舌色淡紫带青，嫩滑湿润，多为寒邪直中，阴寒内盛；舌色深青，或舌边青，咽干漱水不欲咽，可见瘀血内停；色紫晦黯而湿润，多为痰湿或瘀血；全舌青紫为血瘀重证；局部见紫色斑点者，是瘀血阻滞于局部，如见于舌尖为心血瘀阻，见于舌边为肝郁血瘀；舌紫大可见于酒毒攻心

（3）望舌形

舌形	舌象特征	临床意义
老嫩	老舌：舌体坚敛苍老，纹理粗糙	主实证或热证，多见于热病极期
	嫩舌：舌体浮胖娇嫩或边有齿痕，纹理细腻	主虚证或寒证，多见于疾病后期
胖瘦	胖肿舌：舌体肥大肿胀	主脾虚湿蕴。舌淡白胖嫩，苔白水滑，多为脾肾阳虚，水湿停留；舌红绛胖大，苔黄厚腻，多是脾胃湿热，痰浊停滞；舌肿胀紫黯多为中毒
	瘦瘪舌：舌体瘦小薄瘪	主气血虚或阴虚。舌瘦瘪淡红而嫩为心脾两虚，气血不足；舌瘦薄绛干多为阴虚火旺
芒刺	舌乳头增生、肥大、高起如刺，摸之棘手	主热盛。芒刺兼苔焦黄者，多为气分热极；舌红绛而干有芒刺，为热入营血；舌边芒刺为肝胆火盛；舌中有芒刺为胃肠热甚；舌尖红赤起刺为心火上炎
裂纹	舌面有裂沟，深浅不一，浅如划痕，深如刀割，常见于舌面的前半部及舌尖两侧	主阴血亏虚。舌质红绛，少苔燥裂为热盛伤阴或阴虚火旺；舌浅淡而有裂纹者多为血虚；舌生裂纹而细碎者常见于年老阴虚
齿痕	舌体的边缘见牙齿的痕迹，常与胖大舌并见	主脾虚、水湿内停。舌质淡红而嫩，边有齿痕，多为脾虚；舌质淡白，苔白湿润而有齿痕，常为寒湿困脾或阳虚水湿内停
舌疮	以舌边或舌尖为多，形如粟粒，或为溃疡，局部红痛	多因心经热毒壅盛而成；疮不出舌面，红痛较轻，多是肝肾阴虚，虚火上炎所致
舌下络脉	若舌下络脉粗大迂曲，兼见舌有瘀斑、瘀点	多为血瘀之象

（4）望舌态

舌形	舌象特征	临床意义
强硬	舌体板硬强直，活动不利，言语不清	为无胃气之重证。舌强而干，舌色红绛多为热入心包，灼伤津液；舌强语謇，口眼㖞斜，半身不遂者，多为中风；舌胖苔厚腻而强者，多因痰浊阻滞
痿软	舌体痿软无力，伸卷不灵	多为病情较重。久病舌体痿软，舌色淡白，属气血两虚，筋脉失养；痿软色绛，舌光无苔为肝肾阴液枯涸；突发舌体痿软，色红绛少津则为热灼阴液

续表

舌形	舌象特征	临床意义
震颤	舌体不自主地颤动	为肝风内动之象，新病舌色绛红而颤动，常因热极生风；久病舌色淡白，蠕蠕微动，多为血虚风动
歪斜	伸舌时舌尖向左或向右偏斜	多为风中经络或风痰阻络而致
蜷缩	舌体蜷缩，不能伸出口外	多为危重之证。舌蜷缩而赤干，属热极伤阴；舌卷缩而淡白湿润，是阳气暴脱，寒凝经脉；舌胖黏腻而短缩，多为痰浊内阻
吐弄	舌伸口外，久不回缩为吐舌。舌体反复伸出舐唇，旋即缩回为弄舌	舌红吐弄为心脾有热；舌紫绛吐弄为疫毒攻心；小儿弄舌多是惊风先兆，或久病危候；先天不足，智能低下者，也可见弄舌
麻痹	舌体麻木，转动不灵	常见于血虚风动或肝风夹痰等证
舌纵	舌体伸出口外，难以回缩称为舌纵	舌纵麻木可见于气血两虚；舌纵深红，口角流涎，口眼㖞斜，多为风痰或痰火扰心；舌纵不收，舌枯无苔，言语謇涩，多属危重症

2. 望舌苔

（1）苔质

苔质	舌象特征	临床意义
厚薄	透过舌苔能隐约见到舌质者为薄，不见舌质者为厚	反映病邪的深浅和重轻。苔薄者多邪气在表，病轻邪浅；苔厚者多邪入脏腑，病较深重
润燥	舌苔干湿适中，不滑不燥，为润苔；舌面水分过多，伸舌欲滴，扪之湿而滑，为滑苔。舌苔干燥，望之枯涸，扪之无津，甚则舌苔干裂，为燥苔	反映津液之存亡。润苔表示津液未伤；滑苔主脾虚湿盛或阳虚水泛；燥苔多为津液耗伤或热盛伤津，亦可因阳虚不运，津不上承所致
腐腻	颗粒粗大，苔厚疏松，状如豆腐渣，边中皆厚，易于刮脱者，称为腐苔；颗粒细小，致密而黏，中厚边薄，刮之不脱者，称为腻苔；舌苔霉腐，或糜点如渣，称霉腐苔；舌苔白中夹红，腐黏如脓，称脓腐苔	主要反映中焦湿浊情况。腐苔，主食积肠胃、痰浊内蕴；腻苔，主湿浊、痰饮、湿温；霉腐苔，可见于胃脘腐败之危象；脓腐苔，多为内痈

（2）苔色

苔色	临床意义
白苔	主表证、寒证。苔薄白为病邪在表，病情轻浅；苔白而厚，主湿浊内盛或寒湿痰饮；若舌苔白如积粉，舌质红赤，则主湿遏热伏或瘟疫初起
黄苔	主热证、里证。根据苔黄的程度，有微黄、深黄和焦黄之分。黄色越深，热邪越重
灰黑苔	主里热、里寒之重证。苔灰黑湿润多津，多由白苔转化而成，为寒湿；若灰黑干燥无津液，多由黄苔转化而成，为火热；苔焦黑干燥，舌质干裂起刺者，无论是外感病还是内伤病，均为热极津枯之证

（3）苔形

舌苔布满全舌者为全苔，分布于局部者为偏苔，部分剥脱者为剥苔。苔偏舌之左右者，多属肝胆病证；苔剥多处而不规则称花剥苔，主胃气阴不足；小儿苔剥，状如地图者，多见于虫积；舌苔全部剥脱，舌面光洁如镜者，称为"镜面舌"，为胃阴枯竭，胃气大伤。

3. 望舌的临床意义

（1）判断正气盛衰　正气的盛衰能从舌质的神、色、形态反映出来，如气血充盛则舌色淡红润泽；气血不足则舌色淡白；若胃气旺盛则舌苔有根；胃气衰败则舌苔无根或光剥无苔。

（2）辨别病位深浅　如外感温热病邪，邪在卫分，则舌苔薄白；邪入气分，舌色红，舌苔白厚而干或见黄苔；邪入营血分则舌色绛或紫绛，舌干少苔或无苔。

（3）区别病邪性质　白苔多主寒证；黄苔多主热证；瘀血内阻者，则舌青紫或有瘀斑、瘀点等。

（4）推断病势进退　苔色从白转黄，苔质由润转燥，提示热邪由轻变重、由表及里，津液耗伤；反之，苔由厚变薄，从黄转白，由燥变润，为邪热渐退，津液渐复，病情逐渐好转的征象。

（5）判断病情预后　舌象有神，舌面有苔，舌的形态正常者为邪气不盛，正气未伤的表现，预后较好。舌质枯晦，舌苔无根，舌态异常为正气亏损，胃气衰败之象，病情多凶险。

第二节　闻　诊

闻诊指医生通过听病人的声音和嗅气味的变化来分析判断病证的方法。

一、听声音

1. 声音

声音变化	临床意义
声音重浊而粗、高亢洪亮、烦躁多言	实证和热证
声音轻清、细小低弱、静默懒言	虚证和寒证
声音重浊，或声音嘶哑，见于新病骤起	多为外感风寒或风热犯肺
久病暗哑或失音者	多为肺肾阴亏或虚劳之证
神昏不醒，鼾声作响，手撒尿遗	中风危候

2. 语言

	临床表现	临床意义
谵语	神志不清，语无伦次，语意数变，声音高亢	热扰心神之实证
郑声	神志不清，声音细微，语多重复，时断时续	心气大伤，精神散乱之虚证
独语	喃喃自语，喋喋不休，逢人则止	心气不足，或气郁痰阻、清窍阻蔽所致
狂语	精神错乱，语无伦次，狂躁妄言，不避亲疏	痰火扰心
言謇	舌强语謇，言语不清	多因风痰阻络，为中风病

3. 呼吸

呼吸主要与肺肾病变有关。呼吸声高气粗而促，多为实证和热证；呼吸声低气微而慢，多为虚证和寒证。

	临床表现	临床意义
喘	呼吸急促，甚则鼻翼煽动，张口抬肩，难以平卧	实喘者，发作较急，胸满声高气粗，呼出为快，多为病邪壅塞肺气
		虚喘者，来势较缓，气怯声低，吸少呼多，气不得续，吸入为快，动则喘甚，为肾不纳气或肺气虚衰
哮	指呼吸时喉中有哮鸣音，时发时止，反复难愈	多因痰饮内伏，复感外邪所诱发，临床有冷哮、热哮之别
短气	指自觉呼吸短促而不相接续，似喘而不抬肩，气急而无痰声	短气有虚实之别，虚者多因肺气不足，实者多因痰饮、胃肠积滞、气滞或瘀阻
少气	又称气微，指呼吸微弱而声低，气少不足以息，言语无力	属诸虚劳损，多因久病体虚或肺肾气虚

4. 咳嗽

有声无痰为咳，有痰无声为嗽，有痰有声为咳嗽。

咳嗽表现	临床意义	咳嗽表现	临床意义
暴咳声哑	实证	咳声低弱而少气，或久咳喑哑	虚证
咳声重浊	外感病	小儿咳嗽阵发，连声不绝，终止时作鹭鸶叫声	百日咳
小儿咳声嘶哑，如犬吠	白喉		

5. 呕吐

胃气上逆，有声有物自口而出为呕吐，有声无物为干呕，有物无声为吐。虚证或寒证，呕吐来势徐缓，呕声低微无力；实证或热证，呕吐来势较猛，响亮有力。

6. 呃逆

指胃气上逆，自咽喉出，其声呃呃，不能自主，俗称"打呃"。虚寒者，呃声低沉而长，气弱无力；实热者，呃声频发，高亢而短，响而有力；久病呃逆不绝，声低气怯，多为胃气衰败征兆。

7. 太息

又称叹息，指时不自觉地发出长吁短叹声，多为情志抑郁，肝失疏泄所致。

二、嗅气味

一般而言，各种排泄物与分泌物，凡有恶臭者多属实证、热证，凡带腥味者多属虚证、寒证。

1. 口气

胃有宿食则口气酸馊；臭秽者多属胃热。

2. 汗气

汗有腥膻味为湿热蕴蒸；腋下汗臭者多为狐臭。

3. 痰涕气味

咳唾浊痰脓血，味腥臭者——肺痈

鼻流浊涕，黄稠有腥臭——鼻渊

4. 二便气味

大便酸臭——肠有积热；

大便溏薄味腥——脾胃虚寒；

矢气奇臭——宿食积滞；

小便臊臭黄赤——湿热；

小便清长色白无臭——虚寒。

5. 经带气味

带下色黄臭秽多为湿热；带下清稀腥臊多为寒湿。

6. 病室气味

腐臭气味——疮疡溃烂；

尸臭味——脏腑衰败；

尿臊味者——水肿病晚期患者；

血腥臭气——血证；

烂苹果味——消渴重证。

第三节 问 诊

问诊是指医生通过对病人或陪诊者进行有目的的询问，以了解病情的一种诊察方法。问诊的内容主要包括一般情况、主诉、现病史、既往史、个人生活史、家族史和现在症。张介宾的《十问歌》中以歌诀的形式叙述了问现在症的内容，即"一问寒热二问汗，三问头身四问便，五问饮食六胸腹，七聋八渴俱当辨，九问旧病十问因，再兼服药参机变，妇女尤必问经期，迟速闭崩皆可见，再添片语告儿科，天花麻疹全占验。"

一、问寒热

问寒热指询问病人有无怕冷或发热的感觉。寒是病人自觉怕冷的感觉，临床有恶寒、恶风、畏寒之分。恶寒指病人自觉怕冷，加衣被或近火取暖而不缓解者。恶风指病人遇风觉冷，避之可缓的症状，较恶寒轻。畏寒指病人身寒怕冷，加衣覆被，或近火取暖而寒冷能缓解者。热即发热，是指体温升高，和体温正常而患者自觉全身或某一局部发热，如壮热、五心烦热等。

1. 恶寒发热

指恶寒与发热同时出现，多为外感病的初期，是表证的特征。①若恶寒重发热轻，为外感风寒；②发热重恶寒轻，为外感风热；③发热轻而恶风，多属外感风邪。

2. 但寒不热

指病人只感寒冷而不发热，为里寒证。①新病畏寒，多为寒邪直中；②久病畏寒多为阳气虚衰。

3. 但热不寒

指病人只发热而无怕冷之感，为里热证。

壮热：但热不寒，高热不退，多为里热炽盛；

潮热：定时发热，或定时热甚。①日晡潮热者，多为阳明腑实证；②午后潮热，入夜加重者，多为阴虚；③午后热盛，身热不扬者，可见于湿温病；④身热夜甚者，可见温热病热入营血。

4. 寒热往来

指恶寒与发热交替发作，可见于少阳证和疟疾。

二、问汗

1. 表证辨汗

表证无汗——风寒表实；

表证有汗——表虚或表热证。

2. 里证辨汗

	汗证表现	临床意义
自汗	汗出不已，动则加重	阳气虚损，卫阳不固
盗汗	睡时汗出，醒则汗止	阴虚内热
战汗	先恶寒战栗，继而全身大汗者	见于急性热病正邪剧烈交争，为疾病之转折点，若汗出热退，脉静身凉为邪去正复之吉兆，而汗出身热，烦躁不安，脉来急促为邪盛正衰之危候
身大热而大汗出		里热炽盛，迫津外泄
汗热而黏，脉细数无力		亡阴之证
汗凉清稀，脉微欲绝者		亡阳之证

三、问疼痛

疼痛有虚实之分。一般而言，新病剧痛属实，久病痛缓属虚。痛而拒按属实，痛而喜按属虚。

（一）疼痛的性质和特点

导致疼痛的病因病机不同，即所谓"不荣则痛"和"不通则痛"，可使疼痛的性质及特点各异。

疼痛性质	特点	临床意义
胀痛	疼痛伴有胀感	为气滞所致
刺痛	痛如针刺	为瘀血所致
绞痛	痛剧如刀绞割	为有形实邪阻滞气机，或为阴寒之邪凝滞气机
重痛	痛而有沉重感	常为湿邪困阻，气机不畅所致
隐痛	痛势不剧，但绵绵不休	多为精血亏虚或阳虚有寒
酸痛	痛伴有酸楚不适感	见于肢体多为湿阻，见于腰膝多属肾虚
冷痛	痛有冷感	常因寒邪阻络或阳虚所致
灼痛	痛有烧灼感	多因邪热亢盛
窜痛	痛处走窜，病位游走不定	或为气滞，或为风胜
固定痛	痛处固定	发于胸胁脘腹多为血瘀，见于关节者为痹证

（二）疼痛的部位

1. 头痛

头痛部位	临床意义	头痛部位	临床意义
后脑痛连项背	属太阳经病	痛在前额或连及眉棱骨	属阳明经病
痛在两侧或太阳穴附近	为少阳经病	头痛而重，腹满自汗	为太阴经病
头痛连及脑齿，指甲微青	为少阴经病	痛在巅顶，牵引头角，气逆上冲，甚则作呕	为厥阴经病

2. 胸痛

多为心肺之病，常见于热邪壅肺、痰浊阻肺、气滞血瘀、肺阴不足所致之肺痈、胸痹、肺痨等病证。

3. 胁痛

多与肝胆病关系密切，可见于肝郁气滞、肝胆湿热、肝胆火盛、瘀血阻络及水饮内停等证。

4. 脘腹痛

其病多在脾胃。实证多因寒凝、热结、气滞、血瘀、食积、虫积而发，虚证多由气虚、阴虚、血虚、阳虚所致。

5. 腰痛

为寒湿痹证、湿热阻络、瘀血阻络或肾虚所致。

6. 四肢痛

多见于痹证。

风邪偏盛，疼痛游走不定者——行痹；

寒邪偏盛，剧痛喜暖者——痛痹；

湿邪偏盛，重着而痛者——湿痹；

热邪偏盛，红肿疼痛者——热痹。

7. 周身痛

新病乍起者，多为感受风寒湿邪；久病不愈者，多为气血亏虚。

四、问饮食口味

1. 食欲与食量

食少纳呆——脾胃气虚，或内伤食滞，或湿邪困脾；

厌食脘胀，嗳腐吞酸——多因食滞胃脘；

消谷善饥——胃火炽盛，伴有多饮多尿者，可见于消渴病；

饥不欲食——胃阴不足；

吞咽艰涩，哽噎不顺，胸膈阻塞——见于噎膈；

久病重病，厌食日久，突然思食、索食——多为脾胃之气将绝之"除中"证，属"回光返照"之象。

小儿嗜食异物，如泥土、纸张、生米等——可见于虫积、疳积。

2. 口渴与饮水

口渴——津液已伤，或水湿内停，津气不运。

渴喜冷饮——热盛伤津；

喜热饮，饮水不多或水入即吐者——可见于痰饮水湿内停或阳气虚弱；

口干但欲漱水不欲咽者——多为瘀血之象；

口渴伴多饮多尿者——可见于消渴。

3. 口味

口苦——多见于胃热、肝胆火盛或肝胆湿热；

口淡——多见于脾胃虚寒或水湿内停；

口甜——多见于脾胃湿热；

口酸——多见于肝胃不和；

口咸——多见于肾虚；

口中黏腻——多见于脾胃湿阻。

五、问睡眠

睡眠异常	表现	临床意义
失眠	以不易入睡或睡而不酣，易于惊醒或醒后难眠，甚至彻夜不眠者	为阳不入阴，神不守舍所致 虚者：心血不足，心神失养，或为阴虚火旺，内扰心神 实证：邪气内扰，或气机失调，或痰热食滞
嗜睡	时时欲睡，眠而不醒，精神不振，头沉困倦者	实证：痰湿内盛进而困阻清阳 虚证：阳虚阴盛或气血不足

六、问二便

1. 问小便

小便异常	临床意义	小便异常	临床意义
色黄赤而短少	多属热证	清长量多	多属寒证
多尿且多饮而消瘦	为消渴	尿频数短赤不畅，急迫疼痛	见于淋证
夜间遗尿或尿失禁	多为肾气不固，膀胱失约	产妇尿闭	常因血瘀或胞宫膨大压迫膀胱所致
重病之中癃闭无尿，或神昏遗尿	为阳气外脱，精气衰败之征兆		

2. 问大便

大便异常		表现	临床意义
便次异常	便秘	大便次数减少，质硬便难，或排便时间延长	实热者，多腹胀满闷，痛而拒按，苔黄燥裂，为热邪炽盛
			实寒者，多腹痛拒按，苔白身冷，为寒邪阻遏阳气，腑气不通
			大便燥结，硬如羊粪，排便困难，常见于病久不愈、年老体弱、孕产后，乃因阴血亏少，无水行舟或气虚无力推动所致
	泄泻	大便次数增加，一日数次或更多，便质溏稀或稀水状	湿热泄泻，可见暴发泄泻，大便臭秽，腹痛肠鸣，肛门灼热
			寒湿泄泻，可见泻如稀水，色淡黄而味腥臭
			食滞泄泻，可见吐泻交作，吐物酸臭，泻下臭秽
			脾虚泄泻，可见完谷不化，便稀溏薄，迁延日久
便质异常	五更泻	每日黎明前腹痛泄泻，泻后则安	多为肾阳虚
	溏结不调	大便时干时稀	多为肝郁脾虚，肝脾不调
		大便先干后稀	多属脾胃虚弱
	痢疾	大便脓血，下利赤白，里急后重	多为湿热痢疾
排便感异常		肛门灼热	大肠湿热
		排便不爽	或因湿热内蕴，或因饮食积滞
		肛门气坠，甚则脱肛	多为中气下陷

七、问小儿及妇女

1. 问小儿

主要应了解出生前后的情况、预防接种和是否患过麻疹、水痘等传染病及传染病接触史。

2. 问妇女

妇女应加问月经、带下、妊娠和产育等情况。

（1）月经　正常月经周期为 28 天左右，行经约 3 – 5 天，经量适中，色正红、质地不稀不稠、无瘀块。

经色浅淡，质地清稀——多为气血亏虚；

经色鲜红，质地浓稠——多为血热；

紫黑有块——多为血瘀。

月经异常	表现	临床意义
月经先期	经期提前 7 天以上	血热妄行或气不摄血
月经后期	经期延后 7 天以上	血虚证，或为寒凝气滞，经血不利
月经先后不定期	经期不定，或提前或延后 7 天以上	肝郁气滞
经量过多	经量超过了正常生理范围	其色红而稠者为实证、热证；其色淡者为气虚
经量过少	经量少于正常生理范围	色淡量少为精血亏虚证；色紫黯有块者为瘀血
闭经	未妊娠而停经在 3 个月以上	化源不足，血海空虚，或因寒凝气滞血瘀
痛经	行经期间或行经前后发生阵发性小腹疼痛，或痛引腰骶，甚至剧痛难忍者	实证多因寒凝气滞血瘀所致，虚证多因气血两虚、阳虚所致

（2）带下　主要了解色、量、质、气味等情况。

带下异常	临床意义	带下异常	临床意义
白带量多质稀如涕，淋漓不绝者	多为脾肾阳虚，寒湿下注	带下色黄，质黏臭秽	多属湿热下注
带下有血，赤白夹杂	多属肝经郁热或湿热下注		

第四节 切 诊

切诊包括脉诊与按诊。脉诊是指医生用手切按患者的脉搏；按诊是指医生对病人的肌肤、手足、胸腹及其他有关部位进行触、摸、按、压等，以了解病情的一种诊察方法。

一、脉诊

（一）脉诊的部位

寸口诊法：寸口又称气口或脉口，是指单独切按桡骨茎突内侧一段桡动脉的搏动。寸口位于手太阴肺经原穴所在之处，为脉之大会，脏腑气血的盛衰皆可反映于寸口。寸口脉分寸、关、尺三部，以掌后高骨（桡骨茎突）为标志，其内侧部位为关，关前（腕端）为寸，关后为尺，两手共六部脉。寸口六部脉各分候一定的脏腑，目前临床上常用的划分方法为：左寸候心，右寸候肺；左关候肝、胆，右关候脾、胃；两尺候肾。

（二）脉诊的方法

患者体位：诊脉时患者应取正坐位或仰卧位，前臂自然向前平展，与心脏置于同一水平，手腕伸直，手掌向上，手指微微弯曲，在腕关节下面垫一松软的脉枕，使寸口部位充分伸展，局部气血畅通，便于诊察脉象。

医生指法：中指定关，食指在关前（腕侧）定寸，用无名指按关后（肘侧）定尺。手指指端要平齐，三指略呈弓形，指目触按脉体。指力分举、按、寻。举，用指轻按在皮肤上，又称浮取；按，用指重按至筋骨间，又称沉取；寻，指力不轻不重，或亦轻亦重，左右前后推寻，以寻找最明显的脉动特征，又称中取。

（三）正常脉象

又称"平脉"，三部皆有脉，不浮不沉，不快不慢，和缓有力，节律均匀。古人归纳平脉特征为有胃、有神、有根。①有胃：脉象从容、和缓、流利；②有神：应指柔和有力，节律整齐；③有根：尺脉沉取有力。

（四）常见病脉的脉象与主病

脉纲	脉名	脉象特征	临床意义
浮脉类	浮	轻取即得，重取稍减而不空	主表证，虚证。主虚证时必虚大无力
	洪	脉体宽大，状如波涛汹涌，来盛去衰	主气分热盛
	濡	浮而细软	主诸虚证、湿证
沉脉类	沉	轻取不应，重按始得	主里证。有力为里实，无力为里虚
迟脉类	迟	脉来迟慢，一息不足四至	主寒证；迟而有力为实寒；迟而无力为虚寒
	涩	脉细行迟，往来艰涩不畅，如轻刀刮竹	主气滞血瘀，精伤血少，痰食内停
	结	脉来缓而时见一止，止无定数	主阴盛气结，寒痰瘀血，气血虚衰
	代	脉来而时一止，止有定数，良久方来	主脏气衰微、风证、痛证、七情惊恐、跌打损伤
数脉类	数	脉来急数，一息五～六至	主热证。有力为实热；无力为虚热
	促	脉来急促，数而时止，止无定数	主阳热亢盛、邪实阻滞、脏气衰微
虚脉类	虚	举之无力，按之空虚，应指软弱	主虚证
	细	脉细如线，但应指明显，按之不绝	主气血两虚，诸虚劳损，又主湿证，伤寒，痛甚
实脉类	实	脉来坚实，三部有力，来去俱盛	主实证
	弦	端直而长，如按琴弦	主肝胆病、疟疾、痛证、痰饮
	滑	往来流利，应指圆滑，如珠走盘	主痰浊、食积、实热，或见于青壮年和妊娠妇女
	紧	脉来绷紧有力，屈曲不平，左右弹指，如牵绳转索	主寒证、痛证、宿食

（五）相兼脉

凡二种或二种以上的单一脉象相兼并复合构成的脉象，即为"相兼脉"，又称"复合脉"。

（六）诊妇人脉

妇女经期：脉多滑数，是气血调和的征象。

妇女妊娠：婚后突然停经，脉来滑数冲和，尺脉尤显，多为妊娠之征。

妇人临产：一为尺脉急转为紧急而数；二为中指顶节两旁脉动较平时明显而剧烈。

二、按诊

1. 按胸胁

主要诊察心、肺、肝的病变。

前胸高起，叩之膨膨然，其音清者——多为肺胀；

胸胁按之胀痛者——多为痰热气结或水饮内停；

疟疾日久，左胁下可触及痞块，按之较硬者——为疟母。

2. 按虚里

虚里位于左乳下心尖搏动处，反映宗气的盛衰。

若微动不显——多为宗气内虚；

若动而应衣——为宗气外泄；

若按之弹手，洪大而搏或绝而不应者——心气衰竭，为危重之象。

3. 按脘腹

主要了解有无压痛及包块。

腹部疼痛，按之痛减，局部柔软者——虚证；

按之痛剧，局部坚硬者——实证；

右少腹疼痛而拒按——肠痈；

腹中包块固定不移，痛有定处，按之有形者——称为积，病在血分；

若包块往来不定，痛无定处，聚散无常者——称为聚，病在气分。

4. 按肌肤

主要了解寒热、润燥、肿胀等内容。

肌肤灼热——热证；

冰冷——寒证；

湿润——多为汗出或津液未伤；

干燥——多为无汗或津液已伤；

按之凹陷，应手而起者——为气胀；

按之凹陷，不能即起者——为水肿。

5. 按手足

按手足的冷暖，可判断阳气的盛衰。

6. 按腧穴

通过按压某些特定腧穴以判断脏腑的病变。

脏腑病变	按压腧穴	脏腑病变	按压腧穴
肺病	肺俞、中府	心病	心俞、膻中
肝病	肝俞、太冲、期门	脾病	脾俞、章门、梁门
肾病	肾俞、气海、京门	胃病	胃俞、足三里
胆病	胆俞、日月	膀胱病	膀胱俞、中极
小肠病	小肠俞、关元	大肠病	大肠俞、天枢

病例分析

患者，男，42岁，症见上气咳逆阵作，咳时面赤，咽干口苦，常感痰滞咽喉而咯之难出，量少质黏，或如絮条，胸胁胀痛，咳时引痛。症状可随情绪波动而增减。查体：舌边红，苔薄黄少津，脉弦数。

思考：

1. 根据患者的舌脉表现判定患者的证候性质。

2. 根据患者的临床表现判定其病变脏腑。

解析：

患者咳嗽、有痰证明病变在肺。面赤、咽干主热证。口苦，胸胁胀痛，舌边红，其主病在肝，红舌主热证，苔薄黄少津也主热证。脉弦主病在肝，数脉主热证。因此，该患者的疾病性质属实热证，病变脏腑在肺、肝。

第六章　辨　证

速览导引图

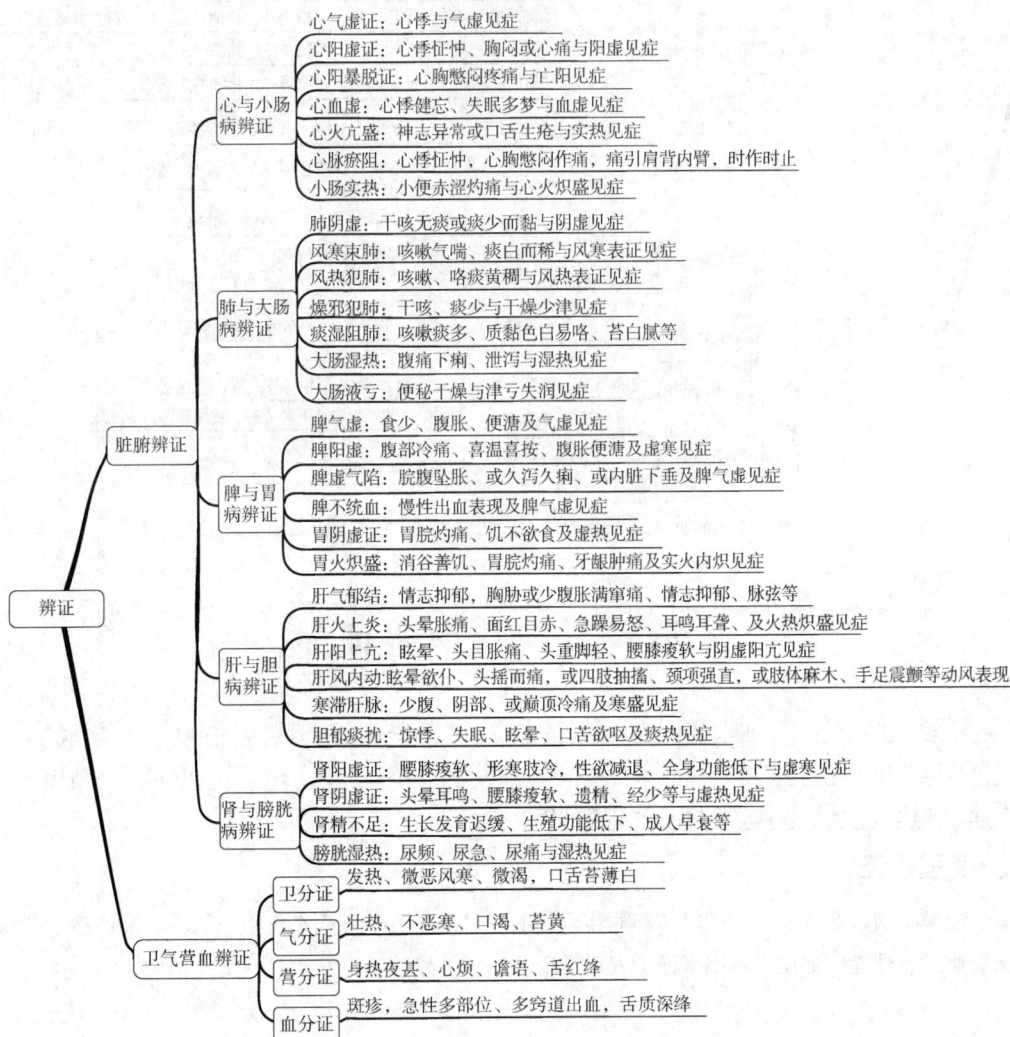

八纲：指表、里、寒、热、虚、实、阴、阳八个纲领

```
辨证 ─┬─ 八纲辨证 ─┬─ 表里辨证 ─┬─ 临床表现 ─┬─ 半表半里：寒热往来、胸胁苦满、口苦、咽干、目眩、脉弦等
      │            │            │           ├─ 里证：脏腑、气血津液等异常所致症状
      │            │            │           └─ 表证：新病恶寒发热、脉浮等
      │            │            └─ 相互关系 ─┬─ 表里同病
      │            │                         └─ 表里转化
      │            │
      │            ├─ 寒热辨证 ─┬─ 临床表现 ─┬─ 寒证：恶寒喜温、面白肢冷、便溏、脉迟
      │            │            │           └─ 热证：恶热喜凉、面红肢热、大便秘结、脉数
      │            │            └─ 相互关系 ─┬─ 寒热错杂：包括上热下寒及上寒下热
      │            │                         ├─ 寒热转化：包括寒证化热及热证转寒
      │            │                         └─ 寒热真假：真热假寒；真寒假热
      │            │
      │            ├─ 虚实辨证 ─┬─ 临床表现 ─┬─ 虚证：包括气虚、血虚、阴虚、阳虚，具有"衰退、不足、松弛"等特征
      │            │            │           └─ 实证：具有"亢盛、有余、停聚"等特征
      │            │            └─ 相互关系 ─┬─ 虚实夹杂：虚证夹实、实证夹虚、虚实并重
      │            │                         ├─ 虚实转化：实证转虚、虚证转实
      │            │                         └─ 虚实真假：真实假虚、真虚假实
      │            │
      │            └─ 阴阳辨证 ─── 临床表现 ─┬─ 阴虚：潮热，盗汗，颧红，手足心热，舌红少苔，脉细数等
      │                                      ├─ 阳虚：形寒肢冷，面色㿠白，口淡不渴，小便清长，大便稀溏，舌淡苔白，脉弱等
      │                                      ├─ 亡阳：面色苍白，冷汗淋漓，四肢厥冷，脉微欲绝等
      │                                      └─ 亡阴：面赤颧红，汗黏如油，四肢温和，脉细数、疾无力
      │
      └─ 六经辨证 ─┬─ 太阳病证 ─┬─ 太阳中风证 ─ 发热，恶风，汗出，头痛，苔薄白，脉浮缓
                   │            └─ 太阳伤寒证 ─ 恶寒发热，头项强，身痛腰痛，无汗而喘，脉浮紧
                   │
                   ├─ 阳明病证 ─┬─ 阳明经证 ─ 身大热，汗大出，口大渴，舌苔黄燥，脉洪大
                   │            └─ 阳明腑证 ─ 日晡潮热，大便秘结，腹满硬痛，拒按，甚则神昏谵语，舌苔黄燥，脉沉实有力
                   │
                   ├─ 少阳病证 ─ 口苦，咽干，目眩，往来寒热，胸胁苦满，心烦喜呕，默默不欲饮食，脉弦
                   │
                   ├─ 太阴病证 ─ 腹满呕吐，腹泻，腹痛阵发，喜温喜按，舌淡苔白滑，脉迟缓
                   │
                   ├─ 少阴病证 ─┬─ 少阴寒化证 ─ 畏寒蜷卧，四肢厥冷，下利清谷，舌淡苔白，脉沉微
                   │            └─ 少阴热化证 ─ 心烦不寐，口燥咽干，舌红少津，脉细数
                   │
                   └─ 厥阴病证 ─ 口渴饮水不止，胸中热痛，饥而不欲食，食则吐蛔，四肢厥冷，下利呕吐
```

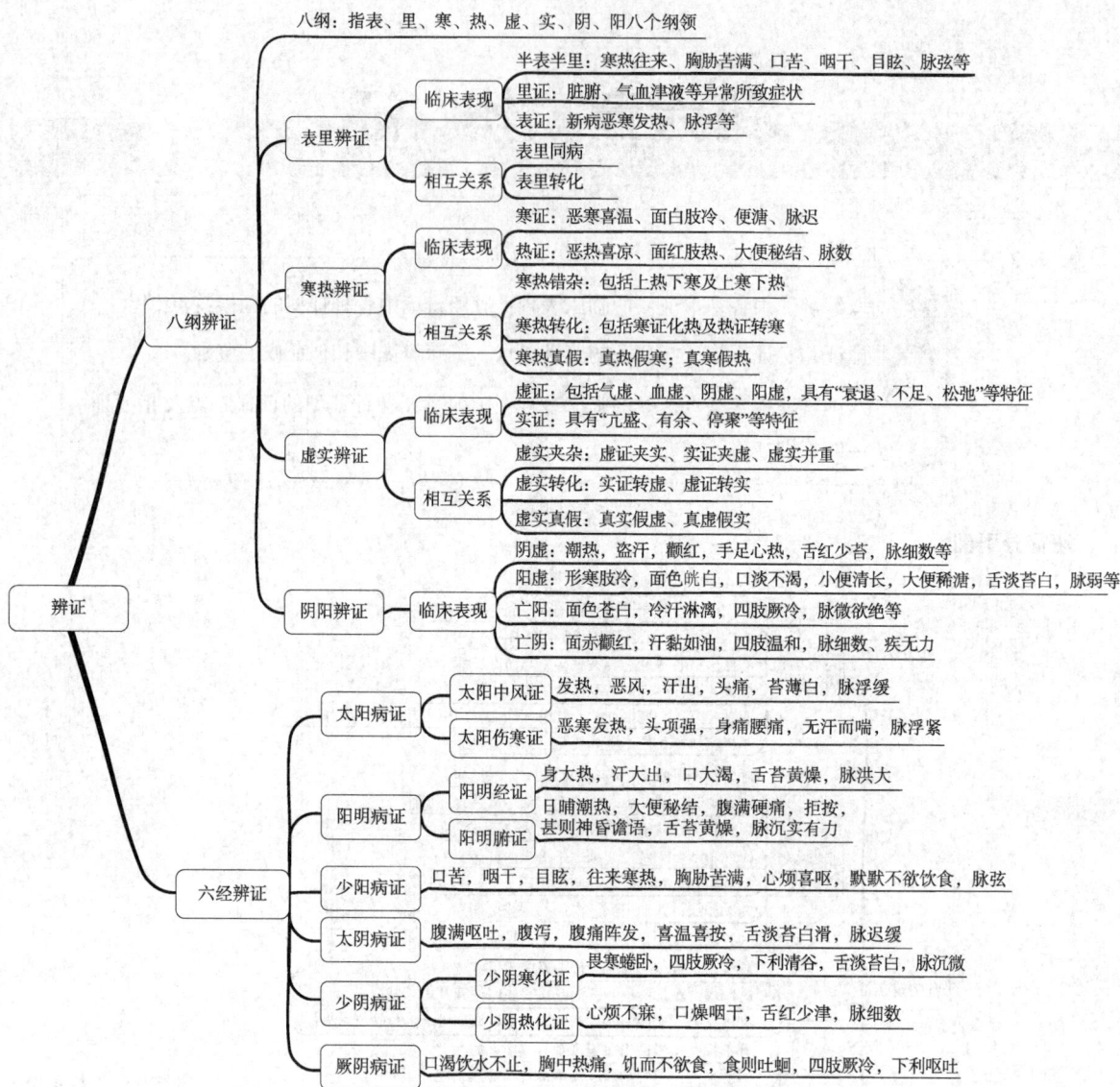

第一节　八纲辨证

八纲，指表、里、寒、热、虚、实、阴、阳八个纲领。八纲辨证，指对四诊所获得的病情资料进行分析综合，以概括疾病现阶段病变的类型、部位、性质以及邪正斗争的盛衰等方面情况，从而归纳为阴证、阳证、表证、里证、寒证、热证、虚证、实证八类基本证候。

一、表里辨证

表里辨证是辨别病变部位、病变轻重和病势趋向的一种辨证方法。病在皮毛、肌腠，部位浅在者属表证，病在脏腑、血脉、骨髓，部位深者属里证。表里辨证适用于外感病。

（一）表证、里证的临床表现

证候	临床表现	辨证要点
表证	发热恶寒（或恶风）、头身痛、舌淡红苔薄白、脉浮，兼见鼻塞、流涕、喷嚏、咽喉痒痛、咳嗽等症	新病恶寒发热、脉浮等
里证	里证的范围极广泛，凡不属于表证及半表半里证，一般都属里证的范畴，因此其表现多种多样	脏腑、气血津液等异常所致症状
半表半里	寒热往来，心烦喜呕，胸胁苦满，默默不欲饮食，口苦，咽干，目眩，脉弦	寒热往来、胸胁苦满、口苦、咽干、目眩、脉弦等

（二）表证和里证的关系

1. 表里同病

表证和里证同一时期出现。常见有表寒里热、表热里寒、表虚里实、表实里虚等。

2. 表里转化

邪气的表里出入，主要取决于正邪双方斗争的情况。

表证入里：如在外感病的初期，表现为恶寒发热、头身疼痛、无汗、苔薄白、脉浮紧等表寒证。如果表邪不解，内传于脏腑，出现高热、口渴、舌苔黄、脉洪大等症状，即是表邪入里。

里证出表：某些里证在治疗及时、护理得当时，机体抵抗力增强，驱邪外出，从而表现出病邪向外透达的症状或体征。如麻疹患儿表现发热、喘咳、烦躁等症，通过恰当调治后，使麻毒外透，疹子发出而烦热、喘咳等减轻消退。

二、寒热辨证

寒热辨证是辨别病情性质的两个纲领。

（一）寒证、热证的临床表现

（二）寒证和热证的关系

1. 寒热错杂

包括上热下寒及上寒下热。

（1）上热下寒　如患者同时存在上焦有热与脾胃虚寒，则既有胸中烦热、咽痛口干、频欲呕吐等上热的表现，又可兼见腹痛喜暖，大便稀薄等下寒的症状。

（2）上寒下热　如患者同时存在脾胃虚寒与膀胱湿热，则既有胃脘冷痛，呕吐清涎等上寒的表现，又可兼见尿频，尿痛，小便短等下热的症状。

鉴别点	寒证	热证
寒热喜恶	恶寒喜温	恶热喜凉
口　渴	不渴	渴喜冷饮
面　色	白	红
四　肢	冷	热
大　便	稀溏	秘结
小　便	清长	短赤
舌　象	舌淡、苔白润	舌红、苔黄燥
脉　象	迟或紧	数

2. 寒热转化

包括寒证化热及热证转寒。

（1）寒证化热　是指原为寒证，后出现热证，而寒证随之消失。如寒湿痹病的患者，初起表现为关节冷痛、重着、麻木等，病程日久，或过服温燥药物，而变成患处红肿灼痛等，则是寒证转化为热证。

（2）热证转寒　是指原为热证，后出现寒证，而热证随之消失。如某些温热病，表现有高热烦渴、舌红脉数等。如治疗不及时，骤然出现冷汗淋漓、四肢厥冷、面色苍白、脉微欲绝等症，则是由热证转化为寒证

（亡阳证）了。

3. 寒热真假

当某些疾病发展到严重或后期阶段时，可表现出一些与疾病本质不一致，甚至相反的"假象"。

（1）真热假寒　即阳盛格阴，是指疾病的本质为热证，却出现某些"寒象"的表现，又称"热极似寒"。如里热炽盛之人，表现为胸腹灼热、神昏谵语、口臭息粗、舌红苔黄而干、脉有力等里热证症状，有时会伴随出现四肢厥冷、脉迟等"寒象"表现。

（2）真寒假热　即阴盛格阳，真寒假热是指疾病的本质为寒证，却出现某些"热象"的表现，又称"寒极似热"。如阳气虚衰，阴寒内盛之人，表现有四肢厥冷、小便色清、便质不燥、甚至下利清谷、舌淡苔白、脉来无力等里虚寒证症状，还可出现自觉发热、面色发红、神志躁扰不宁、脉浮大或数等"热象"表现。

三、虚实辨证

虚实辨证：辨别正气强弱和邪气盛衰的两个纲领。

（一）虚证、实证的临床表现。

证候		临床表现	辨证要点
虚证	气虚	面色无华，少气懒言，语声低微，疲倦乏力，自汗，动则诸症加重，舌淡，脉虚弱	具有"衰退、不足、松弛"等特征
	血虚	面色苍白或萎黄无华，唇色淡白，头晕眼花，心悸失眠，手足麻木，妇人月经量少、延期或经闭，舌质淡，脉细无力等	
	阴虚	午后潮热，盗汗，颧红，咽干，手足心热，小便短黄，舌红少苔，脉细数等	
	阳虚	形寒肢冷，面色㿠白，神疲乏力，自汗，口淡不渴，小便清长，大便稀溏，舌淡苔白，脉弱等	
实证		临床表现症状多样，主要有：发热，腹胀痛拒按，胸闷烦躁，甚或神昏谵语，呼吸气粗，痰涎壅盛，大便秘结，小便不利，脉实有力，舌苔厚腻等	具有"亢盛、有余、停聚"等特征

（二）虚证、实证的鉴别要点

鉴别点	虚证	实证
病　　程	较长（久病）	较短（新病）
体　　质	虚弱	壮实
精　　神	萎靡	亢奋
声　　息	声低息微	声高气粗
疼　　痛	喜按	拒按
胸腹胀满	按之不痛，胀满时减	按之疼痛，胀满不减
发　　热	低热	高热
恶　　寒	畏寒，得衣近火则减	恶寒，添衣加被不减
舌　　象	舌质娇嫩，苔少或无	舌质苍老，苔厚腻
脉　　象	无力	有力

（三）虚证和实证的关系

1. 虚实夹杂

分虚证夹实、实证夹虚、虚实并重。

（1）虚证夹实：先有正气不足，无力祛除病邪，以致病邪积聚，或复感外邪，又同时出现实证。特点是虚证为主，实邪为次。

（2）实证夹虚：因实证邪气太盛，损伤正气，而致正气虚损，同时出现虚证。特点是实证为主，正虚为次。

（3）虚实并重：实证日久，正气大伤，或虚证又感受较重邪气。特点是邪实和正虚都很明显，病情深重。

2. 虚实转化

分实证转虚、虚证转实。

（1）实证转虚：原先表现为实证，病情日久，或失治误治，正气伤而不足以御邪，后来表现为虚证。

（2）虚证转实：正气不足，脏腑功能衰退，或气机运化迟钝，以致气血阻滞，病理产物蓄积，邪实上升为矛盾的主要方面，而表现为以实为主的证候。

3. 虚实真假

分真实假虚、真虚假实。

（1）真实假虚：真实假虚是指疾病的本质为实证，却出现某些"虚赢"的现象，即所谓"大实有赢状"。

（2）真虚假实：真虚假实是指疾病的本质为虚证，反而出现某些"盛实"的现象，即所谓"至虚有盛候"。

四、阴阳辨证

阴阳辨证是概括病证类别的一对纲领。阴阳辨证的内容包括两个方面：一是将阴阳作为八纲的总纲，将病证归类为阴证与阳证，表、热、实证属阳证，里、寒、虚证属阴证；二是特指人体阴液与阳气不足或衰竭所导致的阴虚证与阳虚证、亡阴证与亡阳证。

（一）阴证、阳证的临床表现。

1. 阴虚证和阳虚证（见虚证辨证）

2. 亡阳证和亡阴证

鉴别点	亡阳证	亡阴证
汗液	稀冷如水、味淡	黏热如油、味咸
寒热	身冷畏寒	身热恶热
四肢	厥逆	温和
面色	苍白	面赤颧红
气息	微弱	息粗
口渴	不渴或欲饮热	口渴饮冷
唇舌象	唇舌淡白、苔白润	唇舌干红
脉象	脉微欲绝	细数、疾无力

第二节　脏腑辨证

脏腑辨证，是在认识脏腑生理功能、病理特点的基础上，将四诊所收集的症状、体征及有关病情资料，进行综合分析，从而推断疾病所在的脏腑病位及其具体病理性质的一种辨证方法。

一、心与小肠病辨证

1. 心气虚证、心阳虚证和心阳暴脱证

证候	共同表现	不同表现	辨证要点
心气虚证	心悸怔忡，胸闷气短，活动后加重，自汗	面白无华、体倦乏力、舌质淡、苔白、脉虚	心悸与气虚见症
心阳虚证		形寒肢冷、心胸憋闷、舌淡胖、苔白滑	心悸怔忡、胸闷或心痛与阳虚见症
心阳暴脱证		冷汗淋漓、四肢厥冷、面色苍白、呼吸微弱、口唇青紫、神志模糊或昏迷，脉微欲绝	心胸憋闷疼痛与亡阳见症

2. 心血虚证和心阴虚证

证候	共同表现	不同表现	辨证要点
心血虚	心悸、失眠、多梦、健忘	面色不华、眩晕、唇舌色淡、脉细	心悸健忘、失眠多梦与血虚见症
心阴虚		潮热、盗汗、颧红、五心烦热、口干、舌红少津、脉细数	心悸心烦、失眠多梦与阴虚见症

3. 心火亢盛证

证候	临床表现	辨证要点
心火亢盛	心烦，失眠，面赤口渴，舌红，苔黄，脉数；或见口舌生疮，或吐血衄血，甚则狂躁谵语	神志异常或口舌生疮与实热见症

4. 心脉瘀阻证

证候	共同表现	不同表现
瘀阻心脉	心悸怔忡，心胸憋闷作痛，痛引肩背内臂，时作时止	痛如针刺，舌紫暗或见瘀斑瘀点，脉细涩或结代
痰阻心脉		胸闷特甚，体胖痰多，身重困倦，舌苔白腻，脉沉滑
寒凝心脉		突发剧痛，得温痛减，畏寒肢冷，舌淡苔白，脉沉迟或沉紧
气滞心脉		胀痛，善太息，发作往往与情志因素有关，舌淡红，苔薄白，脉弦

5. 痰蒙神窍证和痰火扰神证

证候	临床表现	辨证要点
痰蒙神窍	神志痴呆，朦胧昏昧，或精神抑郁，表情淡漠，喃喃自语，举止失常；或突然昏仆，不省人事而口吐涎沫，喉中痰鸣；或意识模糊，甚至昏不知人，喉有痰声。面色晦滞，胸闷痰多，苔腻脉滑等	神志异常与痰浊内盛见症
痰火扰神	发热烦躁，面赤口渴，气粗，面红目赤，便秘尿黄，咯痰色黄，或喉间痰鸣，胸闷，心烦不寐，甚则狂越妄动，打人毁物，胡言乱语，哭笑无常，或见神昏谵语，舌红苔黄腻，脉滑数	高热、痰盛、神昏等；或心烦、失眠、神志狂乱等

6. 小肠实热证和小肠虚寒证

证候	临床表现	辨证要点
小肠实热	心烦失眠，面赤口渴，口舌生疮，小便赤涩，尿道灼痛，尿血，舌红苔黄，脉数	小便赤涩灼痛与心火炽盛见症
小肠虚寒	面色淡白，神疲乏力，畏寒肢冷，口淡不渴，腹痛绵绵或时有隐痛，喜暖喜按，肠鸣泄泻，小便频数不爽或清长，舌淡苔薄白，脉沉细	小便频数不爽或清长与脾阳虚见症

二、肺与大肠病辨证

1. 肺气虚和肺阴虚证

证候	临床表现	辨证要点
肺气虚	咳喘无力，气少不足以息，动则益甚，神疲少气，声音低怯，自汗怕冷，面色㿠白，舌质淡，脉虚弱	咳喘无力、咯痰清稀与气虚见症
肺阴虚	咳嗽无痰、或痰少而黏，甚则痰中带血，口咽干燥，形体消瘦，午后潮热，五心烦热，盗汗，颧红，声音嘶哑，舌红少苔，脉细数	干咳无痰或痰少而黏与阴虚见症

2. 风寒束肺、风热犯肺和燥邪犯肺证

证候	临床表现	辨证要点
风寒束肺	咳嗽，痰稀薄色白，鼻塞流清涕，或恶寒发热，无汗，头身疼痛，舌苔薄白，脉浮紧	咳嗽气喘、痰白而稀与风寒表证见症
风热犯肺	咳嗽，痰稠色黄而不爽，恶风身热，口干咽痛，鼻塞流黄涕，舌尖红，苔薄黄，脉浮数	咳嗽、咯痰黄稠与风热表证见症
燥邪犯肺	干咳无痰，或痰少而黏，不易咳出，唇、舌、咽、鼻、皮肤干燥欠润，或发热恶寒，或胸痛咯血，舌干苔薄而少津，脉浮数或细数	干咳、痰少与干燥少津见症

3. 痰湿阻肺证和痰热壅肺证

证候	临床表现	辨证要点
痰湿阻肺	咳嗽痰多，质黏色白易咯，胸闷，甚则气喘痰鸣，舌淡苔白腻，脉滑	咳嗽痰多、质黏色白易咯、苔白腻等
痰热壅肺	咳嗽，气喘息粗，甚至鼻翼煽动，痰稠色黄或痰中带血，或咳吐脓血腥臭痰，壮热口渴，或胸痛，大便干结，小便黄，舌红苔黄腻，脉滑数	咳喘、痰多与里实热证见症

4. 大肠湿热证、大肠液亏证和大肠结热证

证候	临床表现	辨证要点
大肠湿热	腹痛，泄泻秽浊，或下利赤白脓血，里急后重，肛门灼热，口渴，小便短赤，舌红苔黄腻，脉滑数	腹痛下痢、泄泻与湿热见症
大肠液亏	大便秘结干燥，难于排出，或数日一行，头晕，咽干口臭，舌红少津，苔黄燥，脉细	便秘干燥与津亏失润见症
大肠结热	大便干结，腹部胀满、拒按疼痛，身热口渴，或日晡潮热，尿赤，舌红苔黄而干起芒刺，脉沉实兼滑	大便秘结不通与燥热内结见症

三、脾与胃病辨证

1. 脾气虚、脾阳虚、脾虚气陷、脾不统血证

证候	共同表现	不同表现	辨证要点
脾气虚	腹胀、纳少、食后尤甚、便溏、肢倦、少气懒言、面色萎黄、舌淡苔白，脉弱	或消瘦，或肥胖	食少、腹胀、便溏及气虚见症
脾阳虚		腹部冷痛，喜温喜按，大便稀薄，畏寒肢冷或浮肿尿少，或肢体困重，或带下清稀量多，舌淡胖，苔白滑，脉沉迟无力	腹部冷痛、喜温喜按、腹胀便溏及虚寒见症
脾虚气陷		脘腹坠胀，食后尤甚，或便意频频，肛门重坠，或久泻脱肛，或内脏下垂，或小便浑浊如米泔，头晕目眩	脘腹坠胀、或久泻久痢、或内脏下垂及脾气虚见症
脾不统血		便血，尿血，鼻衄，齿衄，肌衄，妇女月经过多或崩漏	慢性出血表现及脾气虚见症

2. 寒湿困脾证和脾胃湿热证

证候	共同表现	不同表现	辨证要点
寒湿困脾	脘腹痞闷、纳呆呕恶、便溏肢重、面目发黄、苔腻、脉濡。	腹痛喜暖、口黏乏味，便溏清稀，阴黄，或肢体浮肿，小便短少，妇女带下量多清稀，舌淡胖，舌苔白腻，脉濡缓	脘腹痞闷疼痛、呕恶便溏及寒湿内停见症
脾胃湿热		口黏而甜，便溏不爽，小便短黄，阳黄或皮肤发痒，或身热起伏，汗出热不解，舌红苔黄腻，脉濡数	脘腹痞闷、纳呆、呕恶及湿热内蕴见症

3. 胃阴虚证、胃火炽盛证、食滞胃脘证、肝气犯胃证

证候	临床表现	辨证要点
胃阴虚证	胃脘隐痛，饥不欲食，口燥咽干，或脘痞不舒，干呕呃逆，大便干结，舌红少苔乏津，脉细数	胃脘灼痛、饥不欲食及虚热见症
胃火炽盛	胃脘灼痛，吞酸嘈杂，或食入即吐，渴喜冷饮，消谷善饥，或口臭，牙龈肿痛，齿衄，便秘尿黄，舌红苔黄，脉滑数	消谷善饥、胃脘灼痛、牙龈肿痛及实火内炽见症
食滞胃脘	脘腹胀满，甚则胀痛，嗳腐吞酸，或呕吐酸腐食物，吐后胀痛得减，厌食，矢气酸臭，泻下物臭如败卵，舌苔厚腻，脉滑	脘腹胀满或胀痛、嗳腐吞酸、纳呆厌食等
肝气犯胃	胃脘胀满，疼痛连胁，嗳气频作，呃逆呕吐，食少嘈杂吞酸，郁闷不畅，烦躁易怒，舌苔薄黄，脉弦	胃脘胀痛连胁，嗳气呃逆与肝气郁结见症

四、肝与胆病辨证

1. 肝气郁结证、肝火上炎证和肝阳上亢证

证候	共同表现	不同表现	辨证要点
肝气郁结	情志抑郁或易怒，善太息，胸胁或少腹胀痛，或咽部异物感，或胁下癥块；妇女乳房胀痛，月经不调，痛经，苔薄白，脉弦；病情轻重与情志变化关系密切		情志抑郁，胸胁或少腹胀满窜痛、情志抑郁、脉弦等
肝火上炎	眩晕耳鸣，头目胀痛，面红目赤，急躁易怒，失眠多梦	口苦咽干，或胁肋灼痛，耳鸣耳聋，便秘尿黄，或吐血、衄血，舌红苔黄，脉弦数	头晕胀痛、面红目赤、急躁易怒、耳鸣耳聋、及火热炽盛见症
肝阳上亢		头晕目眩，头重脚轻，步履不稳，腰膝酸软，舌红少津，脉弦有力	眩晕、头目胀痛、头重脚轻、腰膝痠软与阴虚阳亢见症

2. 肝血虚证和肝阴虚证

证候	共同表现	不同表现	辨证要点
肝血虚证	头晕目眩，视力减退	面白无华，视物模糊或夜盲，爪甲不荣，肢体麻木，月经量少色淡，甚则闭经，舌淡苔白，脉弦细	头晕目眩、视物模糊或夜盲、妇女月经量少色淡或闭经等与血虚见症
肝阴虚证		耳鸣，胁肋隐痛，两目干涩，烦躁失眠，五心烦热，潮热盗汗，口咽干燥，舌红少津，脉弦细数	头晕眼花、两目干涩、视力减退、或胁肋隐隐灼痛及虚热见症

3. 肝风内动证

证候	共同表现	不同表现	辨证要点
肝阳化风	均有动风特征表现	眩晕欲仆，头摇而痛，项强肢麻，肢体震颤，语言不利，步履不稳，舌红，脉弦细；或见卒倒神昏，口眼歪斜，半身不遂，舌强不语，喉中痰鸣等	眩晕欲仆、舌强语謇、口眼歪斜、半身不遂等
热极生风		高热，烦渴，躁扰不安，抽搐，两目上视，甚则角弓反张，神昏谵语，舌红，苔黄，脉弦数	四肢抽搐、颈项强直、两目上视、角弓反张及邪热炽盛见症
血虚生风		手足震颤，肌肉瞤动，肢体麻木，关节拘急，眩晕耳鸣，面白无华，爪甲不荣，舌淡，苔白，脉细	肢体麻木、手足震颤、肌肉瞤动及血虚见症

4. 肝胆湿热证、寒滞肝脉证和胆郁痰扰证

证候	临床表现	辨证要点
肝胆湿热	胁肋灼热胀痛，口苦纳呆，呕恶腹胀，大便不调，小便短黄，舌质红，苔黄腻，脉弦数。或见身目发黄如橘，发热，或见阴囊湿疹，或带下黄臭，外阴瘙痒等	胁肋胀痛、厌食腹胀、身目发黄、阴部瘙痒及湿热内蕴见症
寒滞肝脉	少腹牵引阴部冷痛，或阴囊收缩引痛，或见巅顶冷痛，遇寒加剧，得温痛减，形寒肢冷，面色青白，舌苔白润，脉沉弦	少腹、阴部、或巅顶冷痛及寒盛见症
胆郁痰扰	胆怯易惊，惊悸不宁，烦躁不安，口苦欲呕，失眠多梦，眩晕耳鸣，胸胁闷胀，舌红苔黄腻，脉弦滑	惊悸、失眠、眩晕、口苦欲呕及痰热见症

五、肾与膀胱病辨证

1. 肾阳虚证、肾气不固证、肾虚水泛证和肾不纳气证

证候	临床表现	辨证要点
肾阳虚证	腰膝酸软，形寒肢冷，腰膝以下尤甚，头晕耳鸣，神疲乏力，阳痿，不孕，尿少，浮肿，或五更泄，舌淡胖，脉沉弱	腰膝痿软、形寒肢冷、性欲减退、全身功能低下与虚寒见症
肾气不固	腰膝酸软，耳鸣耳聋，小便频数清长，或遗尿，或小便失禁，或夜尿频多，或尿后余沥不尽，男子滑精早泄，女子带下清稀，或胎动易滑，舌淡苔白，脉弱	小便频数清长、或滑精早泄、或带下清稀量多、或胎动易滑等与肾虚见症
肾虚水泛	全身水肿、腰以下肿甚，按之凹陷不起，甚则腹部胀满，小便少，腰膝酸软，形寒肢冷，兼见心悸气短，喘咳痰鸣。舌质淡胖，有齿印，舌苔白滑，脉沉弱	全身水肿、腰以下肿甚与肾阳虚见症
肾不纳气	喘促气短，呼多吸少，气不得续，动则喘甚，自汗神疲，声音低怯，腰膝酸软，舌淡苔白，脉沉细无力	喘促气短、呼多吸少、气不得续，动则喘甚与气虚见症

2. 肾阴虚证与肾精不足证

证候	临床表现	辨证要点
肾阴虚证	头晕耳鸣，腰膝痿软，失眠多梦，口燥咽干，形体消瘦，五心烦热，潮热盗汗，男子遗精，女子经少经闭，或见崩漏，舌红苔少而干，脉细数	头晕耳鸣、腰膝痿软、遗精、经少等与虚热见症
肾精不足	小儿发育迟缓，囟门迟闭，身材矮小，骨骼痿软，智力低下，动作迟缓；男子精少不育，女子经闭不孕，性功能低下；成人早衰，发脱齿摇，耳鸣耳聋，健忘恍惚，足痿无力	生长发育迟缓、生殖功能低下、成人早衰等

3. 膀胱湿热证

证候	临床表现	辨证要点
膀胱湿热	尿频，尿急，排尿灼热涩痛，尿黄赤短少，小腹闷胀，或伴有发热腰痛，或尿血，或尿有砂石，舌红，苔黄腻，脉数	尿频、尿急、尿痛与湿热见症

六、脏腑兼证辨证

证型	辨证要点		
	常见症状	舌象	脉象
心肺气虚	心气虚证（心悸怔忡）＋肺气虚证（咳喘少气，胸闷）＋气虚证（神疲自汗，声低懒言）	舌淡苔白	脉细无力
心脾两虚	脾气虚证（纳少、腹胀、便溏）＋心血虚证（心悸怔忡，失眠多梦，头昏健忘）＋气血两虚证	舌淡	脉细弱
心肾不交	心阳亢盛证（心烦、失眠、心悸）＋肾阴虚证（腰酸、耳鸣、梦遗）＋虚热证（五心烦热、潮热盗汗、尿黄便结）	舌红少苔	脉细数
心肾阳虚	心阳虚证（心悸、怔忡）＋肾阳虚证（腰膝酸软，水肿）＋虚寒证（畏寒肢冷）	舌淡紫苔白滑	脉弱
肝脾不调	肝气郁结证（胸胁胀满窜痛）＋脾气虚（纳少腹胀便溏）＋情志抑郁、善太息或急躁易怒	苔白	脉弦或缓
肝胃不和	肝气郁结证（胸胁胀满窜痛）＋胃失和降证（胃脘胀痛，嗳气吞酸）＋情志抑郁、善太息或急躁易怒	苔薄白或薄黄	脉弦
肝火犯肺	肝火炽盛证（胸胁灼痛，急躁易怒）＋肺失清肃证（咳嗽痰黄，或咳血）＋实热证	舌红苔薄黄	脉弦数
肝肾阴虚	肾阴虚证（腰膝酸软，眩晕、耳鸣、遗精）＋肝阴虚证（胁肋隐痛）＋虚热证（五心烦热，潮热盗汗，颧红）	舌红少苔	脉细数
肺脾气虚	肺气虚证（咳喘，咳痰）＋脾气虚证（纳少腹胀便溏）＋气虚证（声低懒言、神疲乏力、面白无华）	舌淡苔白	脉细弱
肺肾阴虚	肺阴虚证（干咳少痰）＋肾阴虚证（腰酸遗精）＋阴虚证（五心烦热，潮热盗汗，颧红）	舌红少苔	脉细数
脾肾阳虚	脾阳虚证（久泻久痢，完谷不化，五更泄）＋肾阳虚证（腰腹冷痛，水肿）＋阳虚证（畏寒肢冷，面色㿠白）	舌淡胖，苔白滑	脉沉迟无力

第三节　卫气营血辨证

卫气营血辨证是清代温病学家叶天士创立的用于温病的一种辨证方法。

卫气营血辨证，是将外感温热病病程发展过程中所表现出的证候，进行分析、归纳、概括为卫、气、营、血四个不同阶段的证候类型，用于说明温热病病位的浅深、病情的轻重以及各阶段的病理变化及其传变规律，为临床治疗提供依据。

一、卫分证

是指温热病的初期阶段，温热邪气初犯肺卫所表现的证候。

【临床表现】发热，微恶风寒，头痛，咳嗽，口微渴，咽喉肿痛，舌边尖红，脉浮数。

二、气分证

是指温热之邪入里，正邪剧争，阳热亢盛所形成的证候。由于邪热侵犯部位不同而有不同表现，可见气分大热证和热结肠道证。

1. 气分大热证

是指邪热炽盛所表现出的证候。

【临床表现】大热，大汗，大渴，喜冷饮，面赤，心烦，舌红苔黄燥，脉洪大。

2. 热结肠道证

是指邪热入腑与糟粕互结，耗伤津液所表现出的证候。

【临床表现】日晡潮热，大便燥结，腹满硬痛，拒按，舌苔黄燥，脉沉实。

三、营分证

为邪热向纵深发展，劫伤营阴，扰乱心神所产生的证候。可见热灼营阴证和热陷心包证。

1. 热灼营阴证

是指温邪入营，灼伤营阴所表现出的证候。

【临床表现】身热夜甚，口干不欲饮，心烦不寐，或见神昏谵语，斑疹隐隐，舌红绛，脉细数。

2. 热陷心包证

是指内陷心包，心神被扰所表现出的证候。

【临床表现】高热，神昏谵语，手足厥冷，舌红绛，脉细数。

四、血分证

为温病的最深层，是温病深重危急阶段。其主要病理特点为动血、动风、伤阴。可见血热妄行证、肝热动风证、血热伤阴证。

1. 血热妄行证

是指血分热炽，灼伤血络所表现出的证候。

【临床表现】临床在营分证的基础上，出现躁扰不安，斑疹透露，吐血，便血，尿血，血色鲜红或深红，舌质深绛，脉细数；常兼见全身壮热、口渴引饮、多汗等气分见证者，为气血两燔证。

2. 肝热动风证

是指血热灼伤肝经，肝风内动所表现出的证候。

【临床表现】发热，心烦，口渴，头痛眩晕，手足抽搐，角弓反张，舌红绛，脉弦数。

3. 血热伤阴证

是指血分热盛，耗伤阴液所表现出的证候。

【临床表现】低热不退，夜热早凉，五心烦热，口燥咽干，神疲，耳聋，舌红少苔，脉细数。

卫气营血辨证鉴别表

证型	病机	临床表现	辨证要点
卫分证	邪郁卫表，肺失宣降；正气抗邪，邪正相争	发热、微恶风寒、头痛、无汗或少汗、咳嗽、口微渴，舌边尖红，脉浮数	发热、微恶风寒、口微渴，舌苔薄白
气分证	邪正剧争，里热蒸津，热炽津伤	壮热、不恶寒反恶热、汗多、渴喜冷饮、尿赤，舌质红，苔黄，脉数有力	壮热、不恶寒、口渴、苔黄
营分证	营热阴伤，扰神窜络	身热夜甚、口干反不甚渴饮、心烦不寐、时有谵语、斑疹隐隐，舌质红绛，苔黄、脉细数	身热夜甚、心烦、谵语、舌红绛
血分证	动血耗血，瘀热内阻	身热、躁扰不安、神昏谵语、吐血、衄血、便血、尿血、斑疹密布，舌质深绛，脉数	斑疹，急性多部位、多窍道出血，舌质深绛

第四节 六经辨证

六经辨证是《伤寒论》辨证论治的纲领，是东汉张仲景所创立，用于对外感伤寒发生发展过程中，所表现出的证候进行分类归纳的一种辨证方法。

六经指太阳、阳明、少阳、太阴、少阴、厥阴而言。六经病是对六经所系之脏腑、经络在外感病过程中病理变化的分类和概括。其中，三阳病是以六腑病变为基础，病性以实为主，三阴病是以五脏病变为基础，以虚或虚实夹杂为病性特点。

一、太阳病证

太阳统摄营卫，主一身之表，有抗御外邪侵袭的功能，故称太阳为六经之藩篱。寒邪袭表，多从太阳而入，为外感病的初期阶段。可见太阳中风（表虚）与太阳伤寒（表实）。

1. 太阳中风证

是指风邪袭表，卫气不固所表现出的证候。

【临床表现】发热，恶风，汗出，头痛，苔薄白，脉浮缓。

2. 太阳伤寒证

是指寒邪袭表，卫阳被郁所表现出的证候。

【临床表现】恶寒发热，头项强，身痛腰痛，骨节疼，无汗而喘，脉浮紧。

二、阳明病证

阳明主里主燥，当病邪传入阳明胃肠时多化热化燥，表现出一派阳亢热极的证候，为外感伤寒化热过程中邪热炽盛之阶段。可见阳明经证和阳明腑证。

1. 阳明经证

是指邪客阳明，邪热弥漫全身所表现出的证候。

【临床表现】面赤心烦，身大热，汗大出，口大渴，舌苔黄燥，脉洪大。

2. 阳明腑证

是指邪热传入阳明之腑，热邪与肠中糟粕相结，致使腑气通降不利所表现出的证候。

【临床表现】身热，日晡潮热，汗出连绵，大便秘结，腹满硬痛，拒按，烦躁，甚则神昏谵语，舌苔黄燥或焦黄起芒刺，脉沉实有力。

三、少阳病证

少阳病，是病邪已离太阳之表，尚未进入阳明之里的阶段，病邪客于半表半里之间。足少阳经属胆，胆居六腑之首，与肝脏相表里，其主半表半里，故临床称"半表半里证"

【临床表现】口苦，咽干，目眩，往来寒热，胸胁苦满，心烦喜呕，默默不欲饮食，脉弦。

四、太阴病证

太阴病证，为脾阳虚、寒湿内盛的里虚寒证。其形成有两个因素：一为阳经传变而来，多由三阳病失治、误治，以致里虚而邪传太阴；二为素体脾胃虚弱，寒邪直中于太阴，引起虚寒下利及脾阳虚等证候。

【临床表现】腹满呕吐，食欲不振，腹泻，腹痛阵发，喜温喜按，口不渴，舌淡苔白滑，脉迟缓。

五、少阴病证

少阴病证，是指心肾机能衰退的病变，无论其来自传变，或因体质素虚而外邪直中，皆为疾病的严重阶段。其病变以阳虚里寒为主，有寒化、热化两个证型。

1. 少阴寒化证

是指病邪从阴化寒，阴盛阳衰所表现出的证候。

【临床表现】畏寒蜷卧，四肢厥冷，下利清谷，舌淡苔白，脉沉微。

2. 少阴热化证

是指病邪从阳化热，阴虚而阳亢所表现出的证候。

【临床表现】心烦不寐，口燥咽干，舌红少津，脉细数。

六．厥阴病证

厥阴病证，是六经病证的最后阶段，因此阶段正气和病邪在做最后抗争，故病变表现极其错综复杂。若阳气由虚衰而转复，则示病势好转；若阴寒盛极而阳气不续，则示病势重危；若阴寒虽盛而阳气尚能与之抗争，则病势多表现为寒热错杂的证候。

1. 寒热错杂证

乃由正邪交争，阴阳失调形成的上热下寒、胃热肠寒的证候。

【临床表现】口渴饮水不止，气上冲心，胸中热痛，饥而不欲食，食则吐蛔，四肢厥冷，下利呕吐。

2. 厥热胜复证

为厥阴病发展过程中阴阳消长的外在表现。

【临床表现】四肢厥冷与全身发热交替而作。

病例分析1

患者，男，20 岁。昨日着凉后出现咳嗽频剧，咳声嘶哑，喉燥咽痛，咯痰不爽，痰黏稠色黄，咳时汗出，伴鼻流黄涕，口渴，头痛，身楚，恶风，身热，查体：舌苔薄黄，脉浮数。

思考：

1. 运用八纲辨证，该病属于何证？

2. 运用脏腑辨证，该病属于何种证型？

解析：

1. 患者有着凉外感史，又有恶风，身热、流涕、头痛、身楚、脉浮等表现，因此属表证；患者汗出、咽痛、咯痰不爽，痰黏稠色黄、鼻流黄涕，口渴，舌苔薄黄，脉浮数，属热证。患者外感实邪，且无气血阴阳亏虚表现，其证应属实。因此，从八纲辨证角度，患者的证候为表热实证，属于阳证。

2. 患者以咳嗽、咳痰为主要表现，表明病变在肺，同时，兼有恶风，身热、痰黏稠色黄，鼻流黄涕、头痛、舌苔薄黄，脉浮数等风热表证的表现，结合脏腑辨证，总体证候属于风热犯肺证。

病例分析2

患者，女，26 岁。右侧少腹部坠痛多年，常于受寒或行经前后发作，热敷后可缓解，并伴有胁胀，头痛，恶心等症状，平素白带量多，口不渴，痛经，小便清长，大便尚可，舌苔白润，脉沉弦。

思考：

运用脏腑辨证，该病属于何种证型？

解析：

足厥阴肝经环阴器，抵少腹，上巅顶。寒邪凝滞肝脉，气血运行不畅，经脉挛急，可致少腹牵引阴部冷痛，女子痛经，或见巅顶冷痛；因此，该患者右侧少腹部坠痛多年，遇寒发作，遇热痛减，且伴有头痛、胁胀、恶心、痛经等证，皆为寒邪凝滞肝脉，气血不畅之象，口不渴，小便清长，舌苔白润，脉沉弦，是寒盛之征。因此，该病证属于寒凝肝脉证。

第七章　防治原则和治疗方法

重点	防病（治未病）和治病的总体原则。
难点	治病求本、扶正祛邪、三因治宜的含义。
考点	防病（治未病）和治病的总体原则。正治与反治、治标与治本、扶正与祛邪、调整阴阳、三因制宜治则的概念及运用。

速览导引图

```
                                                                未病先防
                                              养生与预防
                                                                既病防变
                                                                                正治：寒者热之、热者寒之、虚则补之、实则泻之
                                                            正治与反治
                                                                                反治：热因热用、寒因寒用、塞因塞用、通因通用
                                              治病求本
                                                                                急则治其标
                                                            标本缓急       缓则治其本
                                                                                标本兼治
                                   防治原则
                                                                损其偏盛
                                              调整阴阳
                                                                补其偏衰
                                                                扶正：适于虚证
                                              扶正与祛邪
                                                                祛邪：适用于实证
                                              同病异治与异病同治
                                                                因时制宜
   防治原则和治疗方法                         三因制宜       因地制宜
                                                                因人制宜
                                   汗法：适用于表证
                                   吐法：适用于食积、顽痰、毒物停滞于胃脘或胸膈
                                   下法：适用于实邪内结于胸膈、肠道
                                   和法：适用于少阳证或肝脾不和、胃肠不和等证
                                   治法       温法：适用于里寒症
                                   清法：适用于里热证
                                   补法：适用于各种虚证
                                   消法：适用于积聚癥瘕痞块等实证
```

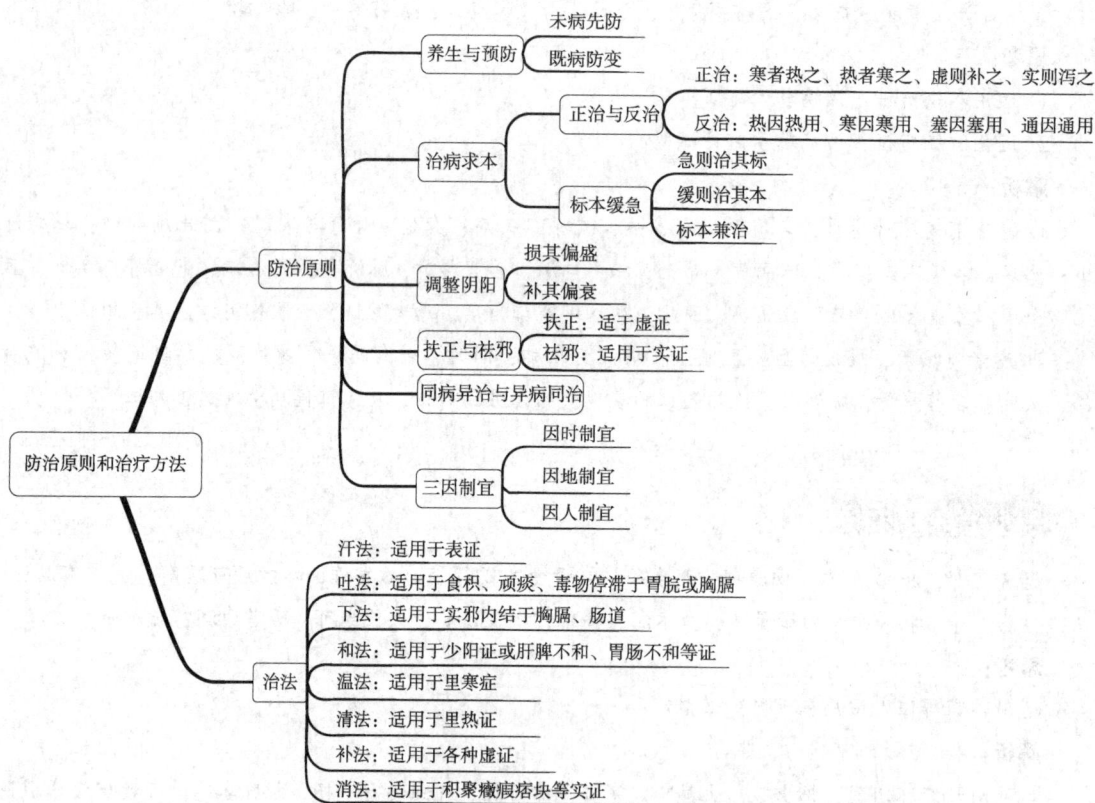

第一节　防治原则

一、养生与预防

预防，就是采取一定的措施，防止疾病的发生与发展，传统称为"治未病"。中医学历来重视预防，早

在《内经》就提出"治未病"的预防思想。孙思邈在《千金要方·论诊候》中提出："古人善为医者，上医医未病之病，中医医欲病之病，下医医已病之病"，将疾病分为未病、欲病、已病三类，这是中医学最早的三级预防概念，亦与现代预防医学的三级预防思想甚为相合。治未病，包括未病先防和既病防变两个方面。

（一）未病先防

是指在疾病未发生之前，充分调动人体的主观能动性，增强体质，养护正气，提高机体的抗病能力，同时主动适应客观环境，避免病邪侵害，做好各种预防工作。采取的措施包括：

1. 注重调养正气，提高机体的抗邪能力。

包括调摄精神，加强锻炼，饮食起居有节，劳逸适度等，并适当进行药物的预防及人工免疫。

2. 注意防止邪气的侵害

讲究卫生，避免或隔绝污染、毒气等有害物质或因素，防止病邪的侵害。

3. 养生保健。

（二）既病防变

是指如果疾病已经发生，则应早期诊断、早期治疗，防止疾病的发展与传变。采取的措施包括：

1. 早期诊疗

及时治疗目前的脏腑器官所表现出的病证。

2. 先安未受邪之地

根据该病的发展和传变规律阻断疾病的传变途径，有效地达到既病防变的目的。

二、治病求本

治病求本是指在治疗疾病时，必须抓住疾病的根本原因，并针对疾病的根本原因进行治疗。包括正治反治和标本缓急。

（一）正治与反治

1. 正治（逆治）

逆其证候性质而治的一种常用治疗法则，适用于疾病征象与疾病本质一致的病证。具体方法有：寒者热之、热者寒之、虚则补之、实则泻之。

（1）寒者热之：是指寒性病证出现寒象，用温热方药来治疗，即以热药治寒证。

（2）热者寒之：是指热性病证出现热象，用寒凉方药来治疗，即以寒药治热证。

（3）虚则补之：是指虚损性病证出现虚象，用具有补益作用的方药来治疗，即以补益药治虚证。

（4）实则泻之：是指实性病证出现实象，用攻逐邪实的方药来治疗，即以攻邪泻实药治实证。

2. 反治（从治）

是指采用方药或施术的性质顺从疾病的假象而治的一种治疗原则。适用于疾病的征象与其本质不一致，甚至相反的病证。具体方法有：热因热用、寒因寒用、塞因塞用、通因通用。

（1）热因热用：即以热治热，是指用热性药物来治疗具有假热征象的真寒假热证。

（2）寒因寒用：即以寒治寒，是指用寒性药物来治疗具有假寒征象的真热假寒证。

（3）塞因塞用：即以补开塞，是指用补益药物来治疗具有闭塞不通症状的真虚假实证。如血虚经闭、气虚便秘、脾气虚腹胀等。

（4）通因通用：即以通治通，是指用通利的药物来治疗具有通泻症状的真实假虚证。如瘀血性崩漏、热结旁流、食积性腹泻等。

（二）标本缓急

标与本是相对而言的，标本关系常用来概括说明事物的现象与本质，在中医学中常用来概括病变过程中矛盾的主次先后关系。

1. 急则治其标

在某些紧急情况下，首先或主要针对其紧急病证或症状进行治疗的方法。用于标证急重，或后发标病影响先发本病的治疗时。目的是保存生命，利于继续治疗，为治疗创造条件，更好的治本。如二便不通、喘脱、大出血等情况则要治其标。

2. 缓则治其本

在病情不急的情况下，采取针对主病或主因进行治疗的方法。此时着眼于疾病本质的治疗，或直接治疗原发病、宿疾。如慢性病或急性病恢复期，如肺痨咳嗽，热病伤阴等。

3. 标本兼治

在治疗某些标本俱急或标本均不太急时的疾病时，采用治标与治本兼顾的方法。如增水行舟；益气解表。

三、调整阴阳

疾病的发生，从根本上说即是阴阳平衡遭到破坏，出现偏盛偏衰的结果，调整阴阳，补偏救弊，恢复阴阳相对平衡，为临床治疗的根本法则之一。

（一）损其偏盛

又称损其有余，适用于阴阳中任何一方偏盛有余的实证。包括两个方面。

1. 泻其阳盛

适用于"阳胜则热"的实热证，即"热者寒之"。

2. 损其阴盛

适用于"阴胜则寒"的实寒证，即"寒者热之"。

（二）补其偏衰

又称补其不足，适用于阴阳任何一方偏虚的证候，包括三个方面。

1. 阴阳互制之调补阴阳

即滋阴制阳，扶阳抑阴：阴虚则热的虚热证，治宜滋阴以抑阳，即王冰所谓"壮水之主，以制阳光"，《内经》所谓"阳病治阴"。阳虚则寒的虚寒证，治宜扶阳以抑阴，即王冰所谓"益火之源，以消阴翳"，《内经》所谓"阴病治阳"。

2. 阴阳互济之调补阴阳

即阴中求阳，阳中求阴：对于虚热证与虚寒证，可用阴中求阳与阳中求阴的治法。阴中求阳：即补阳时适当佐以补阴药；阳中求阴：即补阴时适当佐以补阳药。

3. 阴阳并补

对于阴阳互损所致的阴阳两虚证，则采用阴阳并补之法治疗。

四、扶正与祛邪

（一）扶正祛邪概念

1. 扶正

是指扶助正气，增强体质，提高机体抗邪能力。适于虚证。益气、养血、滋阴、温阳、填精、补津等，均是扶正治则下确立的具体治疗方法。

2. 祛邪

是指祛除病邪，使邪去正安。适用于实证。发汗、涌吐、攻下、消导、化痰、活血、散寒、清热、祛湿等，均是祛邪治则下确立的具体治疗方法。

（二）扶正祛邪运用

1. 扶正祛邪单独使用

扶正多用补虚的方法，适用于以正虚为主要矛盾，邪气不盛的虚性病证；祛邪多用泻实的方法，适用于以邪实为主要矛盾，正气未衰的实性病证。

2. 扶正祛邪相兼使用

正虚邪实病证，而且扶正不致留邪，祛邪不会伤正者，采用扶正祛邪兼用的方法；但在具体应用时，还应分清是正虚为主，还是邪实为主，酌情有所偏重。

3. 扶正祛邪先后使用

虽邪盛正虚，但正气尚能耐攻，若兼顾扶正反会助邪的病证，采用先祛邪后扶正的方法。正虚邪实，正气过于虚弱，若兼以攻邪，则反而更伤正气者，应采用先扶正后祛邪的方法。

五、同病异治与异病同治

1. 同病异治

指同一种疾病，由于病情的发展和病机的变化，以及邪正消长的差异，机体的反应性不同，治疗上应根据具体情况，运用不同的治法加以治疗。如同为感冒，可有风寒、风热、暑热、气虚等不同，治法亦各有不同。

2. 异病同治

指不同的疾病，在其病情发展过程中会出现相同的病机变化或同一性质的证候，可以采用相同的治法治疗。如久泄脱肛、崩漏、子宫脱垂、胃下垂等几种截然不同的疾病，辨证均符合中气下陷这一证型，则治法皆应以升提中气法进行治疗。

六、三因制宜

因时、因地、因人制宜，是指治疗疾病要根据季节、地区以及人的体质、性别、年龄等不同而制定适宜的治疗方法。

（一）因时制宜

根据不同时间节律变化和不同季节气候特点，考虑治疗用药的一个原则。年节律、月节律、日节律都会对治疗产生影响。如年节律，用寒远寒，用凉远凉、用温远温、用热远热。

（二）因地制宜

是根据不同地区的地理特点，来考虑治疗用药的一个原则。不同地区的地理环境、气候、生活习惯等各不相同，因而人的生理活动和病理变化特点也不尽一致，所以治疗用药应有所差别。

（三）因人制宜

根据病人的年龄、性别、体质等不同特点，来制订适宜的治疗原则，称为"因人制宜"。

1. 年龄

年龄不同，则生理功能、病理反应各异，治宜区别对待。如小儿发病则易寒易热，易虚易实，病情变化较快，治疗小儿疾病，药量宜轻，疗程多宜短，忌用峻剂。

2. 性别

男女性别不同，各有其生理、病理特点，治疗用药亦当有别。

3. 体质

因先天禀赋与后天生活环境的不同，个体体质存在着差异，一方面不同体质有着不同的病邪易感性，另一方面，患病之后，由于机体的体质差异与反应性不同，病证就有寒热虚实之别或"从化"的倾向。因而治法方药也应有所不同：偏阳盛或阴虚之体，当慎用温热之剂；偏阴盛或阳虚之体，则当慎用寒凉之品；体质壮实者，攻伐之药量可稍重；体质偏弱者，则应采用补益之剂。

第二节 治 法

治法，包括治疗大法和具体治法。治疗大法也叫基本治法，它概括了许多具体治法的共性，在临床上具有普遍意义，包括汗、吐、下、和、温、清、补、消"八法"。具体治法是针对具体病证而拟定的治法，属于个性的，各具特定应用范围的治疗方法。以下介绍属于共性的治疗大法，即八法。

一、汗法

1. 概念

汗法，也叫解表法或解肌法，是运用发汗解表的方药，以开泄腠理，调和营卫，逐邪外出，解除表证的一种治疗方法。

2. 适应证

外感六淫之邪所致的表证，以及麻疹初起疹点隐而不透，水肿腰以上肿甚，疮疡初起，痢疾初起而有恶寒发热等表证。

3. 汗法分类

分为辛温发汗（或解表）和辛凉发汗（或解表）两类。

4. 应用注意事项

（1）以汗出邪去为度，发汗太过会耗散津液，损伤正气。

（2）对于表邪已解、麻疹已透、疮疡已溃，以及汗家、吐家、亡血家均不宜用。如必须使用汗法时，则需配伍益气、滋阴、助阳、养血等药物进行治疗。

（3）服药后应避风寒，忌食油腻厚味及辛辣食物。

二、吐法

1. 概念

吐法，也叫催吐法，是利用药物涌吐的性能，引导病邪或有毒物质从口中吐出的一种治疗方法。

2. 适应证

适用于食积停滞胃脘、顽痰留滞胸膈、痰涎阻塞于气道而病邪有上涌之势者，或误食毒物尚在胃脘等病证。此外，有时吐法还可以代替升提法，用于癃闭或妊娠胞阻等病证。

3. 吐法分类

可分为四类：寒药吐法、热药吐法、峻药吐法和缓药吐法。

4. 应用注意事项

（1）吐法是一种急救的方法，用之得当，收效迅速；用之不当，最易伤正气，故必须慎用。

（2）病势危笃、老弱气衰、失血证、喘证、幼儿及孕妇或产后气血虚弱者，均不得用吐法。

（3）一般以一吐为快，不宜反复使用。

（4）吐后宜进稀粥等以自养，禁食辛辣、硬性食物，防止七情刺激，房室劳倦，谨避风寒。

三、下法

1. 概念

下法，也叫泻下法，是运用具有泻下作用的药物通泻大便，攻逐体内实热结滞和积水，以解除实热蕴结的一种治疗方法。

2. 适应证

适用于寒、热、燥、湿等邪内结在胸膈、肠道，以及水结、宿食、蓄血、痰滞、虫积等里实证。

3. 下法分类

有寒下、温下、逐水、润下、通瘀、攻痰、驱虫、攻瘀。

4. 应用注意事项

（1）下法中，特别是峻下逐水剂，极易损伤人体正气，故应用时务须注意以邪去为度。

（2）以邪去为度，不可过量或久用，以防正气受损。

（3）邪在表或半表半里者不可下，阳明病腑未实者不可下。

（4）高龄津枯便秘或素体虚弱、阳气衰微者，以及新产后营血不足而大便难下者，皆不宜用峻下法；妇人行经期、妊娠期及脾胃虚弱者，均应慎用或禁用。

四、和法

1. 概念

和法，也叫和解法，是用和解或疏泄的方药，来达到祛除病邪、调整机体、扶助正气的一种治疗方法。

2. 适应证

适宜于外感病中的往来寒热之少阳证外，凡内伤病的肝胃不和、肠胃不和、肝气郁结的月经不调及肝木乘脾土之痛泻等脏腑不和病证，皆可应用。

3. 和法分类

可分为和而兼汗、和而兼下、和而兼温、和而兼清、和而兼消、和而兼补。

4. 应用注意事项

（1）凡病邪在表，尚未入少阳者，慎用和法。

（2）邪气入里、阳明热盛之实证者，不宜用和法。

（3）症见三阴寒证者，均不宜使用和法。

五、温法

1. 概念

温法，也称祛寒法，是运用温热的方药来祛除寒邪和补益阳气的一种治疗方法。

2. 适应证

适用于里寒证。用于治疗寒邪侵及脏腑，阴寒内盛的实寒证；亦用于阳气虚弱，寒从内生的虚寒证。

3. 温法分类

可分为温中祛寒、温经散寒、回阳救逆等方法。

4. 应用注意事项

（1）温法所用药物，性多燥热，易耗伤阴血。

（2）凡素体阴虚、血虚以及血热妄行的出血证，禁用温法。

（3）内热火炽、夹热下痢、神昏欲绝脱者，禁用温法。

（4）孕妇、产妇，均应慎用或禁用。

六、清法

1. 概念

清法，也叫清热法，是运用寒凉的方药，通过泻火、解毒、凉血等作用，以清除热邪的一种治疗方法。

2. 适应证

本法治疗范围广泛，凡外感热病，无论热在气分、营分、血分，只要表邪已解而里热炽盛者，均可应用。

3. 分类

清热法的运用，根据热病发展阶段的不同和火热所伤脏腑不同，有清热泻火、清热解毒、清营凉血、清泻脏腑等不同用法。

4. 应用注意事项

（1）清热法的方药多具寒凉之性，易损伤脾胃阳气，故一般不宜久用。

（2）凡体质素虚、脾胃虚寒者，表邪未解、阳气被郁而发热者，因气虚或血虚引致虚热证者，皆不宜用清法。

七、补法

1. 概念

补法，也叫补益法。是运用具有补养作用的方药，以益气强筋、补精益血，消除虚弱证候的一种治疗方法。

2. 适应证

适用于各种原因造成的脏腑气血、阴阳虚弱或某一脏腑虚损病证。

3. 分类

一般分为补气、补血、补阴、补阳四大类，还依其病情不同，选用峻补、平补、缓补等治法。

4. 应用注意事项

（1）对"真实假虚"证，应绝对禁补，免犯误补益疾。

（2）对邪实正虚而以邪气盛为主者，亦当慎用，防止造成"闭门留寇"的不良后果。

（3）在采用补剂时，为防止因虚不受补而发生气滞症，故宜在补剂中稍佐理气药。

八、消法

1. 概念

消法，也叫消导法或消散法。是运用消食导滞、行气、化痰、利水等方药，使积滞的实邪逐步消导或消散的一种治疗方法。

2. 适应证

适用于气、血、食、痰、湿（水）所形成的积聚、癥瘕、痞块等病证。

3. 分类

通常可分为五类：消食导滞、行气消瘀、消坚化积、消痰化饮、消水散肿。

4. 应用注意事项

（1）消法虽不比下法峻猛，但用之不当，亦能损伤人体正气。

（2）气滞中满之膨胀及土衰不能制水之肿满；阴虚热病或脾虚而腹胀、便泻、完谷不化，妇人血枯而致月经停闭者，均应禁用消法。

（3）消法乃为祛邪而设，凡正气虚而邪实者，则应在祛邪的同时兼以扶正。

病例分析

同一风寒表证，治宜辛温发汗以解表，而西北地区多用麻黄、桂枝、细辛，东南地区多用荆芥、苏叶、淡豆豉、生姜，湿重地区多用羌活、防风、佩兰等。

思考：

请问上述用药方法体现了中医的何种治疗原则？

解析：

体现了因地制宜的原则。不同地区的地理环境、气候、生活习惯等各不相同，因而人的生理活动和病理变化特点也不尽一致，所以治疗用药应有所差别。西北严寒地区，人们体质较壮，腠理致密，使用辛温解表药量较重，常用麻黄、桂枝；东南温热地区，人们腠理疏松，用辛温解表药量较轻，因此多用荆芥、苏叶等；湿重地区，外感邪气多夹湿，因此解表多用羌活、佩兰等兼化湿的作用解表药，这是地理气候不同之特点在治疗用药上的体现。

下 篇

第一章 中 药

第一节　中药概述

重点	中药的性能：四气、五味、升降浮沉、归经的含义，五味的作用
难点	中药的配伍：七情的含义
考点	四气、五味、升降浮沉、归经的含义，五味的作用，七情的含义，十八反，十九畏

速览导引图

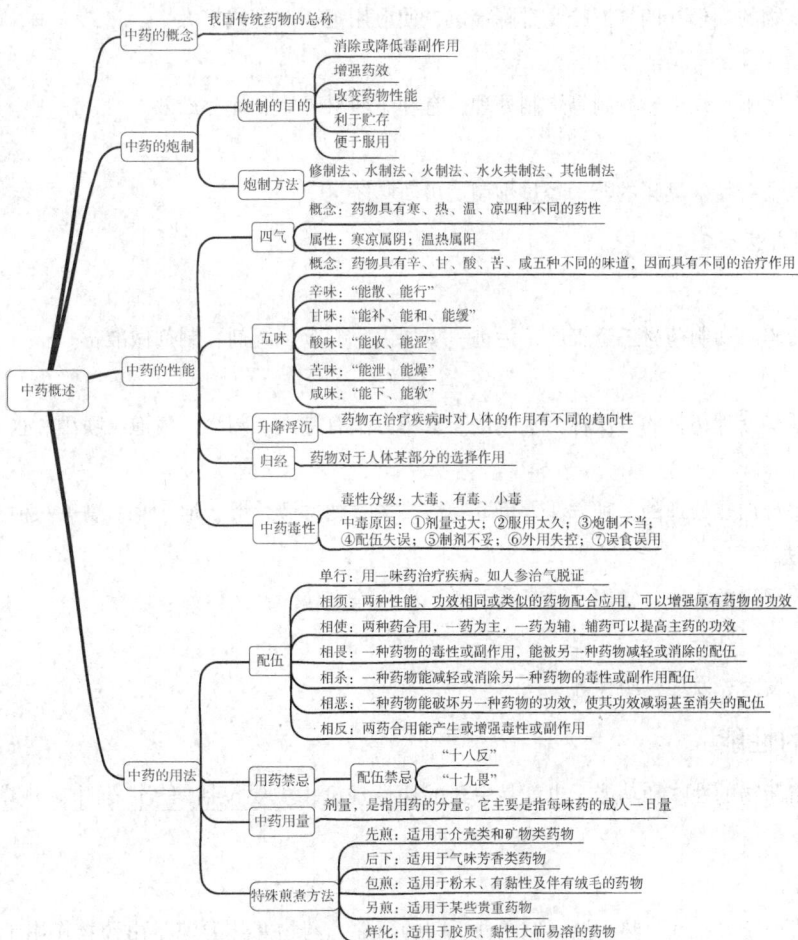

一、中药的概念

中药是我国传统药物的总称。凡是以中医传统理论为指导，进行采收、加工、炮制、制剂，以利于临床应用的药物称为中药。中药主要来源于天然药及其加工品，包括有植物药、动物药、矿物药及部分化学、生物制品类药物。由于中药以植物药居多，故有"诸药以草为本"的说法，又称为"本草"。

二、中药的炮制

（一）定义

炮制是指药物在应用或制成各种剂型前必要的加工处理过程，包括对原药材进行的一般修制整理和部分药物的特殊处理。

（二）炮制的目的

1. 消除或降低毒副作用

对一些毒副作用较强的药物经过加工炮制后，可以明显降低药物毒性及其副作用，更能安全的服务临床。

2. 增强药效

有些药物经过炮制后，可增加有效成分的溶出和含量，使药效增强。

3. 改变药物性能

炮制可影响药物的归经、四气五味及升降浮沉，使应用范围改变或扩大。

4. 利于贮存

药材经晒干、阴干、烘干、炒制等炮制处理，有利于药材贮藏和保存药效。

5. 便于服用

一些动物药以及有特殊臭味的药，经过炮制后可矫味矫臭。

（三）炮制方法

1. 修制法

包括纯净、粉碎、切制药材三道工序，为进一步加工、贮存、调剂、制剂做准备。

2. 水制法

用水或其他辅料处理药材的方法称为水制法。常用方法有漂洗、闷润、浸泡、喷洒、水飞等。

3. 火制法

用火对药物进行加热处理的一种方法。可分为炒、炙、烫、煅、煨、炮、燎、烘等八种方法。

4. 水火共制法

既要用水又要用火的方法。常用方法有蒸、煮、潬、淬、炖。

5. 其他制法

主要有制霜、发酵、发芽、药拌等。

三、中药的性能

中药性能是指药物的性味和功能，也就是中药的药性理论，主要包括四气、五味、升降浮沉、归经、毒性等内容。

（一）四气

又称四性，指药物具有寒、热、温、凉四种不同的药性。药物寒热温凉是由药物作用于人体所产生的不同反应和所获得的不同疗效而总结出来的。

$$寒\atop凉\Big\}-属阴→治疗温热性疾病\qquad热\atop温\Big\}-属阳→治疗寒凉性疾病$$

（二）五味

是指药物具有辛、甘、酸、苦、咸五种不同的味道，因而具有不同的治疗作用。五味的作用如下。

（1）辛味　"能散、能行"，即具有发散、行气、行血的作用，一般来讲，解表药、行气药、活血药多具有辛味。因此辛味药多用治表证及气血阻滞之证。

（2）甘味　"能补、能和、能缓"，即具有补益、和中、调和药性和缓急止痛的作用。一般来讲，滋养补虚、调和药性及制止疼痛的药物多具有甘味。甘味药多用治正气虚弱、身体诸痛及调和药性、中毒解救等几个方面。

（3）酸味　"能收、能涩"，即具有收敛、固涩的作用。一般固表止汗、敛肺止咳、涩肠止泻、固精缩尿、固崩止带的药物多具有酸味。酸味药多用治体虚多汗、肺虚久咳、久泻肠滑、遗精滑精、遗尿尿频、崩带不止等证。

（4）苦味　"能泄、能燥"，即具有通泄、燥湿等作用。一般来讲，清热泻火、下气平喘、降逆止呕、通利大便、清热燥湿、苦温燥湿、泻火存阴的药物多具有苦味。苦味药多用治热证、火证、喘咳、呕恶、便秘、湿证、阴虚火旺等证。

（5）咸味　"能下、能软"，即具有泻下通便、软坚散结的作用。一般来讲，泻下或润下通便及软化坚硬、消散结块的药物多具有咸味。咸味药多用治大便燥结、痰核、瘿瘤、癥瘕痞块等证。

此外，还有"淡"和"涩"味药。淡味："能渗、能利"，即具有渗湿利小便的作用，故有些利水渗湿的药物具有淡味，多用治水肿、脚气、小便不利之证。涩：与酸味药的作用相似，具有收敛、固涩的作用。五行配属，"淡附于甘"，"涩附于酸"。

（三）升降浮沉

是指药物在治疗疾病时对人体的作用有不同的趋向性。即药物对机体有向上、向下、向外、向内四种不同作用趋向。

（1）升　即上升提举，趋向于上；

（2）降　即下达降逆，趋向于下；

（3）浮　即向外发散，趋向于外；

（4）沉　即向内收敛，趋向于内。

升浮药：大多具有升阳，解表，祛风，散寒，催吐，开窍等功效。常用于腹泻、脱肛、表证、痰涎壅盛、宿食及窍闭神昏等证。

沉降药：大多具有清热泻火，泻下通便，降逆止呕，止咳平喘，潜阳熄风、利水渗湿等功效。常用于里热证、实热便秘、呕吐呃逆、喘咳、肝阳上亢、肝风内动、水肿、小便不利等证。

升降沉浮与四气、五味的关系：

	四气	五味	阴阳
升浮药	温、热	辛、甘（淡）	阳
沉降药	寒、凉	酸、苦、咸	阴

（四）归经

指药物主要对某经（脏腑及其经络）或某几经的病变发生明显的作用，而对其他经则作用较小，或没有作用，这种药物对于人体某部分的选择作用叫做归经。中药归经理论是以脏腑经络学说为基础，以药物所治疗的具体病证为依据，经过长期临床实践总结出来的。

各经的引经药：

手太阴肺经——桔梗、升麻、辛夷

手阳明大肠经——白芷、石膏

手少阴心经——细辛、黄连

手太阳小肠经——木通、竹叶

足太阴脾经——升麻、苍术

足阳明胃经——白芷、石膏、葛根

足少阴肾经——肉桂、细辛

足太阳膀胱经——羌活

足厥阴肝经——柴胡、川芎、吴茱萸

足少阳胆经——柴胡、青皮

（五）中药毒性

1. 毒性分级

中毒的严重程度 $\begin{cases} 大毒：中毒症状严重，引起重要脏器损害，甚则死亡。 \\ 有毒：用量过大或用药时间过长会出现严重的中毒症状，引起重要脏器损害，甚则死亡者。 \\ 小毒：中毒症状轻微，一般不损害组织器官，不造成死亡。 \end{cases}$

2. 中毒原因

常见中毒原因有：①剂量过大；②服用太久；③炮制不当；④配伍失误；⑤制剂不妥；⑥外用失控；⑦误食误用。

3. 预防措施

（1）在炮制、制剂、配伍等环节尽量消除毒副作用；

（2）掌握有毒中药种类以及其特殊使用要求、注意事项；

（3）根据病人情况严格控制使用剂量和服药时间；

（4）对可能出现的毒副反应早诊断，早停药，早处理。

四、中药的用法

（一）配伍

指根据不同病情和临床辨证，有选择地将两种及两种以上的药物组合在一起应用叫配伍。单味药的应用和药物的配伍关系概括为中药的"七情"。

1. 单行

用一味药治疗疾病。如人参治气脱证。

2. 相须

两种性能、功效相同或类似的药物配合应用，可以增强原有药物的功效。如麻黄配伍桂枝。

3. 相使

两种药合用，一药为主，一药为辅，辅药可以提高主药的功效。如吴茱萸配伍生姜。

4. 相畏

一种药物的毒性或副作用，能被另一种药物减轻或消除的配伍。如半夏畏生姜。

5. 相杀

一种药物能减轻或消除另一种药物的毒性或副作用的配伍。如绿豆杀巴豆毒。

6. 相恶

一种药物能破坏另一种药物的功效，使其功效减弱甚至消失的配伍。如人参恶莱菔子。

7. 相反

两药合用能产生或增强毒性或副作用。详见"十八反"、"十九畏"。

在以上药物配伍关系中，相须、相使为增强药物疗效的配伍，相畏、相杀为降低药物毒、副作用的配伍，均为用药的重要配伍方法；相恶是降低药物疗效的配伍，应尽量避免；相反是增强或产生药物的毒副作用的配伍，属于用药禁忌。

（二）用药禁忌

包括配伍禁忌、妊娠禁忌、证候禁忌和饮食禁忌四个方面。

1. 配伍禁忌

（1）中药配伍禁忌

十八反

本草明言十八反，半蒌贝蔹及攻乌。
藻戟遂芫俱战草，诸参辛芍叛藜芦。

十九畏

硫黄原是火中精，朴硝一见便相争，
水银莫与砒霜见，狼毒最怕密陀僧，
巴豆性烈最为上，偏与牵牛不顺情，
丁香莫与郁金见，牙硝难合京三棱，
川乌草乌不顺犀，人参最怕五灵脂，
官桂善能调冷气，若逢石脂便相欺，
大凡修合看顺逆，炮爁炙煿莫相依。

（2）中西药联合应用的配伍禁忌

①形成难溶性物质；如四环素族药物和含钙、镁、铁等离子的中药，如石决明、海螵蛸等，可生成难溶性物质，影响药物吸收。

②影响药物的分布与排泄；如含有机酸的乌梅、五味子可影响磺胺类药物的排泄。

③抑制酶的活性；含砷中药如六神丸、牛黄解毒丸等，可使酶类西药如胃蛋白酶、乳酶生等失活。

④酸碱中和；如山楂、山茱萸等酸性中药不能与氨茶碱、碳酸氢钠等碱性药合用。

⑤产生毒性作用；含汞的中药如朱砂安神丸、七厘散等，不能与碘化钾、碘化钠等同服，可反应生成有毒的碘化汞。

⑥拮抗作用；如中药珍珠不能与黄连素同用。

⑦产生酶促反应，加速体内代谢；如含乙醇的中成药不能与苯巴比妥、苯妥英钠等同用，可使后者的半衰期缩短。

⑧产生酶抑反应，增加副作用；如麻黄可增加呋喃唑酮、苯乙肼的副作用。

⑨作用类似，易致中毒。含强心苷的中药如麝香保心丸不宜与西药强心苷合用。

2. 妊娠用药禁忌

妊娠期避免应用对妊娠母体或胎儿具有损害作用，干扰正常妊娠的药物。

　　　慎用：活血破血、攻下通便、行气破滞及辛热滑利之品。如桃仁、大黄等。

　　　禁用：毒性较强或药性猛烈的药物。如巴豆、三棱、莪术等。

3. 证候用药禁忌

由于药物具有寒热温凉和归经等特点，因而一种药物只适用于某种或某几种特定的证候，而对其他证候无效，甚或出现反作用。

4. 服药时的饮食禁忌

又称食忌。

（1）病证食忌：根据病情的性质忌食某些食物，以利于疾病的痊愈。

（2）服药食忌：服药时不宜同吃的某些食物。如常山忌葱；地黄、何首乌忌葱、蒜、萝卜；丹参、茯苓、茯神忌醋；土茯苓、使君子忌茶等。

（三）中药用量

剂量，是指用药的分量。它主要是指每味药的成人一日量。其次指方剂中每味药物之间的比较分量，也称相对剂量。

一般来讲，中药剂量的确定根据如下。

（1）药物性质：剧毒药或作用峻烈的药物，应严格控制剂量。一般花叶皮枝等量轻质松及性味浓厚、作用较强的药物用量宜小；矿物介壳质重沉坠及作用温和的药物用量宜大。

（2）药物配伍：一般汤剂比丸剂、散剂用药量要大，单味药比复方配伍用量重，复方使用中主药比辅药量大。

（3）病人年龄、体制、病情：一般年老、小儿、妇女产后及体质虚弱的病人，都应减少用量。成人及体格强壮之人加重用量。

（4）使用的季节、地域：夏季发汗药、辛温大热之品减量少用；高寒地区、潮湿地带、温燥药用量常大；温热平原，清凉药用量可多。

（四）中药煎服法

（1）煎药用具：砂锅、瓦罐为好，忌用铜、铁器；

（2）煎药用水：现多用自来水等；

（3）煎煮火候：文火：是指使温度上升及水液蒸发缓慢的火候；

武火：是指使温度上升及水液蒸发迅速的火候。

（4）煎煮方法：先将药材浸泡30～60分钟，用水量以高出药面为度。一般中药煎煮两次，第二煎加水量为第一煎的1/3～1/2。两次煎液去渣滤净混合后分2～3次服用。煎煮的火候和时间，要根据药物性能而定。

（5）特殊煎煮方法：

先煎：介壳类和矿物类药物打碎先煎20～30分钟。如龙骨、牡蛎、龟甲等。

后下：气味芳香的药物宜后下，即在其他药物煎沸5～10分钟后放入，以防有效成分挥发。如薄荷、砂仁等。

包煎：粉末或黏性及伴有绒毛的药物宜包煎。如滑石粉、旋覆花等。

另煎：某些贵重药物应单独另煎2～3小时。如人参、羚羊角等。

烊化：胶质、黏性大而易溶的药物，为避免入煎煮焦。如阿胶、鹿角胶等。

病例分析

患者，男，28岁，头晕胀痛3天。3天前因与朋友吵架，情绪激动，出现头晕胀痛，面红目赤，口苦口干，尿黄，便结，舌红，苔黄燥，脉弦数。

思考

本证属于何种证候？中药药性理论对治疗药物有何指导作用？

解析

患者因恼怒出现头晕胀痛，面红目赤，口苦口干，尿黄，便结，舌红，苔黄燥，脉弦数，此为肝火上炎证。本证属热证范畴，按照四气理论，应选用寒凉药；按照五味理论，苦味药能泄能燥，适合本证；本证为火热上炎之证，宜选用沉降药；按照归经理论，应选用归肝经的药物治疗。因此，本证应选用性寒、味苦、性沉降、归肝经的中药治疗。

第二节　中药分类及常用中药

重点	各类中药的共同性味、功效、主治及其代表药，常用中药的功效、主治。
难点	常用中药的功效、主治。
考点	各类中药的共同性味、功效、主治及其代表药；常用中药的功效、主治及特殊的用量用法、使用注意。

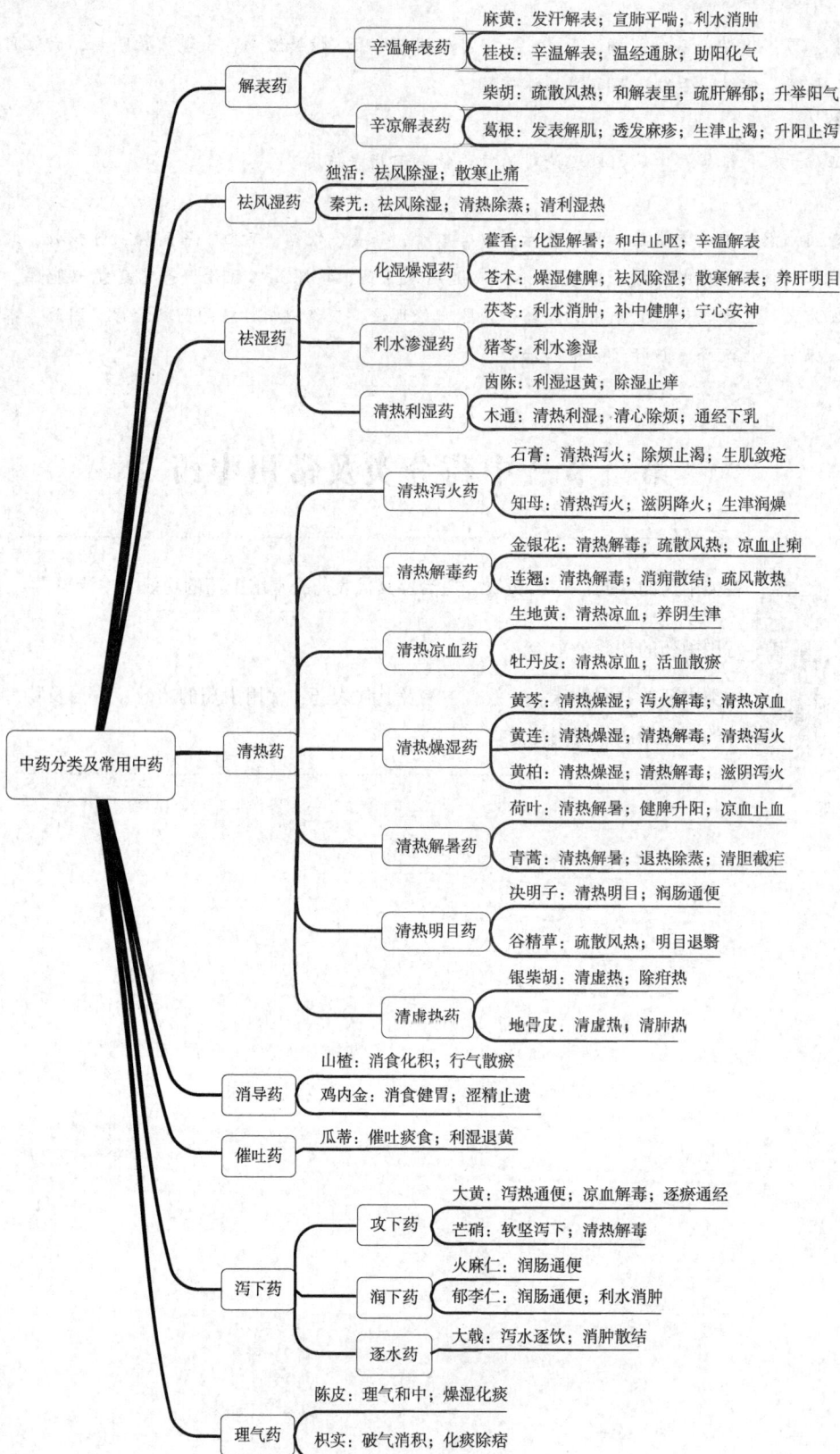

速览导引图

中药分类及常用中药

- 解表药
  - 辛温解表药
    - 麻黄：发汗解表；宣肺平喘；利水消肿
    - 桂枝：辛温解表；温经通脉；助阳化气
  - 辛凉解表药
    - 柴胡：疏散风热；和解表里；疏肝解郁；升举阳气
    - 葛根：发表解肌；透发麻疹；生津止渴；升阳止泻
- 祛风湿药
  - 独活：祛风除湿；散寒止痛
  - 秦艽：祛风除湿；清热除蒸；清利湿热
- 祛湿药
  - 化湿燥湿药
    - 藿香：化湿解暑；和中止呕；辛温解表
    - 苍术：燥湿健脾；祛风除湿；散寒解表；养肝明目
  - 利水渗湿药
    - 茯苓：利水消肿；补中健脾；宁心安神
    - 猪苓：利水渗湿
  - 清热利湿药
    - 茵陈：利湿退黄；除湿止痒
    - 木通：清热利湿；清心除烦；通经下乳
- 清热药
  - 清热泻火药
    - 石膏：清热泻火；除烦止渴；生肌敛疮
    - 知母：清热泻火；滋阴降火；生津润燥
  - 清热解毒药
    - 金银花：清热解毒；疏散风热；凉血止痢
    - 连翘：清热解毒；消痈散结；疏风散热
  - 清热凉血药
    - 生地黄：清热凉血；养阴生津
    - 牡丹皮：清热凉血；活血散瘀
  - 清热燥湿药
    - 黄芩：清热燥湿；泻火解毒；清热凉血
    - 黄连：清热燥湿；清热解毒；清热泻火
    - 黄柏：清热燥湿；清热解毒；滋阴泻火
  - 清热解暑药
    - 荷叶：清热解暑；健脾升阳；凉血止血
    - 青蒿：清热解暑；退热除蒸；清胆截疟
  - 清热明目药
    - 决明子：清热明目；润肠通便
    - 谷精草：疏散风热；明目退翳
  - 清虚热药
    - 银柴胡：清虚热；除疳热
    - 地骨皮．清虚热；清肺热
- 消导药
  - 山楂：消食化积；行气散瘀
  - 鸡内金：消食健胃；涩精止遗
- 催吐药
  - 瓜蒂：催吐痰食；利湿退黄
- 泻下药
  - 攻下药
    - 大黄：泻热通便；凉血解毒；逐瘀通经
    - 芒硝：软坚泻下；清热解毒
  - 润下药
    - 火麻仁：润肠通便
    - 郁李仁：润肠通便；利水消肿
  - 逐水药
    - 大戟：泻水逐饮；消肿散结
- 理气药
  - 陈皮：理气和中；燥湿化痰
  - 枳实：破气消积；化痰除痞

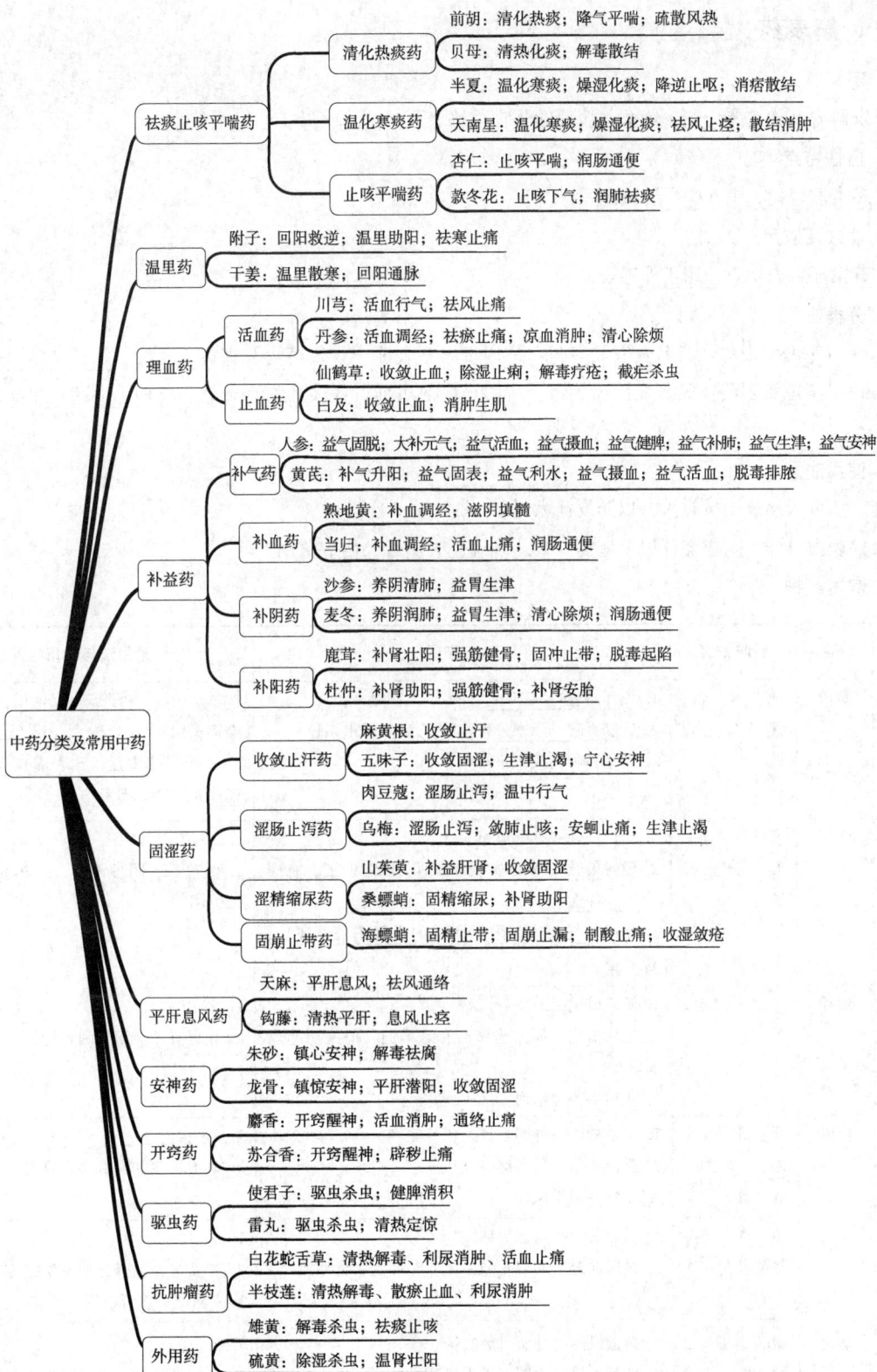

前胡：清化热痰；降气平喘；疏散风热

贝母：清热化痰；解毒散结

半夏：温化寒痰；燥湿化痰；降逆止呕；消痞散结

天南星：温化寒痰；燥湿化痰；祛风止痉；散结消肿

杏仁：止咳平喘；润肠通便

款冬花：止咳下气；润肺祛痰

清化热痰药／温化寒痰药／止咳平喘药 —— 祛痰止咳平喘药

附子：回阳救逆；温里助阳；祛寒止痛

干姜：温里散寒；回阳通脉

温里药

川芎：活血行气；祛风止痛

丹参：活血调经；祛瘀止痛；凉血消肿；清心除烦

仙鹤草：收敛止血；除湿止痢；解毒疗疮；截疟杀虫

白及：收敛止血；消肿生肌

活血药／止血药 —— 理血药

人参：益气固脱；大补元气；益气活血；益气摄血；益气健脾；益气补肺；益气生津；益气安神

黄芪：补气升阳；益气固表；益气利水；益气摄血；益气活血；脱毒排脓

熟地黄：补血调经；滋阴填髓

当归：补血调经；活血止痛；润肠通便

沙参：养阴清肺；益胃生津

麦冬：养阴润肺；益胃生津；清心除烦；润肠通便

鹿茸：补肾壮阳；强筋健骨；固冲止带；脱毒起陷

杜仲：补肾助阳；强筋健骨；补肾安胎

补气药／补血药／补阴药／补阳药 —— 补益药

麻黄根：收敛止汗

五味子：收敛固涩；生津止渴；宁心安神

肉豆蔻：涩肠止泻；温中行气

乌梅：涩肠止泻；敛肺止咳；安蛔止痛；生津止渴

山茱萸：补益肝肾；收敛固涩

桑螵蛸：固精缩尿；补肾助阳

海螵蛸：固精止带；固崩止漏；制酸止痛；收湿敛疮

收敛止汗药／涩肠止泻药／涩精缩尿药／固崩止带药 —— 固涩药

中药分类及常用中药

天麻：平肝息风；祛风通络

钩藤：清热平肝；息风止痉

平肝息风药

朱砂：镇心安神；解毒祛腐

龙骨：镇惊安神；平肝潜阳；收敛固涩

安神药

麝香：开窍醒神；活血消肿；通络止痛

苏合香：开窍醒神；辟秽止痛

开窍药

使君子：驱虫杀虫；健脾消积

雷丸：驱虫杀虫；清热定惊

驱虫药

白花蛇舌草：清热解毒、利尿消肿、活血止痛

半枝莲：清热解毒、散瘀止血、利尿消肿

抗肿瘤药

雄黄：解毒杀虫；祛痰止咳

硫黄：除湿杀虫；温肾壮阳

外用药

一、解表药

1. 定义

以发散表邪为主要作用，能解除表证的药物称解表药。

2. 药性特点

大多辛散轻扬，主入肺、膀胱经。

3. 功效及应用

具有发汗解表功效，用于外感表证。

4. 分类

解表药— 辛温解表药：又名发散风寒药，适用于风寒表证。代表药物有麻黄、桂枝、荆芥、防风等。
辛凉解表药：又名发散风热药，适用于风热表证。代表药物有柴胡、葛根、薄荷、牛蒡子、菊花等。

5. 使用注意

（1）不可久用或用量过大，以防发汗太过；

（2）表虚自汗、阴虚盗汗以及疮疡日久、淋病、失血者，均应慎用。

6. 常用药物

分类	药名	性味归经	功效应用	用量用法与使用注意
辛温解表药	麻黄	辛、微苦，温。肺、膀胱	1. 发汗解表—风寒表实证 2. 宣肺平喘—风寒外束，肺气壅遏咳喘实证 3. 利水消肿—风水水肿	1. 3～10g，发汗解表宜生用，止咳平喘多炙用 2. 发汗宣肺力强，凡表虚自汗、阴虚盗汗及肺肾虚喘者均当慎用
	桂枝	辛、甘，温。心、肺、膀胱	1. 辛温解表—外感风寒表证 2. 温经通脉—寒凝血滞的胸痹、风湿痹证，脘腹冷痛，痛经等 3. 助阳化气—脾肾阳虚所致的水湿内停、痰饮、蓄水证	1. 3～10g 2. 温热病、阴虚阳盛，血热妄行、孕妇慎用
	荆芥	辛，微温。肺、肝	1. 解表散风—外感表证 2. 透疹消疮—风疹瘙痒，麻疹不透，疮疡初起兼有表证 3. 止血—各种出血	1. 6～10g 2. 止血宜炒炭用。荆芥穗长于祛风
	防风	辛、甘，微温。膀胱、肝、脾	1. 解表祛风—外感表证，风疹瘙痒 2. 胜湿止痛—风湿痹痛 3. 止痉—破伤风证	1. 3～10g 2. 血虚发痉及阴虚火旺慎用
	羌活	辛、苦，温。膀胱、肾	1. 散寒解表—风寒表证 2. 祛风除湿，通痹止痛—风寒湿痹，肩背疼痛	1. 3～10g 2. 本品辛香温燥之性较烈，故阴亏血虚、阴虚头痛者慎用
辛凉解表药	柴胡	微苦、微辛，微寒。肝、胆、脾、胃、三焦	1. 疏散风热—外感风热表证 2. 和解表里—少阳半表半里证 3. 疏肝解郁—肝气郁结证 4. 升举阳气—气虚下陷所致久泻脱肛，子宫下垂，肾下垂等	1. 3～10g 2. 凡气逆不降、肝阳上升者慎用

分类	药名	性味归经	功效应用	用量用法与使用注意
辛凉解表药	葛根	甘、辛，凉。脾、胃	1. 发表解肌—外感表征，风寒、风热均可 2. 透发麻疹—麻疹初期或透发不畅 3. 生津止渴—热病烦渴，内热消渴 4. 升阳止泻—脾虚久泻	1. 6~15g 2. 解肌退热、透疹、生津宜生用，升阳止泻宜煨用
	薄荷	辛，凉。肺、肝	1. 发散风热—风热外感 2. 清利头目—头痛眩晕，目赤多泪 3. 利咽透疹—咽喉肿痛，风疹瘙痒，麻疹不透 4. 疏肝理气—肝气郁滞，胸闷胁痛	1. 3~10g；入汤剂宜后下 2. 本品芳香辛散，阴虚血燥、肝阳上亢慎用
	牛蒡子	辛、苦，寒。肺、胃	1. 发散风热—风热外感 2. 宣肺透疹—肺热咳嗽，麻疹不透 3. 解毒利咽—痈肿疮毒，咽喉肿痛	1. 6~12g 2. 热毒壅盛兼大便秘结尤宜
	菊花	甘、苦，微寒。肺、肝	1. 发散风热—风热外感 2. 平肝明目—肝阳上亢，目赤昏花，目赤肿痛 3. 清热解毒—疮痈肿毒	1. 6~10g 2. 外感风热多用黄菊花，清热明目和平肝多用白菊花，疮痈肿毒用野菊花

二、祛风湿药

1. 定义

以祛除风寒湿邪，治疗风湿痹证为主要作用的一类中药。

2. 药性特点

大多辛散祛风、苦燥除湿、性温散寒。

3. 功效及应用

具有祛风散寒除湿、舒筋通络、通痹止痛等作用。

4. 使用注意

大多辛散温燥，阴虚血亏患者慎用。

5. 常用药物

药名	性味归经	功效应用	用量用法与使用注意
独活	辛、苦，微温，肾、膀胱	1. 祛风除湿—风寒痹证 2. 散寒止痛—外感风寒夹湿证	1. 3~10g 2. 阴虚及气血不足者慎用
秦艽	苦、辛，微寒，胃、肝、胆	1. 祛风除湿—风寒痹证 2. 清热除蒸—阴虚内热证 3. 清利湿热—湿热黄疸	3~10g
威灵仙	辛、咸，温。膀胱	1. 祛风除湿—风湿痹证 2. 通络止痛—跌打损伤，瘀滞疼痛 3. 软坚消鲠—骨鲠噎喉	1. 3~10g 2. 本品辛散走窜，气血虚弱者慎服
五加皮	辛、苦，温。肝、肾	1. 祛风湿—风湿痹证 2. 补肝肾，强筋骨—肝肾不足，筋骨痿软 3. 利水消肿—水肿，小便不利	1. 5~15g 2. 阴虚火旺慎用

续表

药名	性味归经	功效应用	用量用法与使用注意
桑寄生	苦、甘，平。肝、肾	1. 祛风湿—风湿痹证 2. 补肝肾，强筋骨—肝肾不足，筋骨痿软 3. 养血安胎—崩漏胎漏，胎动不安	1. 5～15g 2. 本品有扩血管，降血压，降血脂作用
防己	苦、辛，寒。膀胱、肺、脾，小毒	1. 祛风止痛—风湿热痹证 2. 利水消肿—风水，水肿尿少 3. 清利湿热—膀胱湿热小便不利	1. 6～10g 2. 木防己含马兜铃酸，有毒

三、祛湿药

1. 定义

凡具有祛湿功效，能治疗水湿停聚的药物称解表药。

2. 分类

祛湿药—{ 化湿燥湿药：又名芳香化湿药，适用于湿阻中焦所致病证。
利水渗湿药：又名淡渗利湿药，适用于水湿停聚证。
清热利湿药：适用于湿热证。

3. 使用注意

(1) 化湿燥湿药多含有挥发油，不宜久煎。

(2) 利水渗湿药极易伤阴耗液，阴虚津亏者慎用。

4. 常用药物

分类	药名	性味归经	功效应用	用量用法与使用注意
化湿燥湿药	藿香	辛，微温。脾、胃、肺	1. 化湿解暑—夏季伤暑所致暑湿证 2. 和中止呕—湿阻中焦证 3. 辛温解表—夏月外感风寒	1. 3～10g，鲜品加倍 2. 阴虚内热、舌绛无苔及胃热呕恶者忌用
	苍术	辛、苦，温。脾、胃、肝	1. 燥湿健脾—中焦湿滞证 2. 祛风除湿—风湿痹证 3. 散寒解表—外感风寒头痛 4. 养肝明目—用治青盲、夜盲等	1. 3～10g 2. 阴虚内热、大便燥结、表虚多汗者忌用
	佩兰	辛，平。脾、胃、肺	1. 化湿和中—湿阻中焦，脘痞呕恶 2. 解暑发表—暑湿证或湿温初起	1. 3～10g 2. 善治脾湿口腻、口臭等
	砂仁	辛，温。脾、胃、肾	1. 化湿开胃—湿阻中焦，脾胃不和 2. 温中止泻—虚寒吐泻，心腹冷痛 3. 理气安胎—妊娠恶阻，胎动不安	1. 3～6g 2. 入汤剂宜后下
	厚朴	苦、辛，温。脾、胃、肺、大肠	1. 燥湿消痰—湿阻中焦，呕恶食少 2. 行气除满—脾胃气滞，脘腹痞满 3. 消积平喘—食积不化，痰饮喘咳	1. 3～10g 2. 本品行气力强，善治寒湿积滞，孕妇慎用
利水渗湿药	茯苓	甘、淡，平。心、脾、肾	1. 利水消肿—水肿胀满、小便不利 2. 补中健脾—脾虚湿盛之食少便溏 3. 宁心安神—心悸怔忡、失眠健忘	3～10g。利水用茯苓皮，安神用茯神，健脾用茯苓

分类	药名	性味归经	功效应用	用量用法与使用注意
利水渗湿药	猪苓	甘、淡，平。肾、膀胱	利水渗湿—水湿停聚的各种水肿	1. 6～12g 2. 无水湿者忌用
	薏苡仁	甘、淡，凉。脾、胃、大肠、肺	1. 健脾渗湿—脾虚湿盛，食少泄泻 2. 清热排脓—肺痈，肠痈 3. 除痹止痛—湿痹	1. 10～30g 2. 健脾止泻宜炒用，其余生用
清热利湿药	茵陈	苦、辛，微寒。脾、胃、肝、胆	1. 利湿退黄—湿热阳黄 2. 除湿止痒—湿热内蕴所致风瘙瘾疹、湿疹疥疮等	1. 10～15g 2. 脾虚血亏所致萎黄者慎用
	木通	苦，寒，有毒。心、肾、膀胱	1. 清热利湿—膀胱湿热所致小便短赤涩痛 2. 清心除烦—心火内扰所致心烦不眠 3. 通经下乳—气滞血瘀的乳汁不通	1. 3～6g 2. 关木通过量久服致肾脏损害，临床多用川木通，用量不宜过大，孕妇慎用
	滑石	甘、淡，寒。膀胱、肺、胃	1. 清热利湿—热淋涩痛 2. 解暑祛湿—暑湿烦渴、湿温初起 3. 解毒敛疮—湿疹、湿疮、痱子	1. 10～15g 2. 飞滑石须包煎。湿疹痱子宜外用
	车前子	甘，微寒。肝、肾、肺、小肠	1. 清热利湿—热淋涩痛 2. 渗湿止泻—湿盛水泻，肺热咳嗽 3. 清肝明目—肝经风热，目赤肿痛	1. 9～15g 2. 入煎剂宜包煎
	泽泻	甘，寒。肾、膀胱	1. 利水渗湿—湿热下注，带下淋浊 2. 渗湿止泻—小便不利、湿盛泄泻	1. 3～15g 2. 无湿热及肾虚滑精者忌用
	金钱草	甘、咸，微寒。肝、胆、肾、膀胱	1. 清热利湿—肝胆湿热，膀胱湿热 2. 排石退黄—石淋，肝胆结石 3. 解毒消肿—痈肿疔疮，毒蛇咬伤	15～30g

四、清热药

1. 定义

凡具有清热功效，以清解里热为主要作用，主治热性病证的药物，称为清热药。

2. 药性特点

药性寒凉。

3. 分类

（1）清热泻火药　治疗气分实热证。如石膏、知母等。

（2）清热解毒药　治疗各种热毒、火毒证。如金银花、连翘等。

（3）清热凉血药　治疗营分、血分实热证。如生地黄、牡丹皮等。

（4）清热燥湿药　治疗湿热内蕴或湿邪化热所致诸症。如黄芩、黄连等。

（5）清热解暑药　治疗感受暑邪所致诸症。如荷叶、青蒿等。

（6）清热明目药　治疗因风热、热毒、湿热、脏腑积热上炎所致目疾。如决明子、谷精草等。

（7）清虚热药　治疗阴虚内热所致诸症。如银柴胡、地骨皮等。

4. 使用注意

过用易伤脾胃，脾胃虚弱者慎用。

5. 常用药物

分类	药名	性味归经	功效应用	用量用法与使用注意
清热泻火药	石膏	辛、甘、大寒，肺、胃	1. 清热泻火—肺胃气分实热证 2. 除烦止渴—肺胃燥热所致烦渴引饮 3. 生肌敛疮—治疗疮疡溃不收口、烧伤烫伤	15~60g，先煎；清热泻火宜生用，敛疮止血煅用
	知母	苦、甘，寒。肺、胃、肾	1. 清热泻火—肺胃气分实热证 2. 滋阴降火—阴虚所致骨蒸潮热 3. 生津润燥—内热伤津及消渴病	1. 6~12g，清热泻火宜生用，滋阴降火宜盐水炙用 2. 性寒质润，有滑肠作用，故脾虚便溏者不宜用
	栀子	苦，寒。肺、三焦	1. 泻火除烦—热病心烦、躁扰不宁、高热烦躁、神昏谵语 2. 清热利湿—湿热黄疸，热结膀胱 3. 凉血解毒—目赤肿痛，火毒疮疡	1. 6~10g 2. 脾虚便溏者慎用
	芦根	甘，寒。肺、胃	1. 清热生津—热病伤津，烦热口渴 2. 除烦止呕—胃热呕哕，呃逆心烦 3. 清肺泻热—肺热咳嗽，肺痈吐脓	1. 15~30g 2. 胃虚寒者慎服
	天花粉	甘、微苦，微寒。肺、胃	1. 清热生津—热病烦渴 2. 解毒排脓—口舌生疮，疮疡肿毒 3. 清肺润肺—燥热伤肺，干咳少痰	1. 10~15g 2. 反乌头、附子
清热解毒药	金银花	甘，寒。肺、心、胃	1. 清热解毒—温病初起及疮痈初期 2. 疏散风热—外感风热表证 3. 凉血止痢—热毒血痢证	1. 6~15g 2. 脾胃虚寒者不宜用
	连翘	苦，微寒，肺、心、小肠	1. 清热解毒—温病初起及热入心包 2. 消痈散结—痈疽疔肿、瘰疬痰核 3. 疏风散热—外感风热表证	1. 6~15g 2. 脾胃虚寒及虚寒阴疽慎用
	大青叶	苦，寒。归心、胃经	1. 清热解毒—热毒泻痢，丹毒痄腮 2. 凉血消斑—热入营血，温毒发斑	1. 9~15g 2. 脾胃虚寒者忌用
	板蓝根	苦，寒。心、胃	1. 清热解毒—丹毒痄腮，痈肿疮毒 2. 凉血利咽—温毒发斑，咽喉肿痛	1. 10~15g 2. 脾胃虚寒者慎用
	蒲公英	苦、甘，寒。肝、胃	1. 清热解毒—热毒疮疡，乳痈内痈，湿热黄疸 2. 利湿通淋—热淋涩痛 3. 清肝明目—肝火上炎，目赤肿痛	1. 5~15g 2. 用量过大，可致缓泻
清热凉血药	生地黄	甘、苦，寒。心、肝、肾	1. 清热凉血—温病热入营血所致壮热神昏 2. 养阴生津—热病伤津及阴虚内热所致发热口渴大便秘结等	1. 10~15g 2. 脾虚食少、腹满便溏者慎用
	牡丹皮	苦、辛，微寒，心、肝、肾	1. 清热凉血—温病热入营血所致斑疹吐衄者 2. 活血散瘀—血瘀所致经闭痛经，癥瘕积聚等	1. 6~12g 2. 血虚有寒及孕妇忌用，月经过多慎用
	赤芍	苦，微寒。肝	1. 清热凉血—热入营血，斑疹吐衄 2. 散瘀止痛—肝郁胁痛，血滞经闭	1. 6~12g 2. 血寒经闭忌用。反藜芦
	玄参	甘、苦、咸，微寒。肺、胃、肾	1. 清热凉血—热入营血，温毒发斑 2. 清热滋阴—热病伤阴，烦渴便秘 3. 清热解毒—痈肿疮毒	1. 10~15g 2. 脾胃虚寒，食少便溏者慎用。反藜芦

分类	药名	性味归经	功效应用	用量用法与使用注意
清热燥湿药	黄芩	苦，寒。肺、胆、脾、胃、大肠、小肠	1. 清热燥湿—湿温郁阻证 2. 泻火解毒—肺热或火毒炽盛 3. 清热凉血—热毒炽盛破血妄行	1. 3～10g。清热多生用，安胎多炒用，止血炒炭用 2. 本品苦寒伤胃，脾胃虚寒及阴虚津伤者不宜使用
	黄连	苦，寒。归心、脾、胃、胆、大肠	1. 清热燥湿—湿热阻滞中焦 2. 清热解毒—三焦热盛的高热烦躁 3. 清热泻火—火热扰心	1. 2～5g 2. 脾胃虚寒及阴虚津伤者慎用
	黄柏	苦，寒。肾、膀胱、大肠	1. 清热燥湿—膀胱湿热、带下黄稠臭秽、大肠湿热 2. 清热解毒—热毒壅盛所致疮痈肿毒 3. 滋阴泻火—阴虚火旺	1. 2～12g 2. 脾胃虚寒者慎用
	苦参	苦，寒。心、肝、胃、大肠、膀胱	1. 清热燥湿—湿热黄疸、泻痢带下 2. 杀虫止痒—湿疹湿疮、皮肤瘙痒 3. 清热利湿—湿热蕴结，小便不利	1. 3～10g 2. 脾胃虚寒及阴虚津伤者慎用
清热解暑药	荷叶	苦，凉。肝、脾、胃	1. 清热解暑—暑热症 2. 健脾升阳—脾胃虚弱证 3. 凉血止血—血热所致各种出血证	9～15g
	青蒿	苦、辛，寒。肝、胆	1. 清热解暑—外感暑热证 2. 退热除蒸—温病后期邪伏阴分所致夜热早凉 3. 清胆截疟—邪郁少阳所致寒热往来，疟疾	1. 6～12g 2. 不易久煎，脾胃虚弱者慎用，鲜用绞汁
清热明目药	决明子	甘、苦、咸。微寒。肝、大肠	1. 清热明目—肝火炎上所致目赤肿痛 2. 润肠通便—内热肠燥，大便秘结	1. 10～15g 2. 脾虚便溏者慎用
	谷精草	辛、甘，平。肝、肺	1. 疏散风热—风热上扰所致目赤肿痛、羞明多泪 2. 明目退翳—眼生翳膜、雀目、视物不明	5～10g
	夏枯草	辛、苦，寒。肝、胆	1. 清肝明目—肝火上炎，目赤肿痛 2. 散结消肿—瘰疬瘿瘤，乳痈疖腮	1. 10～15g 2. 脾胃寒弱者慎用
清虚热药	银柴胡	甘，微寒。肝、胃	1. 清虚热—阴虚发热证 2. 除疳热—小儿食滞或虫积所致的疳积发热	3～10g
	地骨皮	甘，寒。肺、肝、肾	1. 清虚热—阴虚内热证 2. 清肺热—肺热咳喘	6～15g

五、消导药

1. 定义

凡以消积导滞为主要作用，治疗饮食积滞的药物，称为消导药。

2. 药性特点

多味甘性平，主归脾、胃二经。

3. 功效及应用

多具有消食化积、健脾开胃、和中等功效，用于饮食不消、宿食停滞所致脘腹胀满、嗳腐吞酸等。

4. 常用药物

药名	性味归经	功效应用	用量用法与使用注意
山楂	酸、甘、微温。归脾、胃、肝	1. 消食化积—肉食积滞 2. 行气散瘀—气滞血瘀所致胸胁刺痛、血瘀经闭	1. 10～15g 2. 消食散瘀多生用或炒用，止痢止泻炒焦炒炭
鸡内金	甘，平。脾、胃、小肠、膀胱	1. 消食健胃—饮食积滞 2. 涩精止遗—肾气不固致遗精滑精	煎服3～10g；研磨内服1.5～3g
莱菔子	辛、甘，平。脾、胃、肺	1. 消食除胀—食积气滞证 2. 降气化痰—痰涎壅盛，咳嗽气喘	1. 6～12g 2. 消食下气宜炒用
神曲	甘、辛，温。脾、胃	1. 消食化积—饮食积滞证 2. 健脾开胃—脾虚食少 3. 散寒解表—风寒表证兼食滞脘腹	6～15g

六、催吐药

1. 定义

凡具有催吐功效，以祛除胃内宿食或毒物的药物，称为催吐药，又称涌吐药。

2. 功效及应用

适用于宿食内停或误食毒物。

3. 使用注意

本类药物大多有毒且作用迅猛，只能暂用，不可久用连用。

4. 常用药物

药名	性味归经	功效应用	用量用法与使用注意
瓜蒂	苦、寒，有毒。胃	1. 催吐痰食—误食毒物或宿食内停 2. 利湿退黄—湿热黄疸难愈者	1. 煎服，2.5～5g；入丸散，0.3～1g 2. 体虚、吐血、咯血、无实邪者忌用
常山	辛、苦，寒，有毒。肺、肝、心、胃	涌吐痰涎—痰饮停聚，胸膈壅塞，误食毒物，宿食内停	1. 4.5～9g 2. 本品有毒，故用量不宜过大。涌吐生用，截疟宜炒用

七、泻下药

1. 定义

凡具有泻下通便功效，治疗肠胃积滞，水肿停饮的药物称泻下药。

2. 药性特点

大多苦寒沉降，主入胃、大肠经。

3. 功效及应用

适用于便秘及水肿。

4. 分类

泻下药—

攻下药：清热泻火及攻下通便作用较强，适用于热结便秘及火热上炎之里实热证。
代表药物有大黄、芒硝。

润下药：润肠通便，适用于年老津枯、产后血虚、热病伤津等所致肠燥津枯便秘等证。
代表药物有火麻仁、郁李仁等。

逐水药：泻下作用峻猛，适用于水肿腹胀胸胁停饮等证。
代表药物有大戟、甘遂等。

5. 使用注意

攻下药及逐水药泻下作用峻猛，年老体弱、久病正虚者宜慎用，妇女胎前产后及经期忌用。

6. 常用药物

分类	药名	性味归经	功效应用	用量用法与使用注意
攻下药	大黄	苦，寒。脾、胃、大肠、肝、心包	1. 泻热通便—热结便秘证 2. 凉血解毒—血热妄行及火热上炎 3. 逐瘀通经—妇女产后瘀阻腹痛、恶露不尽及跌打损伤、瘀血肿痛	1. 3～10g。生大黄攻下通便，酒制大黄活血逐瘀，大黄炭止血 2. 脾胃虚弱者慎用；孕妇及哺乳期忌用
	芒硝	咸、苦，寒。胃、大肠	1. 软坚泻下—实热所致大便燥结 2. 清热解毒—火毒上炎所致咽喉肿痛，口舌生疮	1. 3～12g，烊化冲服 2. 不能与三棱同用 3. 孕妇忌用
润下药	火麻仁	甘，平。脾、胃、大肠	润肠通便—津血不足肠燥便秘证	1. 10～15g 2. 孕妇及习惯性流产忌用
	郁李仁	辛、苦、甘，平。脾、大肠、小肠	1. 润肠通便—津血不足便秘证 2. 利水消肿—腹水胀满及脚气浮肿	1. 6～10g 2. 孕妇忌用
逐水药	大戟	苦、辛，寒；有毒。肺、肾、大肠	1. 泻水逐饮—水肿鼓胀、便秘尿少；痰湿水饮停滞所致胁肋隐痛 2. 消肿散结—热毒壅滞之痈肿疮毒及痰火凝结之瘰疬痰核	1. 煎服1.5～3g，入丸散每次1g 2. 过量服用易中毒 3. 孕妇忌用。反甘草
	甘遂	苦，寒；有毒。肺、肾、大肠	1. 泻水逐饮—水肿鼓胀，胸胁停饮 2. 消肿散结—疮痈肿毒	1. 入丸散服，0.5～1g 2. 内服醋制用，孕妇忌用，反甘草
	芫花	苦、辛，温；有毒。肺、肾、大肠	1. 泻水逐饮—胸胁停饮，水肿鼓胀 2. 杀虫疗癣—头疮顽癣	1. 入丸散服，0.3～0.6g 2. 内服醋制用，孕妇忌用，反甘草

八、祛痰止咳平喘药

1. 定义

凡具有祛痰功效，治疗咳痰不爽的药物称祛痰药；具有止咳平喘功效，治疗咳嗽、气喘的药物称为止咳平喘药。

2. 功效及应用

化痰药主要用于痰多咳嗽以及癫痫、瘿瘤、瘰疬、阴疽流注等。止咳平喘药，用于外感、内伤所致的各种咳嗽和喘息。

3. 分类

$$祛痰止喘平喘药\begin{cases}清化热痰药：主治痰热证，代表药物有川贝、前胡等。\\温化寒痰药：主治寒痰、湿痰证，代表药物有半夏、天南星等。\\止咳平喘药：主治咳嗽气喘等证。代表药物有杏仁、款冬花等。\end{cases}$$

4. 常用药物

分类	药名	性味归经	功效应用	用量用法与使用注意
清化热痰药	前胡	苦、辛，微寒。肺	1. 清化热痰—肺热咳嗽所致痰黏而黄 2. 降气平喘—咳嗽喘促，胸膈满闷 3. 疏散风热—外感风热所致咳嗽咽痛	3～10g
	贝母	苦、甘，微寒。肺、心	1. 清热化痰—外感风热咳嗽所致痰黄黏稠；燥热伤肺所致咽干喉痛、咯痰不爽 2. 解毒散结—痈疽疮疡初期及肺痈胸痛等	1. 3～10g。川贝用于肺热燥咳及阴虚痨嗽，浙贝用于肺热咳嗽及瘰疬痰核 2. 反乌头、附子
	瓜蒌	甘、微苦，寒。肺、胃、大肠	1. 清热化痰—痰热咳喘，咳痰黄稠 2. 宽胸散结—胸痹、结胸 3. 润肠通便—肠燥便秘	1. 10～15g 2. 瓜蒌皮重在宽胸化痰；瓜蒌仁重润肠通便 3. 反乌头、附子
	竹茹	甘，微寒。肺、胃	1. 清热化痰—痰热咳嗽 2. 除烦止呕—痰火内扰，心烦不眠，胃热呕吐	1. 5～10g 2. 寒痰咳嗽及胃寒呕吐忌用
	海藻	苦、咸，寒。肝、胃、肾	1. 消痰软坚—瘿瘤、瘰疬 2. 利水消肿—水肿	1. 10～15g 2. 反甘草
	昆布	咸，寒。肝、胃、肾	1. 消痰软坚—瘿瘤、瘰疬，痰核 2. 利水消肿—水肿，小便不利	6～12g
温化寒痰药	半夏	辛，温。有毒。脾、胃、肺	1. 温化寒痰—寒饮伏肺 2. 燥湿化痰—湿痰阻肺 3. 降逆止呕—痰饮犯肺 4. 消痞散结—痰气郁结所致梅核气	1. 3～10g 2. 阴虚燥咳者忌用，反乌头、附子
	天南星	苦、辛，温。有毒。肺、肝、脾	1. 温化寒痰—寒饮伏肺 2. 燥湿化痰—湿痰阻肺 3. 祛风止痉—风痰阻络所致半身不遂等 4. 散结消肿—痰湿凝结所致肌生肿核	1. 3～10g 2. 阴虚燥咳者及孕妇忌用。过服易中毒
	白芥子	辛，温。肺、胃	1. 温化寒痰—寒痰壅滞，痰多清稀 2. 通络止痛—痰湿阻滞经络所致肢体关节疼痛、麻木，阴疽流注	1. 3～10g 2. 对皮肤黏膜有刺激，过量易致腹泻
止咳平喘药	杏仁	苦、微温，小毒。肺、大肠	1. 止咳平喘—风寒袭肺所致咳嗽气喘 2. 润肠通便—阴虚津枯肠燥便秘	1. 3～10g 2. 过量服用易中毒 3. 小儿慎用
	款冬花	辛，微苦，温。肺	1. 止咳下气—寒邪伤肺所致咳逆久嗽 2. 润肺祛痰—肺阴不足所致干咳少痰或者痰中带血	3～10g

分类	药名	性味归经	功效应用	用量用法与使用注意
止咳平喘药	旋覆花	苦、辛、咸，微温。肺、胃、大肠	1. 降气化痰—痰涎壅肺，咳喘痰多及痰饮蓄结、胸膈痞闷 2. 降逆止呕—噫气，呕吐	1. 3～10g 2. 宜包煎
	紫菀	辛、苦、温。肺	1. 祛痰止咳—风寒犯肺，咯痰不爽；肺气虚衰，咳嗽喘息；阴虚劳嗽，痰中带血 2. 润肺下气—外感凉燥，干咳少痰	1. 5～10g 2. 外感暴咳宜生用；久咳虚嗽宜炙用
	桔梗	苦、辛、平。肺	1. 祛痰止咳—风寒袭肺，咳痰清稀；风热犯肺，痰黄黏稠 2. 宣肺利咽—痰热闭肺，咽痛失音；肺肾阴虚，咳嗽失音 3. 排脓—肺痈吐脓	1. 3～10g 2. 用量过大易致恶心呕吐
	百部	甘、苦、微温。肺	1. 润肺止咳—新久咳嗽、肺痨咳嗽 2. 灭虱杀虫—蛲虫病、头虱、体虱、阴道滴虫	3～10g

九、温里药

1. 定义

凡具有温补阳气，祛除里寒功效，治疗里寒证为主的药物。

2. 药性特点

味辛而性温热。

3. 功效及应用

适用于外寒内侵，脏腑阳虚以及亡阳厥逆等证。

4. 使用注意

凡热证、阴虚证忌用。

5. 常用药物

药名	性味归经	功效应用	用量用法与使用注意
附子	辛、甘、大热。有毒。心、肾、脾	1. 回阳救逆—亡阳证 2. 温里助阳—脾胃虚寒，脾肾阳虚证以及肾阳不足证 3. 祛寒止痛—风寒湿痹所致关节疼痛及虚寒痛经等	1. 3～15g；先煎1小时至口尝无麻辣感为度 2. 孕妇及阴虚阳亢者忌用。反半夏、瓜蒌、贝母、白蔹、白及。内服过量，或炮制、煎煮方法不当，可引起中毒
干姜	辛，热。脾、胃、肾、心、肺	1. 温里散寒—里寒症 2. 回阳通脉—亡阳欲脱所致四肢厥逆、脉微欲绝	1. 3～10g 2. 阴虚内热、血热妄行者忌用
肉桂	辛、甘，大热。肾、脾、心、肝	1. 补火助阳—命门火衰，阳痿宫冷；阳气虚衰，畏寒喜暖 2. 散寒止痛—脾胃虚寒，脘腹冷痛；风寒湿痹，腰膝冷痛 3. 温经通脉—阴疽流注	1. 2～5g 2. 阴虚火旺及里有实热忌用。畏赤石脂

药名	性味归经	功效应用	用量用法与使用注意
吴茱萸	辛、苦,热;有小毒。肝、脾、胃、肾	1. 散寒止痛—肝经寒凝诸痛证,厥阴头痛 2. 温中止呕—中焦虚寒,呕吐吞酸 3. 助阳止泻—脾肾阳虚,五更泄泻	1. 1.5~6g 2. 大量应用可致视力障碍、错觉、呕吐及腹泻等

十、理气药

1. 定义

凡具有理气功效,治疗气机郁滞的药物,称为理气药,又名行气药。

2. 药性特点

味多辛、苦,温而芳香。

3. 功效及应用

主要适用于脾胃气滞、肝气郁滞、肺气壅滞等证。

4. 使用注意

本类药物性多辛温香燥,易耗气伤阴,故气虚、阴虚者慎用。

5. 常用药物

药名	性味归经	功效应用	用量用法与使用注意
陈皮	辛、苦,温。脾、肺	1. 理气和中—脾胃气滞 2. 燥湿化痰—湿痰所致咳嗽胸满,痰多色白	3~10g
枳实	苦、辛、酸,温。脾、胃、大肠	1. 破气消积—胃肠积滞 2. 化痰除痞—痰滞胸脘	1. 3~10g 2. 孕妇忌用
青皮	苦、辛,温。肝、胆、胃	1. 疏肝破气—肝气郁结,胁肋胀痛 2. 消积化滞—食积腹胀	1. 3~10g 2. 醋制能增强止痛作用
香附	辛、微苦、微甘,平。肝、脾、三焦	1. 行气解郁—肝郁气滞,胁肋胀痛;脾胃气滞,脘腹胀痛 2. 调经止痛—月经不调、痛经,乳房胀痛	1. 3~12g 2. 疏肝解郁生用,调经止痛炙用
木香	辛、苦,温。脾、胃、大肠、三焦、胆	1. 行气止痛—脾胃气滞,脘腹胀痛;肝郁气滞,胁肋胀痛;气滞血瘀之胸痹 2. 健脾消食—脾胃气虚,脘腹胀满,食少便溏	3~10g

十一、理血药

1. 定义

凡以活血或止血为主要作用,治疗血分证的药物称理血药。

2. 分类

$$理血药 \begin{cases} 活血药:治疗血瘀证。代表药物川芎、丹参等。 \\ 止血药:治疗出血证。代表药物仙鹤草、白及等。 \end{cases}$$

3. 使用注意

活血药对于出血证以及妇女月经过多或者孕妇忌用。

4. 常用药物

分类	药名	性味归经	功效应用	用量用法与使用注意
活血药	川芎	辛，温。肝、胆、心包	1. 活血行气—肝气郁结、瘀血阻滞所致各种痛证 2. 祛风止痛—风寒湿痹所致关节冷痛	1. 3～10g 2. 阴虚火旺、月经过多者慎用
	丹参	苦，微寒。心、肝	1. 活血调经—血瘀经闭，痛经及产后瘀滞腹痛 2. 祛瘀止痛—胸痹心痛、跌打损伤瘀血作痛等 3. 凉血消肿—疮疡痈肿、风湿热痹 4. 清心除烦—热扰心神所致心烦不寐	1. 5～15g 2. 反藜芦
	延胡索	辛、苦，温。肝、脾	1. 活血通络—气血瘀滞，跌仆损伤 2. 行气止痛—肝郁气滞，诸痛	1. 3～10g 2. 孕妇忌用
	郁金	辛、苦，寒。归肝、心、肺、胆经	1. 活血行气—气滞血瘀，胸腹胁痛 2. 清心解郁—热病神昏，痰蒙心窍 3. 利胆退黄—湿热黄疸、胆石症	1. 3～10g 2. 畏丁香
	桃仁	苦、甘，平。心、肝、大肠	1. 活血祛瘀—血瘀痛经、经闭、产后腹痛，跌打损伤，瘀肿疼痛 2. 润肠通便—肠燥便秘	1. 5～10g 2. 孕妇忌服。便溏者慎用
	红花	辛，温。心、肝	1. 活血通经—血滞经闭、痛经，产后瘀滞腹痛 2. 通络止痛—跌打损伤瘀痛，胸痹心痛	1. 3～9g 2. 孕妇忌服
	乳香	辛、苦，温。肝、心、脾	1. 活血止痛—血瘀气滞诸痛证 2. 消肿生肌—跌打损伤，疮疡痈肿	1. 3～10g 2. 孕妇忌服
	没药	辛、苦，温。肝、心、脾	1. 活血止痛—血瘀气滞诸痛证 2. 消肿生肌—跌打损伤，疮疡痈肿	1. 3～10g 2. 孕妇忌服
	益母草	辛、苦，微寒。肝、心、肾	1. 活血调经—血滞之月经不调、痛经、经闭，产后瘀滞腹痛 2. 利水消肿—瘀水互结，水肿尿少 3. 清热解毒—疮痈肿毒、皮肤痒疹	1. 10～30g 2. 孕妇忌服
	牛膝	苦、酸，平。肝、肾	1. 活血通经—瘀血阻滞之月经不调、痛经、经闭，产后腹痛以及跌打伤痛 2. 补益肝肾，强壮筋骨—腰膝酸痛，下肢无力 3. 利水通淋—尿血、尿道涩痛、石淋膏淋等 4. 引血下行—吐血、衄血、齿痛、口舌生疮	1. 6～15g 2. 引血下行宜生用；补益肝肾、强壮筋骨宜酒炒 3. 孕妇及月经过多者忌用
	三棱	辛、苦，平。肝、脾	1. 破血行气—气滞血瘀之经闭腹痛及癥瘕积聚 2. 消积止痛—食积气滞，脘腹胀痛	1. 3～10g 2. 醋炒能加强止痛之功 3. 孕妇忌用
	莪术	辛、苦，平。肝、脾	1. 破血行气—气滞血瘀之经闭腹痛及癥瘕积聚 2. 消积止痛—食积气滞，脘腹胀痛	1. 3～10g 2. 醋炒能加强止痛之功 3. 孕妇忌用

续表

分类	药名	性味归经	功效应用	用量用法与使用注意
止血药	仙鹤草	苦、涩，平。心、肝、脾	1. 收敛止血—广泛用于全身各部的出血之证 2. 除湿止痢——虚寒久泻 3. 解毒疗疮—痈肿疮毒 4. 截疟杀虫—疟疾	10～15g
	白及	苦、甘、涩，寒。肺、胃、肝	1. 收敛止血—肺热或胃热出血 2. 消肿生肌—疮痈初期	1. 3～10g；研末吞服，1.5～3g 2. 反乌头
	大蓟	苦、甘、凉。心、肝	1. 凉血止血—血热妄行，咯血衄血 2. 解毒消痈—热毒痈肿，湿热黄疸	10～15g
	三七	甘、微、苦、温。肝、胃	1. 化瘀止血—吐血、衄血、便血、尿血、崩漏、产后出血 2. 消肿定痛—跌打损伤，瘀肿疼痛，痈疽肿痛，无名肿毒	1. 3～10g 2. 孕妇慎用
	蒲黄	甘、平。肝、心包	1. 化瘀止血—吐血、衄血、便血、尿血、崩漏、血热妄行，跌打损伤、冲任虚损、崩漏不止 2. 利尿通淋—膀胱湿热，血淋涩痛	1. 3～10g，包煎 2. 行血利尿生用，止血炒用 3. 孕妇慎用
	地榆	苦、酸、涩、微寒。肝、大肠	1. 凉血止血—血热崩漏，便血痔血 2. 解毒敛疮—疔毒痈疽，水火烫伤 3. 清热燥湿—湿热血痢，湿疹湿疮	10～15g
	侧柏叶	苦、涩、微寒。肝、肺、大肠	1. 凉血止血—血热吐衄，便血痔血 2. 祛痰止咳—肺热咳喘，痰稠难咯 3. 养血生发—脱发斑秃，须发早白	1. 6～12g 2. 凉血生用，止血炒炭用

十二、补益药

1. 定义

凡具有补益功效，治疗各种虚证的药物，称为补益药。

2. 功效及应用

适用于各种虚症。

3. 分类

补益药——补气药：用于气虚证。代表药物有人参、黄芪等。
补血药：用于血虚证。代表药物有熟地黄、当归等。
补阴药：用于阴虚证。代表药物有沙参、麦冬等。
补阳药：用于阳虚证。代表药物有鹿茸、杜仲等。

4. 常用药物

分类	药名	性味归经	功效应用	用量用法与使用注意
活气药	人参	甘、微苦，微温。肺、脾、心、肾	1. 益气固脱—气虚欲脱 2. 大补元气—元气不足 3. 益气活血—血行无力 4. 益气摄血—气虚失摄，血不循经之出血证 5. 益气健脾—脾虚证 6. 益气补肺—肺气虚弱 7. 益气生津—热病伤津 8. 益气安神—心气不足	1. 5～10g 另煎 2. 血热吐衄、肝阳上亢、骨蒸潮热等实证、热证忌用。反藜芦，畏五灵脂
	黄芪	甘，微温。脾、肺	1. 补气升阳—中气下陷 2. 益气固表—气虚不固的自汗 3. 益气利水—气虚水肿 4. 益气摄血—气不摄血的吐衄、崩漏、便血、紫癜等 5. 益气活血—气虚血瘀所致肌肤麻木不仁，中风偏瘫等 6. 脱毒排脓—气血不足，脓成不溃者	10～20g
	西洋参	甘、凉。胃、肺、肾	1. 益气养阴—气阴两伤，乏力咽干 2. 益肺生津—肺虚久咳，津伤口渴	1. 3～6g 2. 反藜芦
	太子参	甘、微苦、平。脾、肺	1. 益气健脾—脾虚倦怠，食欲不振 2. 生津润肺—阴津亏虚，肺燥干咳	1. 10～30g 2. 反藜芦
	白术	苦、甘、温。脾、胃	1. 益气健脾—脾虚失运 2. 燥湿利水—水饮内停 3. 固表止汗—湿盛泄泻，表虚汗出 4. 益气安胎—气血亏虚，肾元不固	1. 6～12g 2. 阴虚火旺者忌用
	党参	甘、平。脾、肺	1. 益气补中—脾虚不运，中气下陷 2. 健脾益肺—热伤气津，心烦口渴	1. 10～30g 2. 反藜芦
	甘草	甘、平。心、肺、脾、胃	1. 益气补中—脾气虚证 2. 祛痰止咳—咳嗽痰多 3. 清热解毒—痈疽疮疡，药食中毒 4. 缓急止痛—筋脉失养，肢体拘挛 5. 调和诸药—缓和药性，调和全方	1. 3～10g 2. 反海藻、甘遂、大戟、芫花
补血药	熟地黄	甘，微温。肝、肾	1. 补血调经—血虚证 2. 滋阴填髓—用治疗肾精不足、肝阴不足等	1. 10～15g 2. 脘腹胀痛、食少便溏者忌服
	当归	甘、辛，温。肝、心、脾	1. 补血调经—血虚所致面色苍白、月经不调等 2. 活血止痛—跌打损伤，瘀血肿痛等 3. 润肠通便—血虚津亏所致肠燥便秘	1. 5～15g 2. 湿盛中满、大便泄泻者忌服
	阿胶	甘、平。肺、肝、肾	1. 补血止血—各种血虚，诸种出血 2. 滋阴润燥—阴虚燥咳，肠燥便秘	1. 5～15g 2. 烊化兑服
	白芍	苦、酸、甘、微寒。肝、脾	1. 补血调经—肝血亏虚，月经不调 2. 平肝止痛—肝阳上亢，头晕头痛，肝旺乘脾，腹痛泄泻 3. 敛阴止汗—阴虚盗汗，气虚自汗	1. 6～15g 2. 反藜芦
	何首乌	甘、涩、微温。肝、心、肾	1. 补血乌发—血虚头晕，须发早白 2. 填精补髓—肾精不足，筋骨痿软 3. 润肠通便—血虚津亏，肠燥便秘 4. 解毒消痈—湿热风毒	1. 6～12g 2. 大便溏泄者慎用。制首乌滋补收敛，湿疮重者慎用

分类	药名	性味归经	功效应用	用量用法与使用注意
补阴药	沙参	甘，微寒。肺、胃	1. 养阴清肺—燥热伤肺所致干咳少痰及阴虚痨嗽等 2. 益胃生津—胃阴不足所致口干舌燥	1. 10～15g 2. 反藜芦，恶防己
	麦冬	甘、微苦、微寒。胃、肺、心	1. 养阴润肺—燥热伤肺及肺肾阴虚所致干咳痰黏、劳嗽咯血等 2. 益胃生津—内热消渴，胃气阴两伤等 3. 清心除烦—阴虚火旺及邪热扰心所致心烦失眠等 4. 润肠通便—温病灼津或血虚津亏便结难排	1. 6～12g 2. 脾虚便溏及外感风寒咳嗽忌用
	枸杞子	甘、平。肝、肾、肺	1. 益精补肾—肾精亏虚，腰膝酸软 2. 养肝明目—肝血亏虚，目暗不明 3. 润肺止咳—肺阴不足，干咳少痰	1. 6～12g 2. 脾虚便溏慎用
	玉竹	甘、微寒。肺、胃	1. 养阴润燥—燥热伤肺，干咳少痰等 2. 生津止渴—肺胃阴伤，咽干口渴	1. 6～12g 2. 痰食内蕴忌用
	百合	甘、寒。肺、心	1. 养阴润肺—燥邪伤肺，干咳少痰，肺肾阴虚，痨嗽咯血 2. 清心安神—热病伤阴，虚烦失眠	6～12g
	鳖甲	咸、寒。肝、肾	1. 滋阴潜阳—阴虚阳亢，虚风内动 2. 退热除蒸—阴虚发热，骨蒸盗汗 3. 软坚散结—胸腹痞块，癥瘕积聚	1. 10～24g，先煎 2. 滋阴潜阳生用；软坚散结醋炙用
	龟甲	甘、咸、寒。肝、肾、心	1. 滋阴潜阳—阴虚阳亢，头晕目眩 2. 益肾健骨—肾精不足，筋骨痿软 3. 退热除蒸—阴虚发热，骨蒸盗汗 4. 养血补心—心虚惊悸，失眠健忘	1. 10～24g，打碎先煎 2. 孕妇慎用
补阳药	鹿茸	甘、咸、温。肾、肝	1. 补肾壮阳—肾阳不足所致阳痿早泄、宫冷不孕等 2. 强筋健骨—肝肾不足所致筋骨萎软 3. 固冲止带—冲任不固所致崩漏不止、带下清稀等 4. 脱毒起陷—阴疽久溃不敛，脓出清稀等	1. 1～2g，研末吞服，或入丸散 2. 凡阴虚内热及外感实热者均当忌服
	杜仲	甘、温。肝、肾	1. 补肾助阳—肾阳虚或下元虚冷 2. 强筋健骨—肝肾不足所致腰膝酸软无力等 3. 补肾安胎—肾虚不固所致胎动不安等	1. 6～10g 2. 阴虚火旺者慎用
	淫羊藿	辛、甘、温。肝、肾	1. 温肾壮阳—肾阳不足，阳痿不举 2. 强筋健骨—肝肾亏虚，腰膝酸软 3. 祛风除湿—风寒湿痹，筋脉拘挛	1. 3～10g 2. 阴虚火旺，阳强易举者忌用
	巴戟天	甘、辛、微温。肝、肾	1. 补肾助阳—阳痿早泄，宫冷不孕 2. 强筋健骨—腰膝冷痛，筋骨痿软 3. 祛风除湿—风湿痹痛，屈伸不利	3～10g
	补骨脂	辛、苦、温。肾、脾	1. 补肾壮阳—阳痿早泄，腰膝冷痛 2. 温脾止泻—脾肾阳虚，五更泄泻 3. 纳气平喘—肾不纳气，虚汗咳喘	6～10g
	菟丝子	甘、温。肝、肾、脾	1. 温肾壮阳—阳痿不举，宫冷不孕 2. 强筋健骨—筋骨痿软，腰痛脚弱 3. 固精缩尿—遗精遗尿，白带白浊 4. 养肝明目—目暗昏花，视物不明 5. 温脾止泻—脾虚失运，泄泻食少 6. 补肾安胎—冲任不安，胎动下血	1. 6～12g 2. 阴虚火旺、大便燥结、小便短赤者慎用

十三、固涩药

1. 定义

凡具有收敛固涩功效，治疗多汗、崩漏带下、遗泄滑脱的药物。

2. 药性特点

味多酸涩，性温或平，主入肺、脾、肾、大肠经。

3. 功效及应用

用于久病体虚、正气不固、脏腑功能衰退所致滑脱证。

4. 分类

固涩药——

- 收敛止汗药：适用于自汗或盗汗。代表药物有麻黄根、五味子等。
- 涩肠止泻药：适用于久泻久痢、大便清稀等虚寒病证。代表药物有肉豆蔻、乌梅等。
- 涩精缩尿药：适用于遗精滑精或遗尿尿频等证。代表药物有山茱萸、桑螵蛸等。
- 固崩止带药：适用于崩漏带下等证。代表药物有海螵蛸等。

5. 常用药物

分类	药名	性味归经	功效应用	用量用法与使用注意
收敛止汗药	麻黄根	甘、微涩，平。肺	收敛止汗—表虚、阳虚自汗，或阴虚盗汗或产后虚汗等	1. 3~10g 2. 表邪未解者慎用
	五味子	酸、甘，温。肺、心、肾	1. 收敛固涩—阳虚自汗、肺虚咳嗽，遗精滑精等 2. 生津止渴—阴虚内热，消渴多饮或热病后期气阴两伤等 3. 宁心安神—阴血不足所致心悸失眠	3~6g
涩肠止泻药	肉豆蔻	辛，温。有小毒。脾、胃、大肠	1. 涩肠止泻—脾肾虚寒所致便溏久泻 2. 温中行气—寒郁中焦所致脘冷胀痛	1. 3~10g 2. 湿热泻痢、胃热疼痛忌用
	乌梅	酸、涩，平。肝、脾、肺、大肠	1. 涩肠止泻—脾肾阳虚所致久泻不止等 2. 敛肺止咳—肺虚久咳少痰或干咳无痰等 3. 安蛔止痛—蛔厥腹痛 4. 生津止渴—阴虚内热烦渴	6~12g。止泻止血宜炒炭用
涩精缩尿药	山茱萸	酸、涩，微温。肝、肾	1. 补益肝肾—肝肾不足，腰膝酸软 2. 收敛固涩—遗精滑精，遗尿尿频	6~12g
	桑螵蛸	甘、咸，微温。肝、肾	1. 固精缩尿—肾虚遗精、滑精、白浊等 2. 补肾助阳—肾阳不足之阳痿等	6~10g
	覆盆子	甘、酸、温。肾、膀胱	1. 固精缩尿—遗尿频尿，遗精滑精 2. 益肾填精—阳痿不举，筋骨痿软 3. 养肝明目—肝血不足，视物不清	5~10g
固崩止带药	海螵蛸	咸、涩，微温。肝、肾	1. 固精止带—肾虚失摄或脾虚失约之带下量多等 2. 固崩止漏—冲任不固所致崩漏下血 3. 制酸止痛—脾胃虚寒所致胃痛吐酸等 4. 收湿敛疮—湿疹湿疮	6~12g

十四、平肝息风药

1. 定义

凡具有平肝潜阳、息风止痉功效，治疗肝阳上亢或肝风内动的药物称为平肝息风药。

2. 功效及应用

治肝阳上亢所致头晕目眩及肝风内动致痉挛抽搐等病证。

3. 常用药物

药名	性味归经	功效应用	用量用法与使用注意
天麻	甘，平。肝	1. 平肝息风—肝阳上亢所致头痛眩晕 2. 祛风通络—风寒湿痹，关节疼痛	3～10g
钩藤	甘，凉。肝、心包	1. 清热平肝—肝火上炎所致头痛眩晕 2. 息风止痉—肝热生风所致惊痫抽搐	3～12g。不易久煎
石决明	咸、寒。肝	1. 平肝潜阳—肝阳上亢，头晕目眩 2. 清肝明目—肝火上炎，目赤昏花	1. 3～15g，打碎先煎 2. 清肝宜生用
珍珠母	咸、寒。肝、心	1. 平肝潜阳—肝阳上亢，头晕目眩 2. 清肝明目—目赤肿痛，视物昏花 3. 镇惊安神—惊悸失眠，心神不宁	1. 10～24g，打碎先煎 2. 孕妇慎用
牡蛎	咸、涩、微寒。肝、肾	1. 平肝潜阳—肝阳上亢，眩晕耳鸣 2. 重镇安神—心神不安惊悸失眠 3. 软坚散结—痰核瘰疬，瘿瘤癥积 4. 收敛固涩—自汗盗汗，遗精滑泄	1. 10～30g，打碎先煎 2. 收敛固涩、制酸止痛宜用煅牡蛎
全蝎	辛、平，有毒。肝	1. 息风止痉—破伤风致痉挛抽搐，风中经络，口眼㖞斜 2. 通络止痛—风湿顽痹，肢节疼痛 3. 攻毒散结—疮疡肿毒，瘰疬痰核	1. 3～6g 2. 血虚生风及孕妇忌用
羚羊角	咸、寒。肝、心	1. 平肝息风—肝风内功，惊痫抽搐 2. 清肝明目—肝火上炎，目赤肿痛 3. 清热解毒—温病神昏，热毒发斑	1. 1～3g，单煎2小时以上 2. 研末每次0.3～0.6g
牛黄	苦、凉	1. 息风止痉—热极生风，小儿惊风 2. 祛痰开窍—痰热阻闭，神昏谵语 3. 清热解毒—恶疮肿毒，口舌生疮	1. 0.2～0.4g，入丸散 2. 非实热证不用。孕妇慎用

十五、安神药

1. 定义

凡具有安神定志功效，治疗神志不安的药物称为安神药。

2. 药性特点

主入心、肝经。

3. 功效及应用

治心神不宁的心悸怔忡，失眠多梦等。

4. 常用药物

药名	性味归经	功效应用	用量用法与使用注意
朱砂	甘，微寒。有毒。心	1. 镇心安神—心火亢盛所致烦躁不眠 2. 解毒祛腐—恶疮初起，疮疡溃不长肉等	1. 只宜入丸、散服，每次0.1～0.5g；不宜入煎剂 2. 本品有毒，内服不可过量或持续服用，孕妇及肝功能不全者禁服。入药只宜生用，忌火煅
龙骨	甘、涩，平。心、肝、肾、大肠	1. 镇惊安神—心神不宁，心悸失眠 2. 平肝潜阳—肝阳上亢所致的头晕目眩 3. 收敛固涩—肾虚精关不固所致遗精、滑精及表虚自汗，阴虚盗汗	1. 煎服15～30g。宜先煎 2. 收敛固涩宜煅用，其他宜生用
酸枣仁	甘、酸，平。心、肝、胆	1. 养心安神—阴血不足，心悸失眠 2. 敛汗生津—体虚自汗、盗汗	10～15g
远志	苦、辛、微温。心、肾、肺	1. 宁心安神—心神不安，失眠多梦 2. 化痰止咳—痰多黏稠，咯痰不爽 3. 祛痰开窍—痰阻心窍，癫痫昏仆 4. 消痈散肿—痈疽疮毒，喉痹肿痛	1. 3～10g 2. 祛痰开窍生用，安神益智、化痰止咳炙用
首乌藤	甘、平。心、肝	1. 养心安神—阴虚血少，失眠多梦 2. 祛风通络—血虚身痛，风湿麻木	10～15g
磁石	咸、寒，有毒。心、肝、肾	1. 镇惊安神—神不守舍，惊悸失眠 2. 清肝泻火—肝火上炎，心神不宁 3. 平肝潜阳—肝阳上亢，头晕目眩 4. 纳气平喘—肾不纳气，气逆作喘	1. 15～30g，打碎先煎 2. 平肝安神生用，纳气平喘醋制用

十六、开窍药

1. 定义

凡具有开窍醒脑功效，治疗闭证神昏的药物称为开窍药。

2. 药性特点

味辛、其气芳香，善于走窜，皆入心经。

3. 功效及应用

适用于热陷心包、痰浊蒙蔽清窍之神昏谵语及中风所致窍闭神昏等。

4. 常用药物

药名	性味归经	功效应用	用量用法与使用注意
麝香	辛，温。归心、脾经	1. 开窍醒神—各种原因所致闭证神昏 2. 活血消肿—血瘀经闭、跌打损伤等 3. 通络止痛—久病入络的偏正头痛	1. 入丸散，每次0.03～0.1g。外用适量。不宜入煎剂 2. 孕妇禁用
苏合香	辛，温。归心、脾经	1. 开窍醒神—中风痰厥，猝然倒地之寒闭证 2. 辟秽止痛—暑湿秽浊所致腹痛吐泻及寒凝血瘀所致胸腹冷痛	1. 入丸散，0.3～1g 2. 适用于寒闭证，不入煎剂

续表

药名	性味归经	功效应用	用量用法与使用注意
冰片	辛、苦、微寒。心、脾、肺	1. 开窍醒神—神昏痉厥，中暑昏迷，中风痰厥，气郁暴厥 2. 清热止痛—咽喉肿痛，口疮齿痛	1. 0.15～0.3g，入丸散 2. 外用适量。不入煎剂。孕妇慎用

十七、驱虫药

1. 定义

凡具有杀虫功效，治疗人体寄生虫病的药物称为驱虫药。

2. 功效及应用

蛔虫病、蛲虫病、绦虫病、钩虫病、姜片虫病等多种肠道及其他部位寄生虫病。

3. 常用药物

药名	性味归经	功效应用	用量用法与使用注意
使君子	甘，温。归脾、胃经	1. 驱虫杀虫—蛔虫病，蛲虫病 2. 健脾消积—小儿疳疾	1. 6～10g 2. 有毒不宜大量服用；服用时当忌饮茶
雷丸	微苦，寒。有小毒。归胃、大肠经	1. 驱虫杀虫—绦虫病，钩虫病，蛔虫病 2. 清热定惊—癫狂乱语者	1. 入丸散，3～6g 2. 有效成分受热易分解
槟榔	苦、辛、温，小毒。胃、大肠	1. 杀虫—绦虫、蛔虫、蛲虫、钩虫、姜片虫等多种寄生虫 2. 理气—食积气滞，腹痛便秘 3. 利水—脚气水肿，小便不利	1. 6～15g 2. 驱蛲虫、姜片虫30～60g。生用力佳；炒用力缓

十八、抗肿瘤药

药名	性味归经	功效应用	用量用法与使用注意
白花蛇舌草	微苦、甘、寒。胃、大肠、小肠	具有清热解毒、利尿消肿、活血止痛功效，主治胃癌、食管癌、肠癌、鼻咽癌等多种恶性肿瘤，以及阑尾炎、肝炎、支气管炎、扁桃体炎、泌尿系感染、妇科炎症等	1. 50～100g 2. 孕妇慎用
半枝莲	辛、苦、寒，肺、肝、肾	具有清热解毒、散瘀止血、利尿消肿的功效，主治热毒疮痈、咽喉肿痛、肺痈、肠痈、瘰疬、毒蛇咬伤、跌打损伤、吐血、衄血、水肿及各种癌症	1. 15～30g 2. 易致腹泻
山慈菇	甘、微辛、凉。肝、脾	1. 清热解毒—痈肿疔毒，瘰疬咳痰 2. 化痰散结—淋巴结结核，蛇虫咬伤	3～9g
黄药子	苦、辛、凉，有小毒。肺、肝	1. 解毒消肿—咽喉肿痛，痈肿疮毒，蛇虫咬伤 2. 化痰散结—甲状腺肿 2. 凉血止血—吐血，咯血	1. 9～15g 2. 服用过量可引起中毒

十九、外用药

1. 定义

凡以在体表使用为主要给药途径的药物称为外用药。

2. 功效及应用

疮痈疔毒、疮溃不敛、疥癣、湿疹、喉证、牙痛、口疮,目翳、麻风、梅毒及虫蛇咬伤等。

3. 用法

可研末外撒,或用油脂及水调敷,或制成软膏涂抹,或煎汤洗渍及热敷,或点眼、吹喉、含漱等。

4. 常用药物

药名	性味归经	功效应用	用量用法与使用注意
雄黄	辛,温。有毒。大肠、肝、胃	1. 解毒杀虫—湿疮疥癣 2. 祛痰止咳—痰蒙心窍所致癫痫,破伤风所致拘挛抽搐	1. 0.05~0.1g(入丸散) 2. 孕妇忌用。外用不可大面积长期使用
硫黄	酸、温,有毒。肾,大肠	1. 除湿杀虫—疥疮顽癣、湿疹瘙痒、阴疽肿毒 2. 温肾壮阳—腰膝冷痛,肾虚咳喘,虚寒腹痛,虚寒久泻,虚冷便秘	1. 内服研末,1~3g(入丸散) 2. 阴虚火旺及孕妇忌用 3. 本品有毒,不可多服、久服
血竭	甘、咸、平。心、肝	1. 活血止痛—跌打损伤,瘀血肿痛 2. 生肌敛疮—痈疽疮疔,溃烂不敛 3. 收敛止血—外伤出血,消化道出血	1. 1~2g 2. 孕妇及月经期忌服

第二章 方 剂

第一节 方剂的基础知识

重点	方剂的概念；方剂的组方原则
难点	方剂与治法的关系；方剂的组方原则及组成变化
考点	方剂的组方原则；汤剂、丸剂、散剂的特点

速览导引图

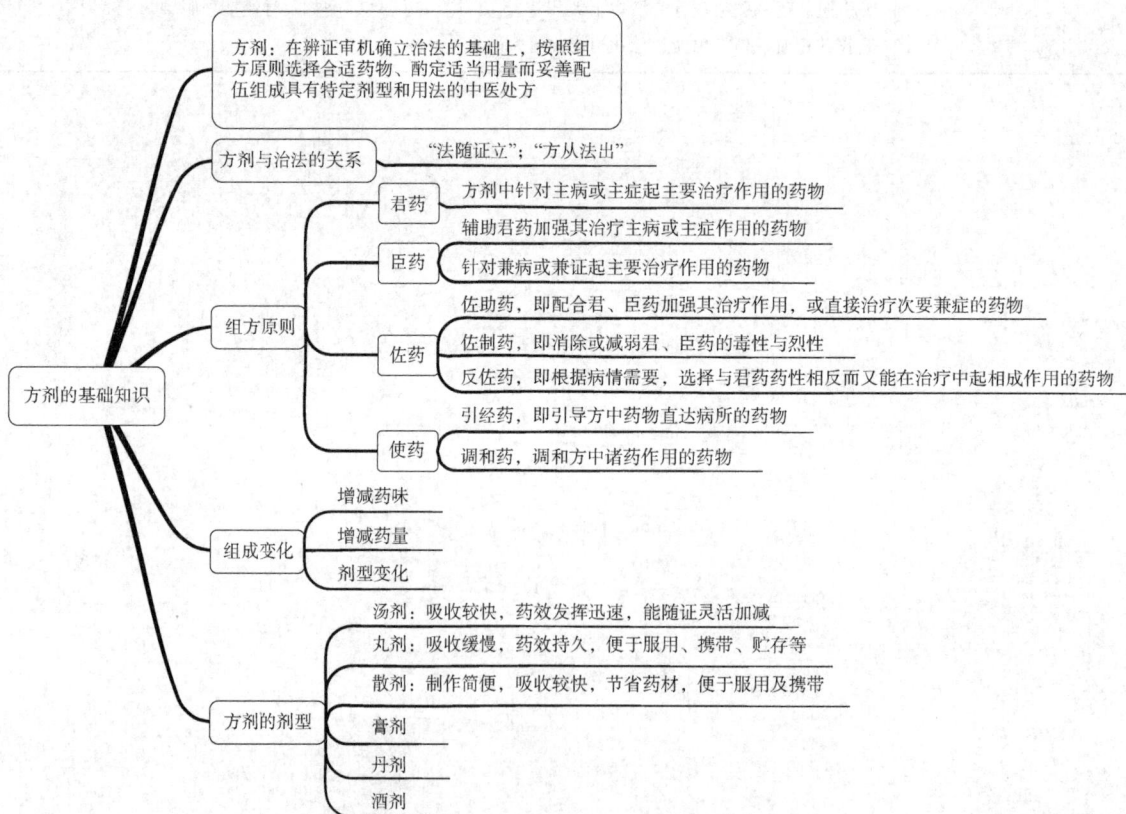

一、方剂与治法

1. 方剂的概念

方剂是在辨证审机、确立治法的基础上，按照组方原则选择合适药物、酌定适当用量而妥善配伍组成的具有特定剂型和用法的中医处方。

2. 方剂与治法的关系

"法随证立"；"方从法出"。

$$辨证 \xrightarrow{确实} 治法 \xleftarrow{体现} 方剂；$$

二、方剂的组成及其变化

（一）组方原则

君臣佐使，有序构方。

君药：是指方剂中针对主病或主症起主要治疗作用的药物。

臣药：涵义有二：一是辅助君药加强其治疗主病或主症作用的药物；二是针对兼病或兼证起主要治疗作用的药物。

佐药：涵义有三：一是佐助药，即配合君、臣药加强其治疗作用，或直接治疗次要兼症的药物；二是佐制药，即消除或减弱君、臣药的毒性与烈性；三是反佐药，即根据病情需要，选择与君药药性相反而又能在治疗中起相成作用的药物。

使药：涵义有二：一是引经药，即引导方中药物直达病所的药物；二是调和药，调和方中诸药作用的药物。

（二）组成变化

临床应用方剂时，可根据具体病情而灵活化裁。常见的形式有：

1. 增减药味

$$\begin{cases} 佐使药的加减：主证未变而次要兼症不同。 \\ 臣药的加减：由于改变了方剂的配伍关系，则使全方的功效发生根本变化 \end{cases}$$

2. 增减药量

药量的不同致使方剂的配伍关系及功用主治发生变化。

3. 剂型变化

同一方剂剂型不同，其作用也有大小与缓峻之别，在主治病情上也有轻重缓急之分。

三、方剂的剂型

1. 汤剂

指药物加水煎煮或浸泡后去渣取汁制成的液体剂型。适用：病情较重或不稳定的患者。特点：吸收较快，药效发挥迅速，能随证灵活加减。缺点：某些有效成分不易煎出；口服量大；携带不便。

2. 丸剂

是指药物细粉或药物提取物加黏合剂或辅料制成的球形固体剂型。适用：慢性疾病或久病体虚者。特点：吸收缓慢，药效持久，便于服用、携带、贮存等优点。常用类型：蜜丸、水丸、糊丸、浓缩丸等。

3. 散剂

是指一种或多种药物粉碎后均匀混合而成的粉末状剂型。特点：制作简便，吸收较快，节省药材，便于服用及携带。

4. 膏剂

常用分类：内服膏剂——$\begin{cases} 流浸膏 \\ 浸膏 \end{cases}$ 多用为调配其他制剂

$\qquad\qquad\qquad\;$ 煎膏：多用于慢性虚弱病人

$\qquad$ 外用膏剂（软膏、硬膏）。

5. 丹剂

分为内服和外用两种。

6. 酒剂

又称药酒，古称酒醴。特点：活血通络、助长药效，多用于体虚补养、风湿痹痛或跌打扭伤，外用活血消肿止痛。

7. 片剂

特点：用量准确，体积小，便于服用、应用广泛。

8. 露剂

特点：气味清淡便于口服。

9. 栓剂

通常用于杀虫止痒、清热解毒，可减少药物对肝脏毒副作用及对胃黏膜的刺激。

10. 片剂

特点：体积小、用量准确、服用方便、应用广泛。

11. 冲剂

特点：作用迅速、服用方便。

12. 口服液

特点：剂量较少、吸收较快、服用方便、口感适宜。

13. 注射剂

特点：剂量准确、药效迅速、适于急救。

14. 茶剂

特点：具有一定疗效，治法简单，服用方便。

第二节　方剂的分类及常用方剂

重点	各类方剂的代表方剂的功用与主治
难点	代表方剂的组成、功用和方解
考点	各类代表方剂的组成、功用与主治

速记导引图

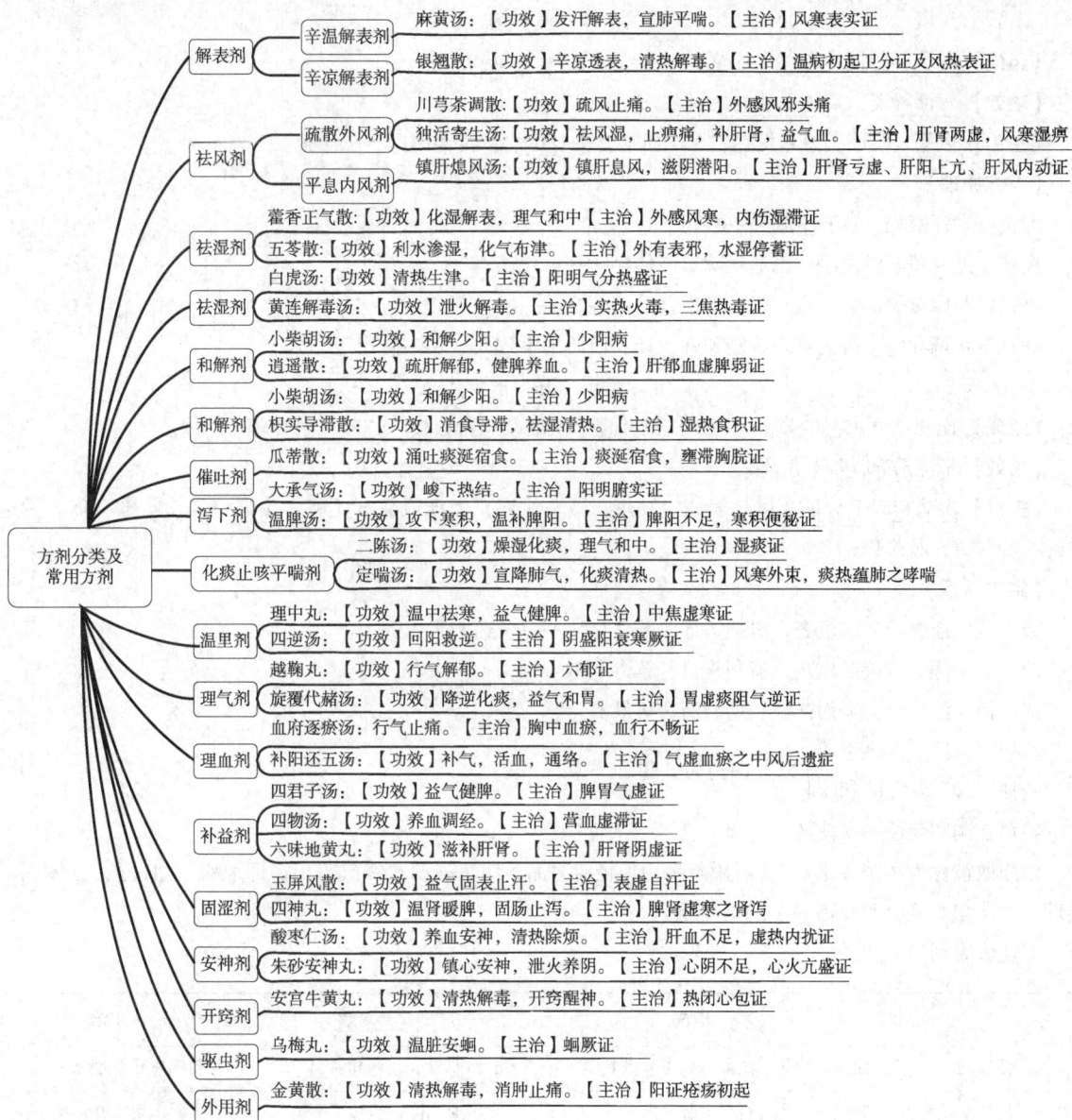

一、解表剂

（一）概述

1. 概念

是以辛散解表药组成，具有发汗、解肌、透疹等作用，治疗表证的一类方剂。

2. 功用

具有发汗解表作用，体现"八法"中的"汗"法。

3. 适应证

适用于表证，以及麻疹、疮疡、水肿、痢疾等病初起之时。

4. 分类

辛温解表剂：适用于表寒证，代表方剂：麻黄汤

辛凉解表剂：适用于表热证，代表方剂：银翘散

（二）常用方剂

麻 黄 汤

【组成】 <u>麻黄　桂枝　杏仁　甘草。</u>

【功效】 <u>发汗解表，宣肺平喘。</u>

【主治】 <u>风寒表实证。</u>恶寒发热，无汗而喘，头身疼痛，舌苔薄白，脉浮紧。

【组方原理】

麻黄：发汗解表、宣肺平喘——君药。

桂枝：助麻黄解肌发表，温通经脉解肢体疼痛——臣药。

杏仁：与麻黄配伍，一宣一降，增强宣肺平喘之功——佐药。

炙甘草：调和麻、杏之宣降，缓和麻、桂，使汗出不致太过——使药。

银 翘 散

【组成】 连翘　银花　牛蒡子　薄荷　荆芥穗　淡豆豉　苦桔梗　竹叶　生甘草　芦根。

【功效】 <u>辛凉透表，清热解毒。</u>

【主治】 <u>温病初起卫分证及风热表证。</u>发热，微恶风寒，无汗或有汗不畅，头痛口渴，咳嗽咽痛，舌边尖红，苔薄黄，脉浮数。

【组方原理】

金银花、连翘：辛凉解表，清热解毒、辟秽化浊——君药。

薄荷、牛蒡子：疏散风热，清利头目，解毒利咽

荆芥穗、淡豆豉：辛而微温，助君药透表散邪　　　 以上四药为臣药。

芦根、竹叶：清热生津

桔梗、甘草：宣肺利咽　　　 以上四药为佐药。

甘草：调和药性——使药。

银翘散被称为"辛凉平剂"。所用药物均为轻清之品，用法强调"香气大出，即取服，勿过煎"，体现了吴瑭"治上焦如羽，非轻不举"的用药原则。

其他解表剂如下。

	组成	功效	主治
桂枝汤	桂枝、芍药、生姜、大枣、炙甘草	解肌发表，调和营卫	外感风寒表虚证
麻黄杏仁甘草石膏汤	麻黄、石膏、杏仁、甘草	辛凉宣肺，清热平喘	表邪未解，肺热咳喘证
桑菊饮	桑叶、菊花、杏仁 连翘、薄荷、桔梗、甘草、苇根	疏风清热，宣肺止咳	风温初起
九味羌活汤	羌活、防风、苍术、细辛、川芎、白芷、黄芩、生地、甘草	发汗祛湿，兼清里热	外感风寒湿邪

二、祛风剂

（一）概述

1. 概念

以辛散疏风药或息风止痉药为主组成，具有疏散外风或平息内风等作用的一类方剂。

2. 功用

具有疏散外风和平息内风作用。

3. 适应证

适用于感受外风或内生风邪之病证。

4. 分类

疏散外风剂：外感风邪。代表方剂：川芎茶调散、独活寄生汤

平息内风剂：热极生风或肝阳化风证。代表方剂：镇肝熄风汤

（二）常用方剂

川芎茶调散

【组成】川芎 荆芥 薄荷叶 细辛 防风 白芷 羌活 炙甘草。

【功效】疏风止痛。

【主治】外感风邪头痛。偏正头痛或头风，目眩鼻塞，或有恶风发热，舌苔薄白，脉浮。

【组方原理】

川芎：善祛风活血，祛瘀止痛，善治少阳、厥阴经头痛——君药。

薄荷：清利头目
荆芥：疏风透邪 } 共为臣药。
防风：辛散上部风邪

羌活：善治太阳经头痛
白芷：善治阳明经头痛 } 加强君、臣药疏风止痛之力，共为佐药。
细辛：善治少阴经头痛

甘草：和中益气，调和诸药——使药。

服时以苦寒之清茶调下。

独活寄生汤

【组成】独活 桑寄生 杜仲 牛膝 细辛 秦艽 茯苓 桂心 防风 川芎 人参 甘草 当归 芍药 干地黄。

【功效】祛风湿，止痹痛，补肝肾，益气血。

【主治】肝肾两虚，风寒湿痹。腰膝冷痛，腿足屈伸不利，畏寒喜温，或有腰膝酸软、肌肤麻木不仁，舌淡苔白，脉细弱。

【组方原理】

独活：善祛下焦筋骨间风寒湿邪——君药。

秦艽、防风、细辛、桂枝：助独活祛风除湿、散寒止痛——臣药。

杜仲、牛膝、桑寄生：补益肝肾、强筋壮骨
当归、川芎、干地黄、芍药：养血和血 } 共为佐药。
人参、甘草、茯苓：健脾益气实卫

甘草：调和诸药——使药。

镇肝熄风汤

【组成】怀牛膝 生赭石 生龙骨 生牡蛎 生龟板 生杭芍 玄参 天冬 川楝子 生麦芽 茵陈 甘草。

【功效】镇肝息风，滋阴潜阳。

【主治】肝肾亏虚、肝阳上亢、肝风内动证。常感头目眩晕，脑部热痛，面色如醉，心中烦热，时常噫气，渐觉肢体不利，口舌喎斜，甚或突然眩晕颠仆，昏不知人，脉弦长有力。

【组方原理】

怀牛膝：引血下行，兼补肝肾——君药。

代赭石：善镇肝逆、降胃平冲

生龙骨、生牡蛎：镇肝潜阳

生龟板：滋阴潜阳　　　　　　　　　　　共为臣药。

生白芍：养阴柔肝

玄参、天冬：养阴清热

茵陈、川楝子、生麦芽：清泄肝热、疏肝理气　　　共为佐药。

甘草：调和诸药——使药。

其他祛风剂如下。

方剂	组成	功效	主治
大秦艽汤	秦艽、川芎、当归、白芍、细辛、羌活、防风、黄芩、石膏、白芷、白术、生地、熟地、白茯、独活、甘草	祛风清热，养血活血	风邪初中经络证
羚角钩藤汤	羚角片、钩藤、霜桑叶、草川贝、生地、滁菊花、茯神术、生白芍、淡竹茹、生甘草	凉肝息风，增液舒筋	肝热生风证
天麻钩藤饮	天麻、钩藤、石决明、栀子、黄芩、川牛膝、杜仲、益母草、桑寄生、首乌藤、朱茯神	平肝息风，清热活血，补益肝肾	肝阳偏亢，肝风上扰证

三、祛湿剂

（一）概述

1. 概念

以祛湿药为主组成，具有化湿利水、通淋泄浊等作用的一类方剂。

2. 功用

芳香化湿，苦温燥湿，淡渗利湿，清热化湿，温阳化湿。

3. 适应证

治疗外感风寒或内伤湿滞、湿困脾胃、水肿、湿从热化或湿从寒化等。

（二）常用方剂

藿香正气散

【组成】 藿香　大腹皮　白芷　紫苏　茯苓　半夏　白术　陈皮　厚朴　桔梗　炙甘草　生姜　大枣。

【功效】 化湿解表，理气和中。

【主治】 外感风寒，内伤湿滞证。脘腹胀痛，恶心呕吐，肠鸣泄泻，胸膈满闷，伴有恶寒发热、头痛，舌苔白腻。

【组方原理】

藿香：既能内化湿浊，又可外解风寒——君药。

紫苏、白芷：解表散寒，兼化湿浊，以助藿香解表化湿之力——臣药。

半夏、陈皮：燥湿消食，降逆止呕

茯苓、白术：健脾运湿以止泻

厚朴、大腹皮：行气化湿，畅中除满　　　共为佐药。

桔梗：宣肺利膈，以利解表化湿

炙甘草：益气和中又能调和诸药——使药。

生姜、大枣：调和脾胃。

五 苓 散

【组成】泽泻 猪苓 茯苓 白术 桂枝。

【功效】利水渗湿，化气布津。

【主治】外有表邪，水湿停蓄证。头痛微热、水逆、吐涎沫、心下痞、泄泻、脐下动悸、头目眩晕、短气而咳、水肿，伴见小便不利、烦渴欲饮、舌苔白滑、脉缓或浮。

【组方原理】

泽泻：直达膀胱，利水渗湿之力较强——君药。

茯苓、猪苓：甘淡渗利，增强泽泻利水渗湿之力——臣药。

白术：健脾布津，且寓"实脾制水"之意。

桂枝：通阳化气，兼能解表散邪。

其他祛湿剂如下。

方剂	组成	功效	主治
平胃散	苍术、厚朴、陈皮、甘草、生姜、大枣	燥湿运脾，行气和胃	湿滞脾胃证
三仁汤	杏仁、生薏苡仁、白蔻仁、飞滑石、白通草、竹叶、厚朴、半夏	宣畅气机，清利湿热	湿温初起及暑温夹湿之湿重于热证
茵陈蒿汤	茵陈、栀子、大黄	清热、利湿、退黄	湿热黄疸
八正散	木通、滑石、瞿麦、萹蓄、车前子、栀子、大黄、炙甘草	清热泻火，利水通淋	湿热淋证
真武汤	附子（炮），茯苓，白芍，白术，生姜	温阳利水	脾肾阳虚，水气内停证

四、清热剂

（一）概述

1. 概念

是以清热药为主组成，具有清热、泻火、解毒、滋阴透热等作用，用于治疗里热证的一类方剂。

2. 功用

清热、泻火、解毒、凉血、滋阴透热。属于八法中的清法。

3. 适应证

里热证。包括气分热证、血分热证、热毒证、虚热证等。

（二）常用方剂

白 虎 汤

【组成】石膏 知母 炙甘草 粳米。

【功效】清热生津。

【主治】阳明气分热盛证。壮热不恶寒、汗多恶热、渴喜饮冷、舌红苔黄燥、脉浮滑或洪数有力。

【组方原理】

石膏：清热除烦，透热出表，生津止渴，清泻气分实热要药——君药。

知母：苦寒质润，清热生津——臣药。

粳米：养胃护中以防大寒伤胃，且合石膏甘寒清热生津——佐药。

炙甘草：调和诸药——使药。

【注意事项】临床以"四大"（大热、大汗出、大渴、脉洪大）为辨证要点。表证未解的无汗发热、口不渴者；脉见浮细或沉者；血虚发热而脉洪不胜重按者；真寒假热的阴盛格阳证等均不可误用本方。

黄连解毒汤

【组成】黄连　黄芩　黄柏　栀子。

【功效】泄火解毒。

【主治】实热火毒，三焦热毒证。大热烦躁，错语不眠，口燥咽干，小便黄赤，热病吐血、衄血、热甚发斑，身热下利，疫毒黄疸，外科痈疡疔毒，舌红苔黄，脉数有力。

【组方原理】

黄连：清泄心火，兼泄中焦之火——君药。

黄芩：清上焦之火——臣药。

黄柏：泄下焦之火

栀子：清泄三焦之火，导火下行　　　共为佐药。

全方体现了"三焦同治"、"苦寒直折"法。

其他清热剂如下。

方剂	组成	功效	主治
清营汤	犀角（水牛角代）、生地、元参、竹叶心、麦冬、丹参、黄连、金银花、连翘	清营解毒，透热养阴	热入营分证
犀角地黄汤	犀角（水牛角代）、生地、芍药、牡丹皮	清热解毒，凉血散瘀	热入血分证，热伤血络证
五味消毒饮	金银花、野菊花、蒲公英、紫花地丁、紫背天葵	清热解毒	疔疮初起
导赤散	木通、生地、生甘草、竹叶	清心，利水，养阴	心经火热证
龙胆泻肝汤	龙胆、柴胡、泽泻、木通、黄芩、栀子、当归、生地、生甘草	清肝胆实火，泻下焦湿热	肝胆实火上炎证，肝胆湿热下注证
普济消毒饮	黄芩、黄连、陈皮、生甘草、玄参、柴胡、桔梗、连翘、板蓝根、马勃、牛蒡子、薄荷、僵蚕、升麻	清热解毒，疏风散邪	大头瘟

五、和解剂

（一）概述

1. 概念

具有和解少阳、调和肝脾、调和寒热等作用，治疗邪在少阳，肝脾不和，肠胃不和，寒热错杂及表里同病证的一类方剂。

2. 功用

和解少阳、调和肝脾、调和寒热。属于八法中的和法。

3. 适应证

治疗邪在少阳，肝脾不和，肠胃不和，寒热错杂及表里同病证。

（二）常用方剂

小 柴 胡 汤

【组成】柴胡　黄芩　半夏　人参　炙甘草　生姜　大枣。

【功效】和解少阳。

【主治】少阳病。往来寒热，胸胁苦满，默默不欲饮食，心烦喜呕，口苦，咽干，目眩，舌苔薄白，脉弦。

【组方原理】

柴胡：既透解少阳之邪，又疏泄气机之郁滞——君药

黄芩：苦寒清泄胆热——臣药

} 外透内清以和解少阳。

半夏、生姜：和胃降逆

人参、大枣、炙甘草：益气健脾，扶正御邪

} 共为佐药。

炙甘草：扶正兼能调和诸药——使药。

逍　遥　散

【组成】柴胡　当归　白芍　茯苓　白术　炙甘草　煨生姜　薄荷。

【功效】疏肝解郁，健脾养血。

【主治】肝郁血虚脾弱证。两胁作痛，头痛目眩，口燥咽干，神疲食少，或有月经不调、乳房胀痛，脉弦而虚。

【组方原理】

柴胡：疏肝解郁——君药。

白芍、当归：养血柔肝——臣药。

白术、茯苓、炙甘草：健脾益气

薄荷、煨生姜：助柴胡疏肝条达

} 共为佐药。

甘草：调和诸药——使药。

其他和解剂如下。

方剂	组成	功效	主治
半夏泻心汤	半夏、黄芩、黄连、人参、干姜、大枣、炙甘草	平调寒热，散结除痞	寒热互结之痞证
四逆散	柴胡、枳实、芍药、炙甘草	透邪解郁，疏肝理气	阳郁厥逆之证，肝脾不和证
痛泻要方	炒白术，白芍，陈皮，防风	补脾柔肝，祛湿止泻	痛泻
葛根芩连汤	葛根、黄芩、黄连、炙甘草	解表清里	协热下利证

六、消导剂

（一）概述

1. 概念

凡以消食药为主组成，具有消食健脾、除痞化积等作用，治疗食积停滞的一类方剂。

2. 功用

消食导滞。属于八法中的消法。

3. 适应证

食积停滞证。

（二）常用方剂

保　和　丸

【组成】山楂　神曲　半夏　茯苓　陈皮　连翘　炒莱菔子。

【功效】消食和胃。

【主治】食积证。呕吐酸馊，或大便泄泻，脘腹胀满时痛，嗳腐恶食，舌苔厚腻，脉滑。

【组方原理】

山楂：能消一切饮食积滞，长于消肉食油腻之积——君药。

神曲：消食健胃，善化酒食陈腐之积 ⎫
莱菔子：下气消食除胀，善消谷面之积 ⎬ 共为臣药。

半夏、陈皮：理气化湿，和胃止呕 ⎫
茯苓：健脾利湿，和中止泻 ⎬ 共为佐药。
连翘：清热散结，既可散结以助消积，又可清解食积所生之热 ⎭

枳实导滞丸

【组成】大黄 枳实 神曲 茯苓 黄芩 黄连 白术 泽泻。

【功效】消食导滞，祛湿清热。

【主治】湿热食积证。脘腹胀痛，嗳腐吞酸，大便或痢或泻或秘结，小便短赤，舌红苔黄腻，脉沉有力。

【组方原理】

大黄：攻积泄热通腑——君药。

枳实：破气消积导滞——臣药。

神曲：消食化滞和中 ⎫
黄连、黄芩：清热燥湿 ⎬
茯苓、泽泻：利水渗湿而止泻 ⎬ 共为佐药。
白术：益气和中，可使攻积而不伤正 ⎭

用于湿热食积之泄泻、下痢，体现"通因通用"之法。

七、催吐剂

（一）概述

1. 概念

凡以涌吐药为主组成，具有涌吐痰涎、宿食、毒食等作用，用于治疗痰厥、食积、误食毒物证的一类方剂。属于八法中的吐法。

2. 使用注意

催吐剂作用峻猛，年老体弱、孕妇、产后等均忌用。

（二）常用方剂

瓜 蒂 散

【组成】瓜蒂 赤小豆。

【功效】涌吐痰涎宿食。

【主治】痰涎宿食，壅滞胸脘证。胸脘痞满，烦懊不安，欲吐不出，气上冲咽喉不得息，寸脉微浮。

八、泻下剂

（一）概述

1. 概念

凡以泻下药为主组成，具有通便泻热、攻积逐水等作用，治疗里实证的一类方剂。

2. 功用

通便泻热、攻积逐水。属于八法中的下法。

3. 适应证

治疗里实证，包括里热积滞证、里寒积滞证、肠燥津亏、水饮壅盛等。

4. 使用注意

作用峻猛，年老体弱、孕妇、产后等均慎用；中病即止。

（二）常用方剂

大承气汤

【组成】大黄 芒硝 厚朴 枳实。

【功效】峻下热结。

【主治】阳明腑实证。大便硬难、频转矢气，或下利清水、纯青臭秽，腹胀满硬，绕脐腹痛拒按，日晡潮热，手足濈然汗出而不恶寒，烦躁甚则谵语，舌红，苔老黄焦燥起刺，脉沉实有力。

【组方原理】

大黄：苦寒通降，泻下攻积，通腑泄热——君药。

芒硝：咸寒润降，泄热润燥，软坚通便——臣药。

厚朴、枳实：行气宽肠，以助大黄、芒硝推荡积滞——佐药。

本方峻下热结，体现了"釜底抽薪，急下存阴"之法。

温脾汤

【组成】大黄 附子 芒硝 干姜 当归 人参 炙甘草。

【功效】攻下寒积，温补脾阳。

【主治】脾阳不足，寒积便秘证。便秘腹痛，或久痢赤白，脐周绞痛，手足不温，苔白，口不渴，脉沉弦而迟。

【组方原理】

大黄：泻下攻积 ｝
附子：温脾散寒 ｝共为君药。

芒硝：助大黄泻下攻积 ｝
干姜：助附子温脾祛寒 ｝共为臣药。

人参、当归：益气补血，使下不伤正——佐药。

甘草：既缓和大黄泻下之力，又合人参补脾益气，且调和药性——使药。

其他泻下剂如下。

方剂	组成	功效	主治
大黄牡丹汤	大黄、桃仁、牡丹皮、冬瓜子、芒硝	泻热破瘀，散结消肿	肠痈初起
麻子仁丸	火麻仁、芍药、枳实、大黄、厚朴、杏仁	润肠泻热，行气通便	脾约证
增液承气汤	玄参、麦冬、生地黄、大黄、芒硝	滋阴增液、泻热通便	热结阴亏证
十枣汤	芫花、甘遂、大戟、大枣	攻逐水饮	悬饮，水肿

九、化痰止咳平喘剂

（一）概述

1. 概念

凡以祛痰平喘药为主组成，具有祛痰平喘等作用，治疗痰饮咳喘证的一类方剂。

2. 功用

燥湿化痰、清热化痰、润燥化痰、温化寒痰、止咳平喘。

3. 适应证

治疗痰饮咳喘证，包括湿痰证、热痰证、寒痰证、燥痰证、以及风寒外束，痰热内蕴等证。

（二）常用方剂

二 陈 汤

【组成】半夏　橘红　白茯苓　炙甘草　生姜　乌梅。

【功效】燥湿化痰，理气和中。

【主治】湿痰证。咳嗽、呕吐、胸膈痞闷、肢体困重、头眩、心悸，伴见痰多色白易咯、舌苔白滑或腻、脉滑。

【组方原理】

半夏：辛温性燥，善能燥湿化痰，且又和胃降逆——君药。

橘红：理气行滞，且能燥湿化痰——臣药。

茯苓：健脾渗湿

生姜：既制半夏之毒，又助半夏化痰降逆、和胃止呕　｝共为佐药。

乌梅：敛气护阴，与半夏橘红相伍，防其燥散伤正

甘草：健脾和中，调和诸药——使药。

半夏、陈皮以陈旧者良，故名"二陈汤"。

定 喘 汤

【组成】炙麻黄　苏子　杏仁　半夏　款冬花　桑白皮　黄芩　白果　甘草。

【功效】宣降肺气，化痰清热。

【主治】风寒外束，痰热蕴肺之哮喘。哮喘咳嗽，痰多稠黄，舌苔黄腻，脉滑数。

【组方原理】

麻黄：宣肺散邪以平喘

白果：敛肺定喘而祛痰　｝共为君药。

苏子、杏仁、半夏、款冬花：降气平喘，止咳祛痰——臣药。

桑白皮、黄芩：清泄肺热——佐药。

甘草：调和诸药——使药。

其他化痰止咳平喘剂如下。

方剂	组成	功效	主治
小青龙汤	麻黄、桂枝、芍药、细辛、干姜、半夏、五味子、炙甘草	温肺化饮，止咳平喘	寒饮客肺
苏子降气汤	紫苏子、半夏、当归、前胡、厚朴、肉桂、生姜、大枣、炙甘草	降气平喘，祛咳止痰	实喘
清气化痰汤	胆南星、瓜蒌仁、陈皮、黄芩、杏仁、枳实、茯苓、制半夏（姜汁）	清热化痰、理气止咳	痰热咳嗽

十、温里剂

（一）概述

1. 概念

凡以温热药为主组成，具有温里散寒、回阳救逆等作用，治疗脾胃虚寒、阴盛阳衰、亡阳欲脱等证的一类方剂。

2. 功用

温里祛寒、回阳救逆。属于八法中的温法。

3. 适应证

治疗里寒证，包括脾胃虚寒、阴盛阳衰、亡阳欲脱等证。

4. 使用注意

阴虚、血虚、血热者忌用，真热假寒者不可误用。

（二）常用方剂

理 中 丸

【组成】干姜　人参　白术　炙甘草。

【功效】温中祛寒，益气健脾。

【主治】中焦虚寒证。脘腹冷痛，喜温喜按，大便稀溏，畏寒肢冷，口淡不渴，或有腹满食少、恶心呕吐，舌淡苔白润，脉沉迟或沉细无力。

【组方原理】

干姜：辛热，温中祛寒——君药。

人参：甘温，补气健脾——臣药。

白术：健脾燥湿，投脾所喜——佐药。

炙甘草：助参、术益气健脾，缓急止痛，调和诸药——使药。

四 逆 汤

【组成】附子　干姜　炙甘草。

【功效】回阳救逆。

【主治】阴盛阳衰寒厥证。四肢厥逆，神衰欲寐，恶寒蜷卧，或有面色苍白、冷汗淋漓、腹痛下利、呕吐不渴，舌苔白滑，脉微细。

【组方原理】

生附子：大辛大热，通行十二经脉，温壮心肾、回阳逐寒——君药。

干姜：辛热性守，温中散寒，助阳通脉——臣药。

炙甘草：益气补中，兼缓和姜、附峻烈之性，调和药性——佐药。

其他温里剂如下。

方剂	组成	功效	主治
当归四逆汤	当归、桂枝、芍药、细辛、通草、大枣、炙甘草	温经散寒，养血通脉	血虚寒厥证
小建中汤	芍药、桂枝、炙甘草、生姜、大枣、饴糖	温中补虚，和里缓急	虚劳里急证
阳和汤	熟地、鹿角胶、肉桂、麻黄、白芥子、炮姜、生甘草	温阳补血，散寒通滞	阴疽属于阳虚寒凝证

十一、理气剂

（一）概述

1. 概念

凡以理气药为主组成，具有行气、降气等作用，治疗气滞证或气逆证的一类方剂。

2. 功用

行气、降气。

3. 适应证

治疗气机郁滞及肺胃气机上逆等证。

（二）常用方剂

越 鞠 丸

【组成】苍术　香附　川芎　神曲　栀子。

【功效】行气解郁。

【主治】六郁证。胸膈痞闷或刺痛，脘腹胀痛，嗳腐吞酸，恶心呕吐，饮食不消，脉弦或滑。

【组方原理】

香附：行气解郁，以治气郁——君药。

川芎：血中之气药，既活血祛瘀以治血郁
苍术：燥湿运脾，以治湿郁
山栀：清热泄火，以治火郁　　　　　　共为臣佐药。
神曲：消食和胃，以治食郁

旋覆代赭汤

【组成】旋覆花　代赭石　半夏　生姜　人参　炙甘草　大枣。

【功效】降逆化痰，益气和胃。

【主治】胃虚痰阻气逆证。胃脘痞鞭，按之不痛，噫气不除，或见呕吐、呃逆，舌苔白腻，脉缓或滑。

【组方原理】

旋覆花：苦辛咸温，功善下气消痰、降逆止噫——君药。

代赭石：善镇冲逆，但苦寒质重易伤中气，故用量偏小
半夏：祛痰散结，降逆和胃
生姜：用意有三：①和胃降逆止嗳；　　　　　　　　　　共为臣药。
　　　　　　　　②宣散水气祛痰；
　　　　　　　　③制约代赭石寒性

人参、大枣：甘温益气，以复中气——佐药。

甘草：调和诸药——使药。

其他理气剂如下。

方剂	组成	功效	主治
柴胡舒肝散	陈皮、柴胡、川芎、香附、枳壳、白芍、甘草	疏肝解郁，行气止痛	肝气郁滞证
瓜蒌薤白白酒汤	瓜蒌、薤白、枳实、厚朴、桂枝、白酒	通阳散结，行气祛痰	胸痹

十二、理血剂

（一）概述

1. 概念

凡以理血药为主组成，具有活血调血或止血等作用，治疗血分病的一类方剂。

2. 功用

活血化瘀，止血等。

3. 适应证

治疗瘀血阻滞或出血证。

4. 注意

活血逐瘀剂对于月经过多或孕妇忌用。

（二）常用方剂

血府逐瘀汤

【组成】桃仁 红花 赤芍 川芎 牛膝 枳壳 柴胡 桔梗 当归 生地 甘草。

【功效】活血祛瘀，行气止痛。

【主治】胸中血瘀，血行不畅证。胸痛或头痛日久，痛如针刺而有定处，或呃逆、干呕不止，或内热瞀闷、或心悸怔忡、失眠多梦，或急躁易怒，唇暗或两目黯黑，舌质黯红或有瘀斑、瘀点，脉涩或弦紧。

【组方原理】

桃仁、红花：活血化瘀止痛——君药。

赤芍、川芎、当归：助桃仁、红花活血化瘀

牛膝：祛瘀通脉，引血下行 } 共为臣药。

柴胡、枳壳：疏肝解郁

桔梗：开宣肺气，载药上行而入胸中 } 共为佐药。

生地、当归：滋养阴血，使祛瘀而不伤正

甘草：调和诸药——使药。

补阳还五汤

【组成】生黄芪 归尾 赤芍 地龙 川芎 桃仁 红花。

【功效】补气，活血，通络。

【主治】气虚血瘀之中风后遗症。半身不遂，口舌喎斜，语言謇涩，口角流涎，小便频数或遗尿失禁，大便干燥，舌黯淡苔白，脉缓无力。

【组方原理】

生黄芪：力专性走，大补元气，使气旺则血行——君药。

当归尾：活血化瘀而不伤正——臣药。

赤芍、川芎、桃仁、红花：助归尾以活血化瘀

地龙：走窜行血，通经活络 } 共为佐使药。

其他理血剂如下。

方剂	组成	功效	主治
生化汤	当归、川芎、桃仁、干姜、甘草（童便、黄酒）	化瘀生新，温经止痛	产后瘀血腹痛，恶露不行，小腹冷痛

续表

方剂	组成	功效	主治
桂枝茯苓丸	桂枝、茯苓、牡丹皮、桃仁、赤芍	活血化瘀、缓消癥块	瘀阻胞宫证
小蓟饮子	生地、小蓟、滑石、木通、蒲黄、藕节、竹叶、当归、栀子、炙甘草	凉血止血，利水通淋	血淋，尿血

十三、补益剂

（一）概述

1. 概念

凡以补益药为主组成，具有补益气血阴阳等作用，治疗各种虚证的一类方剂。

2. 功用

补气、补血、补阴、补阳，属于八法中的补法。

3. 适应证

治疗气虚、血虚、阴虚、阳虚等证。

4. 使用注意

真实假虚证、正气未虚而邪气亢盛者、虚不受补者均慎用。

（二）常用方剂

四 君 子 汤

【组成】人参　白术　茯苓　炙甘草。

【功效】益气健脾。

【主治】脾胃气虚证。面色萎白，气短乏力，食少便溏，语声低微，舌淡苔白，脉虚弱。

【组方原理】

人参：甘温益气，健脾养胃——君药。

白术：补气健脾燥湿，加强人参益气补脾之力——臣药。

茯苓：健脾渗湿，合白术则健脾祛湿助运之功益著——佐药。

炙甘草：甘温益气补中，兼能调和诸药——使药。

四 物 汤

【组成】熟地黄　当归　白芍　川芎。

【功效】养血调经。

【主治】营血虚滞证。面色无华，唇甲色淡，头晕目眩，心悸失眠，妇人月经后期、量少或经闭不行、脐腹作痛，舌淡，脉细弦或细涩。

【组方原理】

熟地：滋阴补肾，填精生血——君药。

当归：补血养肝，活血调经——臣药。

白芍：养血益阴 ⎫
川芎：活血行气 ⎭ 共为佐药。

六味地黄丸

【组成】熟地黄　山萸肉　山药　泽泻　牡丹皮　茯苓。

【功效】滋补肝肾。

【主治】肝肾阴虚证。腰膝酸软，头晕目眩，口燥咽干，或有耳鸣耳聋、盗汗、遗精、消渴、手足心热、牙齿动摇、足跟作痛、小儿囟门不合，舌红少苔、脉沉细数。

【组方原理】

熟地黄：滋阴补肾，填精益髓——君药。

山茱萸：补养肝肾，固涩精气

山药：补益脾阴，固肾涩精   }共为臣药。

泽泻：利湿而泄肾浊，并能减熟地黄之滋腻

茯苓：淡渗脾湿，既助山药之健运，并协泽泻以泄肾浊   }共为佐药。

丹皮：清退虚热，并制山萸肉之温涩

特点：①三补三泄，以补为主，以泄助补；②肝脾肾三阴并补，重在补肾。

其他补益剂如下。

方剂	组成	功效	主治
参苓白术散	人参、白术、白茯苓、莲子肉、薏苡仁、缩砂仁、桔梗、白扁豆、甘草、山药、大枣	益气健脾，渗湿止泻	脾虚夹湿证
补中益气汤	人参、黄芪、当归、陈皮、升麻、柴胡、白术、炙甘草	补中益气，升阳举陷	脾胃气虚证，气虚下陷证，气虚发热证
生脉散	人参、麦冬、五味子	益气生津，敛阴止汗	湿热、暑热之耗气伤阴证，久咳肺虚之气阴两虚证
归脾汤	人参、黄芪、龙眼肉、白术、茯神、酸枣仁、木香、当归、远志、炙甘草	益气补血，健脾养心	心脾气血两虚证，脾不统血证
当归补血汤	黄芪、当归	补气生血	血虚发热证
炙甘草汤	炙甘草、生地、人参、生姜、桂枝、阿胶、麦冬、火麻仁、大枣	滋阴养血，益气温阳，复脉止悸	阴血不足、阳气虚弱证，虚劳肺痿证
一贯煎	生地、北沙参、麦冬、当归、枸杞子、川楝子	滋阴疏肝	肝肾阴虚，肝气不舒证
百合固金汤	百合、熟地黄、生地黄、当归、麦冬、白芍、贝母、玄参、桔梗、甘草	滋肾保肺，止咳化痰	肺肾阴亏，虚火上炎证
肾气丸	干地黄、山药、山茱萸、泽泻、茯苓、牡丹皮、桂枝、附子	补肾助阳	肾阳不足证

十四、固涩剂

（一）概述

1. 概念

凡以固涩药为主组成，具有收敛固涩等作用，治疗各种滑脱之证的一类方剂。

2. 功用

敛汗固表，涩精止遗，涩肠止泻，收敛止带。

3. 适应证

治疗卫外不固、肾虚失藏等气、血、津液滑脱所致病证。

4. 使用注意

外邪未祛以及实邪所致病证慎用。

（二）常用方剂

玉 屏 风 散

【组成】炙黄芪　白术　防风。

【功效】益气固表止汗。

【主治】表虚自汗证。自汗恶风，面色萎白，舌淡苔薄白，脉虚。

【组方原理】

炙黄芪：补脾肺气，实卫固表——君药。

白术：益气健脾——臣药。

防风：走表而祛风邪——佐药。

四 神 丸

【组成】补骨脂　肉豆蔻　五味子　吴茱萸。

【功效】温肾暖脾，固肠止泻。

【主治】脾肾虚寒之肾泻。五更泄泻或久泻不愈，不思饮食，腰酸肢冷，或有食不消化、腹痛喜温、神疲乏力，舌淡，苔薄白，脉沉迟无力。

【组方原理】

补骨脂：善补命门之火以温养脾土——君药。

肉豆蔻：温中涩肠——臣药。

吴茱萸：温脾暖胃以散阴寒
五味子：酸温，固肾涩肠 ｝共为佐药。

姜、枣：暖胃散寒、补脾养胃——使药。

其他固涩剂如下。

方剂	组成	功效	主治
牡蛎散	牡蛎、黄芪、麻黄根、浮小麦	益气固表，敛阴止汗	自汗，盗汗
金锁固精丸	沙苑子、芡实、莲须、龙骨、牡蛎	补肾涩精	遗精

十五、安神剂

（一）概述

1. 概念

凡以重镇安神或滋养安神药为主组成，具有安神作用，治疗神志不安证的一类方剂。

2. 功用

重镇安神，滋养安神。

3. 适应证

治疗思虑过度，心神失养或肝郁化火，扰乱心神所致病证。

（二）常用方剂

酸 枣 仁 汤

【组成】酸枣仁　茯苓　知母　川芎　炙甘草。

【功效】养血安神，清热除烦。

【主治】肝血不足，虚热内扰证。虚烦不眠，咽干口燥，或有头目眩晕、心悸不安，舌红，脉弦细。

【组方原理】

酸枣仁：养血补肝，宁心安神——君药。

茯苓：宁心安神 ⎫
知母：滋阴清热 ⎭ 共为臣药。

川芎：条畅气血、疏达肝气，与酸枣仁辛散酸收并用——佐药。

甘草：和中缓急，调和诸药——使药。

朱砂安神丸

【组成】朱砂　甘草　黄连　当归　生地黄。

【功效】镇心安神，泄火养阴。

【主治】心阴不足，心火亢盛证。怔忡不寐，心神烦乱，舌尖红，脉细数。

其他安神剂如下。

方剂	组成	功效	主治
天王补心丹	人参、生地、丹参、玄参、茯苓、五味子、远志、桔梗、当归、天冬、麦冬、柏子仁、酸枣仁、朱砂	滋阴养血，补心安神	阴虚血少，神志不安证

十六、开窍剂

（一）概述

1. 概念

凡以芳香开窍药为主组成，具有开窍醒神作用，治疗神昏窍闭之证的一类方剂。

2. 功用

开窍醒神。

3. 适应证

治疗邪热内闭或寒痰闭浊所致闭证。

（二）常用方剂

安宫牛黄丸

【组成】牛黄　郁金　犀角　黄连　朱砂　冰片　麝香　珍珠　山栀　雄黄　黄芩。

【功效】清热解毒，开窍醒神。

【主治】热闭心包证。高热烦躁，神昏谵语，或有舌謇肢厥，舌红或绛，脉数有力。

其他开窍剂如下。

方剂	组成	功效	主治
至宝丹	生乌、犀角、麝香、朱砂、雄黄、生玳瑁屑、琥珀、龙脑、金箔、银箔、牛黄、安息香	清热开窍、化浊解毒	痰热内闭心包证
苏合香丸	苏合香、麝香、冰片、安息香、白术、青木香、犀角、香附、朱砂、诃黎勒、檀香、沉香、丁香、荜茇、乳香	芳香开窍，行气温中	寒闭证

十七、驱虫剂

（一）概述

1. 概念

凡以驱虫药为主组成，具有驱虫或杀虫作用，治疗人体寄生虫病的一类方剂。

2. 功用

驱虫或杀虫。

3. 适应证

蛔虫、蛲虫、钩虫等消化道寄生虫病。

（二）常用方剂

乌 梅 丸

【组成】乌梅 细辛 干姜 黄连 当归 炮附子 蜀椒 桂枝 人参 黄柏 乌梅。

【功效】温脏安蛔。

【主治】蛔厥证。腹痛时作，手足厥冷，烦闷不安，得食而呕，甚则吐蛔。

【组方原理】

乌梅：味酸安蛔，使蛔静而痛止——君药。

黄连、黄柏：苦以下蛔，寒以清泄肝胆

蜀椒、细辛：辛可伏蛔，温可祛寒

桂枝、干姜、附子：助蜀椒、细辛温脏祛寒，辛以伏蛔 } 共为臣佐药。

人参、当归：补益气血以扶正

蜂蜜：甘缓和中——使药。

十八、外用剂

（一）概述

1. 概念

凡以外用药为主组成，通过体表发挥作用的一类方剂。

2. 功用

收敛止血、化腐拔毒生肌等作用。

3. 适应证

皮肤疾患、疮痈肿毒等。

（二）常用方剂

金 黄 散

【组成】大黄 黄柏 姜黄 白芷 南星 陈皮 苍术 厚朴 甘草 天花粉。

【功效】清热解毒，消肿止痛。

【主治】阳证疮疡初起。局部红肿，灼热疼痛，脓未成形，舌红苔黄，脉滑数。

病例分析

1. 患者，女，36岁。呕吐，腹泻1天。正值夏季，天气炎热，患者消暑纳凉后，出现恶心呕吐，肠鸣泄泻，胸膈满闷，伴有恶寒发热，头痛，舌苔白腻。

思考

本病案宜选用何方治疗？并简要分析选方依据及组方配伍意义。

解析

根据患者症状，辨证属外感风寒，内伤湿滞证。内伤湿滞，升降失常，脾弱不运，风寒束表，卫阳郁遏，立法组方当内化湿浊、外解风寒，兼以理气和中、健脾助运。宜选用藿香正气散。组成：藿香大腹皮 白芷 紫苏 茯苓 半夏曲 白术 陈皮 姜厚朴 桔梗 炙甘草

方中藿香既能内化湿浊，又可外解风寒，故重用为君药。紫苏、白芷解表散寒，兼化湿浊，以助藿香解表化湿之力，为臣药。半夏曲燥湿消食，降逆止呕；陈皮、厚朴、大腹皮行气化湿，畅中除满；茯苓合大腹皮利水渗湿于下，合白术健脾运湿于中；桔梗宣肺利膈，以利解表化湿，同为佐药。炙甘草益气和中又能调和诸药，为使药。诸药配伍，共奏化湿解表、理气和中之功。

2. 患者，男，32岁。发热、大便不通3天。患者发热，下午申时热势较高，不恶寒，大便坚结难下、频转矢气，腹胀满硬，绕脐腹痛拒按，烦躁谵语，不能食，舌红，苔老黄焦燥起刺，脉沉实有力。

思考

本病案宜选用何方治疗？并简要分析选方依据及组方配伍意义。

解析

根据患者临床表现，本病属病邪入里化热，与肠中燥屎相结的阳明腑实证。反映肠热津伤，燥屎内结，腑气不通之病机特点。故立法组方以急下存阴为主，即"釜底抽薪"之意，并结合行气宽肠以助推荡之力。宜选用大承气汤加减。组成：大黄 芒硝 厚朴 枳实。

方中大黄苦寒通降，泻下攻积，通腑泄热，为君药。臣以咸寒润降之芒硝，泄热润燥，软坚通便。硝、黄相须为用，泻下热结之功益峻。佐以厚朴、枳实行气宽肠，以助大黄、芒硝推荡积滞。四药配伍，共奏峻下热结、推陈致新功效。

3. 患者，女，28岁。月经量少半年。近半年月经量少，时有周期延后，每次行经2天左右，伴面色无华，唇甲色淡，头晕目眩，心悸失眠，舌淡，脉细弦或细涩。

思考

本病案宜选用何方治疗？并简要分析选方依据及组方配伍意义。

解析

根据患者症状，辨证属营血虚滞证。反映了营血亏虚，脏腑形体失养，血行不畅之病机特点。立法组方以补养营血为主，辅以活血调血。宜选用四物汤加减，组成：熟地黄 当归 白芍 川芎

方中熟地滋阴补肾，填精生血，为君药。当归补血养肝，活血调经，为臣药。佐以白芍养血益阴，川芎活血行气。四药配伍，共奏补血调血之功。

第三章 针灸学基础

第一节 经络学说

重点	经络的基本概念；十二经脉分类、走向和交接规律、分布规律、表里络属关系。
难点	经络系统的组成；十二经脉走向和交接规律、分布规律、流注顺序。
考点	经络的基本概念；经络系统的组成；十二经脉走向和交接规律。

速览导引图

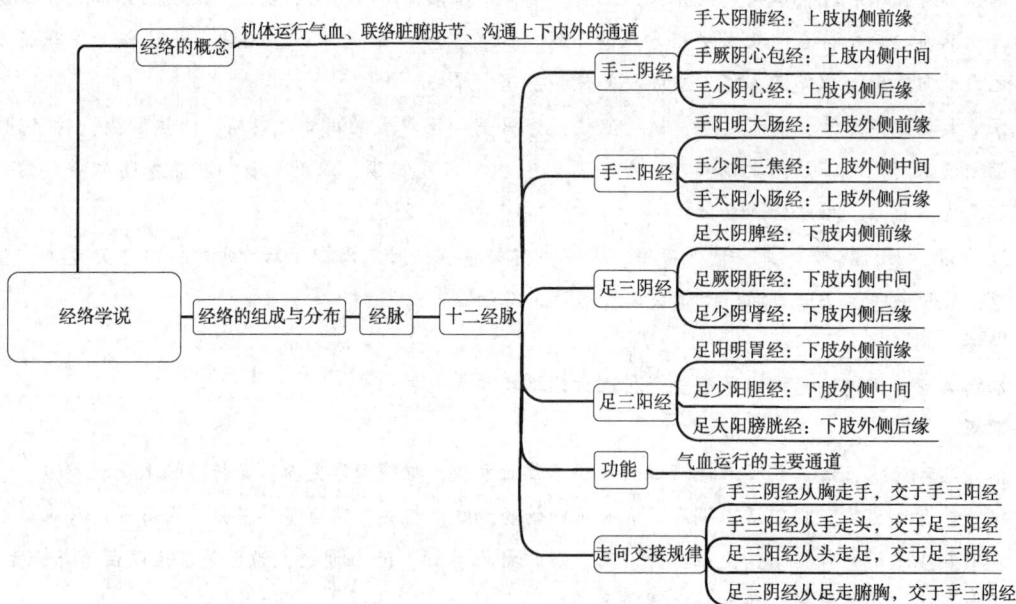

x

```
                                            ┌ 督脉：腰、背、项、头后部正中线
                                            ├ 任脉：腹、胸、颈、面部的正中线
                                            ├ 带脉：起于胁下，束腰一周
                                            ├ 冲脉：并足少阴肾经挟脐而上，环绕口唇
                                    ┌ 奇经八脉 ├ 阴跷脉：起于足跟内侧，随足少阴等经上行，至目内眦与阳跷脉会合
                                    │        ├ 阳跷脉：起于足跟外侧，伴足太阳等经上行，至目内眦与阴跷脉会合
                                    │        ├ 阴维脉：起于小腿内侧，经腹、胁，与脾经、肝经会合后，复上行挟咽与任脉相并
                              ┌ 经脉 │        └ 阳维脉：起于小腿外侧下方，经躯干部的外侧，上腋、颈、面颊部而达额与督脉相并
                              │     │        ┌ 功能    统率、联络和调节十二经脉
                              │     │
                              │     └ 十二经别 ┌ 循行：离、合、出、入
             ┌ 经络的组成与分布 │            └ 功能：加强十二经脉相表里两经在体内的联系
             │                │     ┌ 十五别络 ┌ 组成：十二经脉之络、督脉之络、任脉之络、脾之大络
             │                │     │         └ 功能：加强相为表里的两条经脉之间在体表的联系
             │                ├ 络脉 ├ 孙络 —— 渗灌气血以涵养全身
             │                │     └ 浮络 —— 渗灌气血以涵养全身
             │                │     ┌ 经筋 ┌ 组成：十二经脉所连属的筋肉系统
经络学说 ┤                └ 连属部分 │     └ 功能：连缀四肢百骸，主司关节运动
             │                      └ 皮部 ┌ 组成：十二经脉及其所属络脉在皮表的分区
             │                            └ 功能：十二经脉之气的散布所在，抗御外邪，保卫机体
             │                ┌ 沟通表里上下，联系脏腑器官
             │                ├ 运行气血，濡养脏腑组织
             └ 经络的生理功能 ┤ 调节功能平衡
                              └ 感应传导作用
```

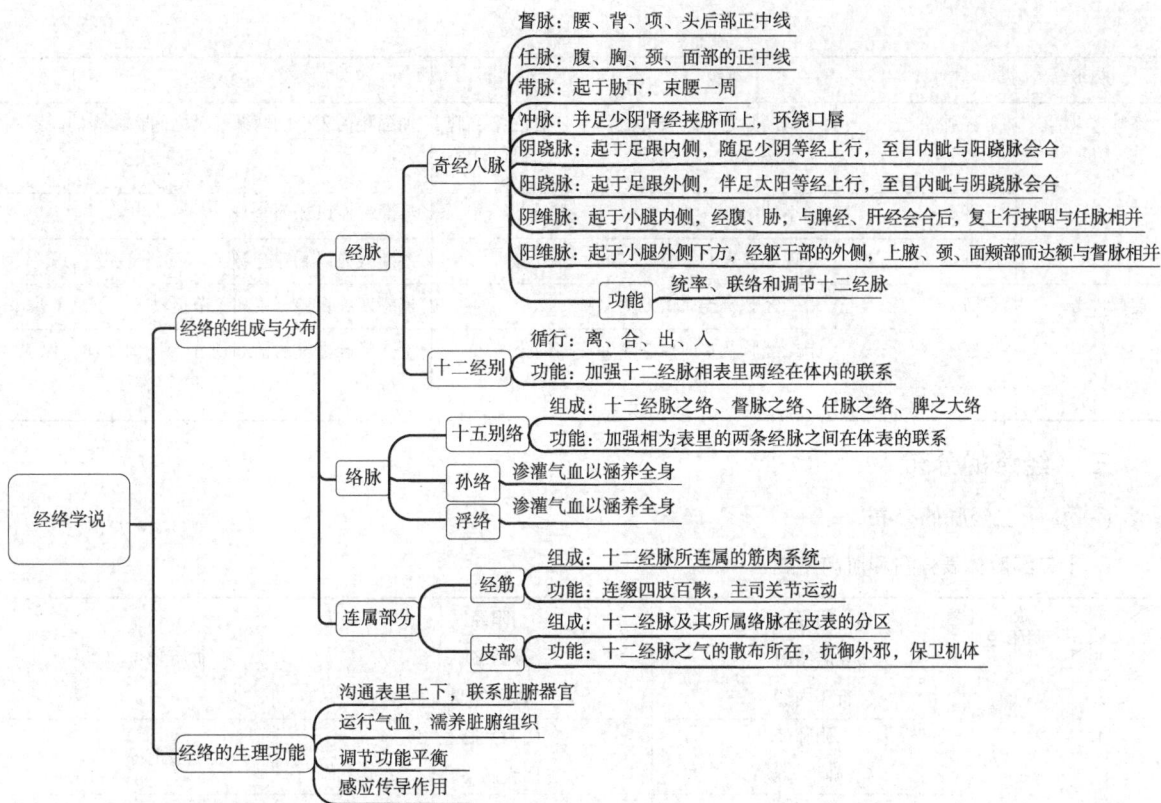

一、经络的概念

经络是机体运行气血、联络脏腑肢节、沟通上下内外的通道；经络是经脉和络脉的总称。经，有路径的意思，是经络系统的主干，大多循行于深部；络，有网络的意思，是经脉的分支，纵横交错，大多循行于较浅的部位。

经络学说是研究人体经络系统的生理功能、病理变化及其与脏腑相互关系的学说。

二、经络系统的组成

经络系统，由经脉、络脉及其他连属部分所组成。

经脉分为正经和奇经，前者为十二经脉，后者为奇经八脉和十二经别。络脉包括十五别络、孙络和浮络。经筋和皮部，是十二经脉与筋肉和体表的连属部分。

分类		组成	功能
经脉	十二经脉	手、足三阴经和手、足三阳经，有一定的循行部位和交接顺序，在肢体的分布和走向有一定的规律，与体内的相关脏腑有直接的络属关系	气血运行的主要通道
	奇经八脉	督脉、任脉、冲脉、带脉、阴跷脉、阳跷脉、阴维脉、阳维脉	统率、联络和调节十二经脉。
	十二经别	十二经脉别出的经络，如从手太阴肺经别出者，则称为手太阴经别。	加强十二经脉中相为表里的两经之间在体内的联系，并通达某些正经未循行到的器官和形体部位，以补正经之不足

续表

分类		组成	功能
络脉	十五别络	十二经脉之络、督脉之络、任脉之络、脾之大络	加强相为表里的两条经脉之间在体表的联系
	孙络	细小的络脉	渗灌气血以涵养全身
	浮络	浮现于体表的络脉	渗灌气血以涵养全身
连属部分	经筋	十二经脉所连属的筋肉系统	连缀四肢百骸，主司关节运动
	皮部	十二经脉及其所属络脉在皮表的分区	十二经脉之气的散布所在，抗御外邪，保卫机体

三、经络的分布

（一）十二经脉的分布

1. 十二经脉体表分布和脏腑络属

手足＼阴阳经	阴经 属脏络腑 行于内侧	阳经 属腑络脏 行于外侧	循行部位
手	太阴肺经（属肺络大肠）	阳明大肠经（属大肠络肺）	上肢前缘
	厥阴心包经（属心包络三焦）	少阳三焦经（属三焦络心包）	上肢中线
	少阴心经（属心络小肠）	太阳小肠经（属小肠络心）	上肢后缘
足	太阴脾经（属脾络胃）	阳明胃经（属胃络脾）	下肢前缘
	厥阴肝经（属肝络胆）	少阳胆经（属胆络肝）	下肢中线
	少阴肾经（属肾络膀胱）	太阳膀胱经（属膀胱络肾）	下肢后缘

2. 十二经脉的走向和交接规律

总规律：手三阴经从胸走手，交于手三阳经；手三阳经从手走头，交于足三阳经；足三阳经从头走足，交于足三阴经；足三阴经从足走腹胸，交于手三阴经。

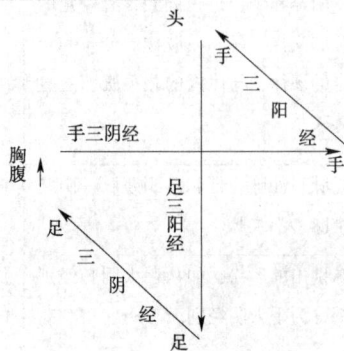

十二经脉的走向交接规律示意图

3. 十二经脉的流注顺序

十二经脉分布在人体内外，经脉中的气血运行是循环贯注的，从手太阴肺经开始，依次传至足厥阴肝经，再传至手太阴肺经，首尾相贯，如环无端。

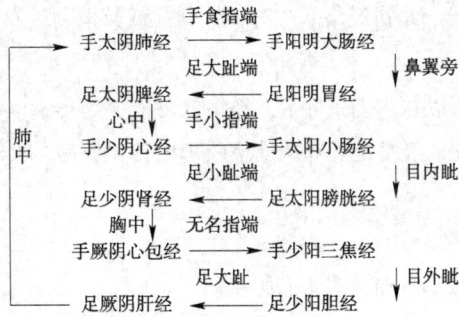

```
                        手食指端
            → 手太阴肺经 ──────→ 手阳明大肠经
          ┌                              ↓ 鼻翼旁
          │             足大趾端
          │   足太阴脾经 ←────── 足阳明胃经
          │     心中↓   手小指端
       肺  │   手少阴心经 ──────→ 手太阳小肠经
       中  │             足小趾端              ↓ 目内眦
          │   足少阴肾经 ←────── 足太阳膀胱经
          │     胸中↓   无名指端
          │   手厥阴心包经 ─────→ 手少阳三焦经
          │             足大趾               ↓ 目外眦
          └   足厥阴肝经 ←────── 足少阳胆经
```

十二经脉流注次序

（二）奇经八脉的分布

脉名	循行分部	功能
督脉	腰、背、项、头后部正中线	总督六阳经，又称"阳脉之海"
任脉	腹、胸、颈、面部的正中线	总督六阴经，又称"阴脉之海"
带脉	起于胁下，束腰一周	统束纵行诸经，"诸脉皆属于带脉"
冲脉	并足少阴肾经挟脐而上，环绕口唇	调节十二经气血，称为"十二经脉之海"或"血海"
阴跷脉	起于足跟内侧，随足少阴等经上行，至目内眦与阳跷脉会合	主一身左右的阴阳，共同调节下肢的运动和眼睑的开合
阳跷脉	起于足跟外侧，伴足太阳等经上行，至目内眦与阴跷脉会合	
阴维脉	起于小腿内侧，经腹、胁，与脾经、肝经会合后，复上行挟咽与任脉相并	调节六阴经经气
阳维脉	起于小腿外侧下方，经躯干部的外侧，上腋、颈、面颊部而达额与督脉相并	调节六阳经经气

（三）经别、别络、经筋、皮部分布

经别从十二经脉的四肢部分（多为肘、膝以上）别出（称为"离"），走入体腔脏腑深部（称为"入"），然后浅出体表（称为"出"）而上头面部，阴经的经别合入阳经的经别而分别注入六阳经脉（称为"合"）。

别络是经脉分出的支脉，大多分布于体表。

经筋是十二经脉之气结、聚、散、络于筋肉、关节的体系。

皮部是十二经脉及其所属络脉在皮表的分区，也是十二经脉之气的散布所在。

四、经络的作用

（一）生理功能

（1）沟通表里上下，联系脏腑器官　人体是由五脏六腑、四肢百骸、五官九窍、皮肉筋骨等所组成，这些脏器组织虽然各有不同的生理功能，但又是相互协作，协调统一的。这种机能功能活动的协调统一，主要通过经络系统的联络作用而实现。

（2）运行气血，濡养脏腑组织　经络不断地将气血输送到全身各部，在内灌注脏腑组织，在外濡养腠理皮毛。

（3）调节功能平衡　经络能运行气血和协调阴阳，使机体的机能活动保持相对的平衡。

（4）感应传导作用　感应传导，是指经络系统对于针刺（或其他刺激）感觉具有的传递通导作用。

（二）阐释病理

由于经络有沟通联络作用，所以在病理条件下，经络就可能成为传递病邪和反映病变的途径，因此，可用经络学说来阐释人体的病理变化。经络是外邪从皮毛腠理内传于脏腑的传变途径。同时，经络还可以成为脏腑之间病变相互影响的途径。

（三）指导诊断

（1）循经诊断　如胸胁乳房胀满疼痛，多为肝胆疾病。

（2）分经诊断　头痛在前额者，多与阳明经有关；头痛在两侧者，多与少阳经有关；头痛在后头及项部者，多与太阳经有关；头痛在巅顶者，多与厥阴经有关。

（四）治疗预防

（1）指导针灸推拿　针灸与按摩疗法，一般根据"循经取穴"的原则，在病变的邻近部位或经络循行的远端部位上取穴，以调整经络气血的功能活动，达到治疗的目的。

（2）指导药物治疗（药物归经）　药物治疗也要以经络为渠道，使药到病所，发挥其治疗作用。古代医家在长期的临床实践中发现，某些药物对某一脏腑经络有特殊的选择性作用，在此基础上创立了"药物归经"及"引经报使"理论。

病例分析

患者男性，36岁，表现为腰、骶、脊背及胯骨和臀部疼痛、僵硬和活动不利，有时会牵连至下腹部及耻骨联合等部位，医院诊断为强直性脊柱炎。

思考： 运用经络辨证，分析强直性脊柱炎与奇经八脉中哪些经脉相关。

解析： 强直性脊柱炎证候表现的部位为众多经脉循行的区域，在奇经八脉中督脉循行于腰、背、项、头后部正中线，带脉绕腰一周，因此强直性脊柱炎与奇经八脉中督脉和任脉关系最为密切。且督脉主"腰背强痛"，因此可以通过补益督脉来治疗强直性脊柱炎。

第二节　腧　穴

重点	腧穴的概念；腧穴的定位方法。
难点	腧穴的主治规律；特定穴。
考点	腧穴的概念；特定穴分类；腧穴的定位方法。

速览导引图

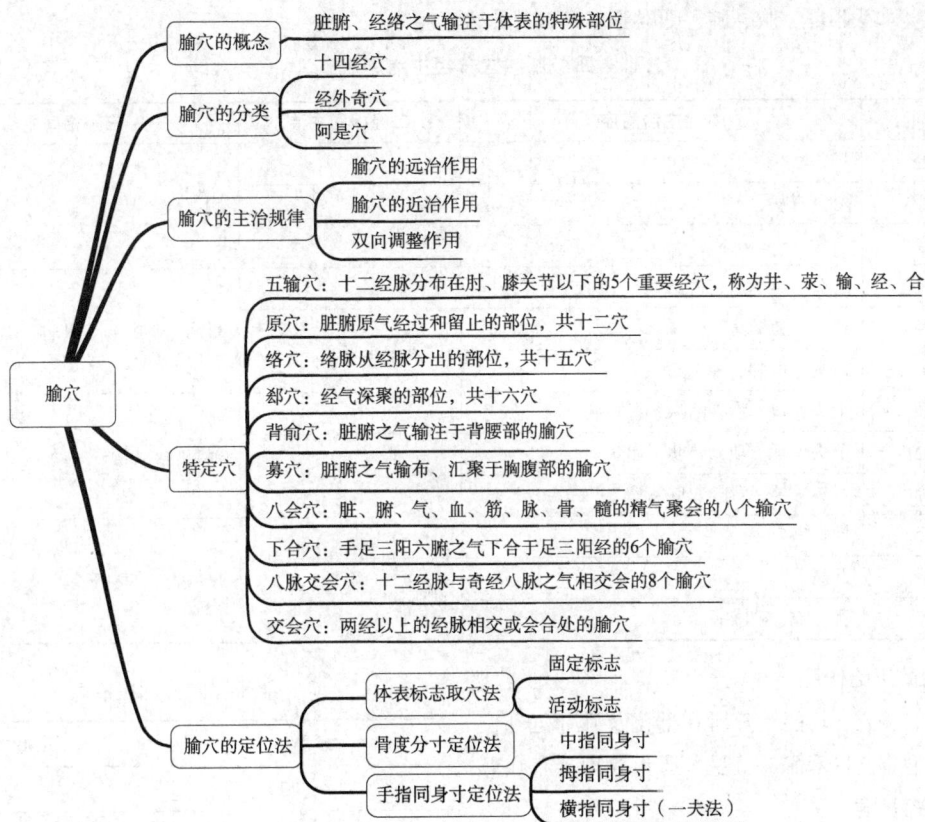

一、腧穴的概念

腧穴是脏腑、经络之气输注于体表的特殊部位，也是疾病的反映点和针灸等治法的刺激点。"腧"与"输"义同，有转输、输注的含义；"穴"即孔隙的意思。

二、腧穴的分类

腧穴包括了十四经穴、经外奇穴及阿是穴三大类。

1. 十四经穴

简称经穴。它是分布于十四经脉循行路线上的腧穴，共有 361 穴名。其中双穴 309 对，单穴 52 个。

2. 经外奇穴

简称奇穴。它为后世新发现有肯定疗效，但尚未归属十四经系统的穴位。这部分腧穴对某些病症具有特殊的治疗作用。

3. 阿是穴

又称天应穴、不定穴、压痛点，即《灵枢·经筋》所说的"以痛为腧"。其部位是根据疼痛所在而定，即身体上出现的临时压痛点，就是穴位所在。临床上多用于疼痛性疾病。

三、腧穴的主治规律

十四经腧穴的主治规律，是根据"经脉所通，主治所及"的原则总结而成的。总的来说，所有穴位都具有治疗局部病症的作用，有的还兼有治疗邻近部位病症或远隔部位病症的作用。

1. 腧穴的远治作用

是十四经主治作用的基本规律。十四经在四肢肘膝关节以下穴位，既能治疗局部病症，还能治疗本经循行所及的远隔部位的病症，有的还具有全身性治疗作用。例如列缺不仅能治疗上肢病症，还能治疗手太阴肺经循行部位，如头顶部、胸、肺、咽喉等疾病以及外感病症等。

四肢部腧穴分经主治列表

经名	本经主治病症	二经相同主治	三经相同主治
手太阴经	肺、喉病		
手厥阴经	心、胃病	神志病	胸部病
手少阴经	心病		
手阳明经	前头、鼻、口、齿病		
手少阳经	侧头、胁肋病	目病、耳病	目病、咽喉病、热病
手太阳经	后头、肩胛、神志病		
足阳明经	前头、口、齿、咽喉、胃肠病		
足少阳经	侧头、耳、项、胁肋、胆病	眼病	神志病、热病
足太阳经	后头、项、背腰、肛肠病		
足太阴经	脾胃病		
足厥阴经	肝病	前阴病	腹部病、妇科病
足少阴经	肾、肺、咽喉病		

2. 腧穴的近治作用

全身所有腧穴，均能治疗所在部位及其邻近部位的病症。如迎香、口禾髎、上星、通天等均分布在鼻区，均能治疗鼻病。

躯干腧穴分部主治表

分部	主治
胸、上背（胸1~7）	肺、心
上腹、下背（胸8~腰1）	肝、胆、脾、胃
下腹、腰骶（腰2~骶4）	胃、肠、膀胱、生殖器官

3. 双向调整作用

某些腧穴对机体机能起双向调节作用。如内关穴，心动过速时，可以减慢心率；心动过缓时，又可以提高心率。

四、特定穴的意义

特定穴是指十四经中具有特殊治疗作用和特定称号的一类腧穴。分为五输穴、原穴、络穴、郄穴、背俞穴、募穴、下合穴、八会穴、八脉交会穴和交会穴。

1. 五输穴

即十二经脉分布在肘、膝关节以下的5个重要经穴，称为井、荥、输、经、合，分布上从四肢末端向肘、膝方向依次排列。古人喻作水流由小到大，由浅入深来形容经气渐盛的过程。其分布及主治规律如下。

五输穴	部位	主治
井穴	手足指（趾）端	神志病和心中烦闷
荥穴	掌指或跖趾关节之前	热病
输穴	掌指或跖趾关节之后	体重节痛
经穴	肘、膝关节以下	喘咳、咽喉病症
合穴	肘、膝关节附件	肠胃等六腑病

2. 原穴

是脏腑原气经过和留止的部位。"原"即本源，原气之意。

分布：十二经脉在四肢各有一个原穴，又称十二原。

作用：对于诊断治疗经络、脏腑的病证具有重要作用。

3. 络穴

"络"即联络之意。络脉从经脉分出的部位各有一个络穴。十二正经、任脉、督脉、脾之大络各有一个，总称十五络穴。

分布：十二经的络穴皆位于四肢肘膝关节以下，任脉络穴鸠尾位于腹，督脉络穴长强位于尾骶部，脾之大络大包位于胸胁。

作用：具有联络表里两经的作用，可治疗表里两经及其分布部位的病证。

4. 郄穴

是指经气深聚的部位。"郄"，有空隙之意。十二经脉和阴跷脉、阳跷脉、阴维脉、阳维脉各有一郄穴，共十六穴。

分布：多分布于四肢肘、膝关节以下。

作用：主治本经循行部位及其所属脏腑的急性病痛。

5. 背俞穴

是脏腑之气输注于背腰部的腧穴。

分布：背俞穴均位于背腰部脊柱两侧的足太阳膀胱经的第一侧经线上。募穴分布于躯干部，多与相应的脏腑相近。

作用：可用于内脏病的诊察与治疗。

6. 募穴

是脏腑之气输布、汇聚于胸腹部的腧穴。

分布：躯干部，多与相应的脏腑相近。

作用：可用于内脏病的诊察与治疗。

7. 八会穴

即脏、腑、气、血、筋、脉、骨、髓的精气聚会的八个输穴。

分布：

八会	脏会	腑会	气会	血会	筋会	脉会	骨会	髓会
穴位	章门	中脘	膻中	膈俞	阳陵泉	太渊	大杼	绝骨

作用：临床上凡属脏、腑、气、血、筋、脉、骨、髓的病变，可取相应会穴。如血证可选血会膈俞等。

8. 下合穴、八脉交会穴、交会穴

下合穴是指手足三阳六腑之气下合于足三阳经的 6 个腧穴。

八脉交会穴是指十二经脉与奇经八脉之气相交会的 8 个腧穴。

交会穴是指两经以上的经脉相交或会合处的腧穴。

特定穴	分布	作用
下合穴	足三阳经膝关节及以下部位	治疗六腑的病证
八脉交会穴	分布腕踝关节的上下	治疗奇经八脉病证
交会穴	多分布于头面、躯干部	治疗所交会经脉相关疾病

五、腧穴的定位法

(一) 体表标志取穴法

根据体表各种骨性或肌性标志来取穴。

1. 固定标志

指五官、发际、指（趾）甲、乳头、肚脐等，不受人体活动影响而固定不移的标志。

2. 活动标志

指各部的关节、肌肉、肌腱、皮肤随着活动而出现的空隙、凹陷、皱纹、尖端等，需要采取相应的动作姿势才会出现的标志。

（二）骨度分寸定位法

以骨节为主要标志测量周身各部的大小、长短，并依其比例折算尺寸作为定穴标准的方法。

部位	起止部分	骨度（寸）
头面部	前发际正中至后发际正中	12寸
	眉间（印堂）至前发际正中	3寸
	前额两发角之间	9寸
	耳后两乳突（完骨）之间	9寸
胸腹胁部	天突至歧骨（胸剑联合）	9寸
	歧骨至脐中	8寸
	脐中至耻骨联合上缘	5寸
	两乳头之间	8寸
背腰部	两肩胛骨内侧缘至后正中线	3寸
	肩峰缘至后正中线	8寸
上肢部	腋前、后纹头至肘横纹（平肘尖）	9寸
	肘横纹（平肘尖）至腕掌（背）侧远端横纹	12寸
下肢部	耻骨联合上缘至髌底	18寸
	髌底至髌尖胫骨内侧髁下方至内踝尖	13寸
	股骨大转子至腘横纹（平髌尖）	19寸
	腘横纹（平髌尖）至外踝尖	16寸

（三）手指同身寸定位法

以患者手指宽度为标准来取穴的方法。

1. 中指同身寸

以患者中指第一、二指节横纹桡侧端间距离为1寸量取穴位。

2. 拇指同身寸

患者拇指末节的横纹宽度为一寸，以测量穴位的位置。

3. 横指同身寸（一夫法）

患者将食指、中指、无名指、小指并拢，以中指中节横纹处为准，四指宽度为三寸。

病例分析

患者，女，35岁，胃脘痛反复发作2年余。近因贪食冷饮，疼痛加剧，遇热则舒，遇寒则加重，痛时喜按，气短懒言，吞酸或吐清水，嗳气不舒。舌苔白，脉弦细。

思考：利用腧穴主治规律如何进行选穴？

解析：根据患者的临床表现，中医诊断为胃痛，中阳虚弱证。根据腧穴远治作用，病变部位在胃部，可以选用上肢或者下肢穴位，再根据四肢部腧穴分经主治，可选用足阳明胃经、足太阴脾经及手厥阴心包经上的穴位。根据腧穴近治作用，则可就近选择胃脘部穴位，如任脉上的中脘、上脘等。

第三节　十四经穴

重点	十四经穴常用腧穴的定位、主治和操作。
难点	十四经循行及十四经穴常用腧穴的定位、主治。
考点	十四经穴常用腧穴的定位、主治。

速览导引图

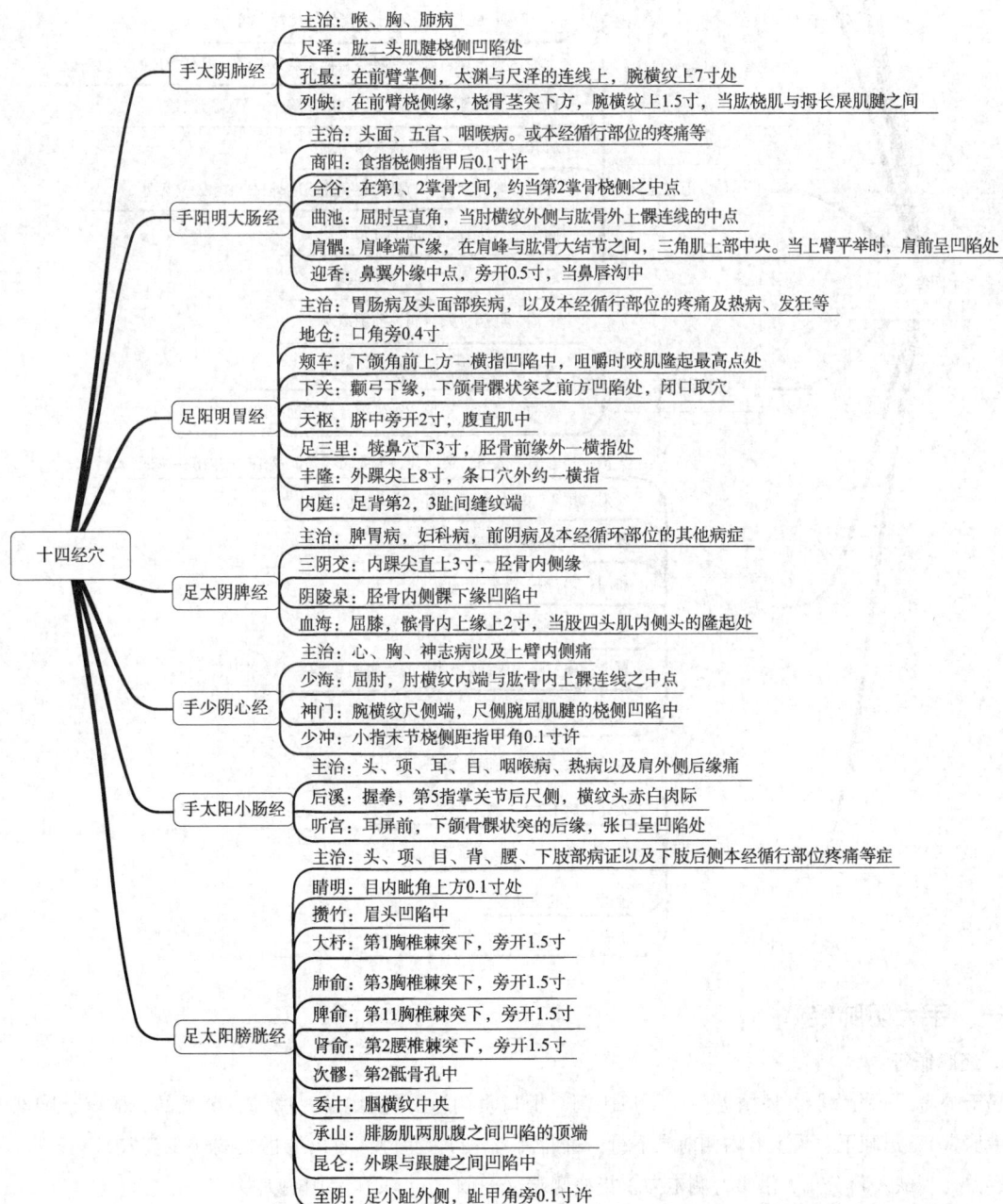

手太阴肺经
　主治：喉、胸、肺病
　尺泽：肱二头肌腱桡侧凹陷处
　孔最：在前臂掌侧，太渊与尺泽的连线上，腕横纹上7寸处
　列缺：在前臂桡侧缘，桡骨茎突下方，腕横纹上1.5寸，当肱桡肌与拇长展肌腱之间

手阳明大肠经
　主治：头面、五官、咽喉病。或本经循行部位的疼痛等
　商阳：食指桡侧指甲后0.1寸许
　合谷：在第1、2掌骨之间，约当第2掌骨桡侧之中点
　曲池：屈肘呈直角，当肘横纹外侧与肱骨外上髁连线的中点
　肩髃：肩峰端下缘，在肩峰与肱骨大结节之间，三角肌上部中央。当上臂平举时，肩前呈凹陷处
　迎香：鼻翼外缘中点，旁开0.5寸，当鼻唇沟中

足阳明胃经
　主治：胃肠病及头面部疾病，以及本经循行部位的疼痛及热病、发狂等
　地仓：口角旁0.4寸
　颊车：下颌角前上方一横指凹陷中，咀嚼时咬肌隆起最高点处
　下关：颧弓下缘，下颌骨髁状突之前方凹陷处，闭口取穴
　天枢：脐中旁开2寸，腹直肌中
　足三里：犊鼻穴下3寸，胫骨前缘外一横指处
　丰隆：外踝尖上8寸，条口穴外约一横指
　内庭：足背第2、3趾间缝纹端

足太阴脾经
　主治：脾胃病，妇科病，前阴病及本经循环部位的其他病症
　三阴交：内踝尖直上3寸，胫骨内侧缘
　阴陵泉：胫骨内侧髁下缘凹陷中
　血海：屈膝，髌骨内上缘上2寸，当股四头肌内侧头的隆起处

手少阴心经
　主治：心、胸、神志病以及上臂内侧痛
　少海：屈肘，肘横纹内端与肱骨内上髁连线之中点
　神门：腕横纹尺侧端，尺侧腕屈肌腱的桡侧凹陷中
　少冲：小指末节桡侧距指甲角0.1寸许

手太阳小肠经
　主治：头、项、耳、目、咽喉病、热病以及肩外侧后缘痛
　后溪：握拳，第5指掌关节后尺侧，横纹头赤白肉际
　听宫：耳屏前，下颌骨髁状突的后缘，张口呈凹陷处

足太阳膀胱经
　主治：头、项、目、背、腰、下肢部病证以及下肢后侧本经循行部位疼痛等症
　睛明：目内眦角上方0.1寸处
　攒竹：眉头凹陷中
　大杼：第1胸椎棘突下，旁开1.5寸
　肺俞：第3胸椎棘突下，旁开1.5寸
　脾俞：第11胸椎棘突下，旁开1.5寸
　肾俞：第2腰椎棘突下，旁开1.5寸
　次髎：第2骶骨孔中
　委中：腘横纹中央
　承山：腓肠肌两肌腹之间凹陷的顶端
　昆仑：外踝与跟腱之间凹陷中
　至阴：足小趾外侧，趾甲角旁0.1寸许

十四经穴

十四经穴

- 足少阴肾经
  - 主治：妇科病、前阴病、肾、咽喉病及经脉循行部位其他病证
  - 涌泉：足底（去趾）前1/3，足趾跖屈时呈凹陷处
  - 太溪：内踝尖与跟腱之间凹陷中
- 手厥阴心包经
  - 主治：心、胸、胃、神志病以及经脉循行部位的其他病证
  - 曲泽：肘横纹中，肱二头肌腱尺侧
  - 内关：腕横纹上2寸，掌长肌腱与桡侧腕屈肌腱之间
- 手少阳三焦经
  - 主治：侧头、耳、目、胸胁、咽喉部以及经脉循行部位的其他疾病
  - 阳池：腕背横纹中，指总伸肌腱尺侧凹陷中
  - 外关：腕背横纹上2寸，桡骨与尺骨之间
  - 支沟：腕背横纹上3寸，桡骨与尺骨之间
- 足少阳胆经
  - 主治：头、耳、目、咽喉病、神志病以及经脉循行部位的其他病证
  - 风池：胸锁乳突肌与斜方肌之间凹陷中，平风府穴处
  - 肩井：大椎穴与肩峰连线的中点
  - 环跳：股骨大转子与骶管裂孔连线的外1/3与内2/3交界处
  - 阳陵泉：腓骨小头前下方凹陷处
  - 悬钟：外踝间上3寸，腓骨前缘
- 足厥阴肝经
  - 主治：肝病，妇科病，前阴诸疾
  - 大敦：趾外侧，趾甲角旁约0.1寸处
  - 太冲：足背，第1、2趾骨结合部之前凹陷中
- 督脉
  - 主治：神志病、热病、腰、背、头项局部病证及相应的内脏疾病
  - 长强：尾骨尖端与肛门之间的中点，伏卧取穴
  - 腰阳关：第4腰椎棘突下
  - 命门：第2腰椎棘突下
  - 大椎：第7颈椎棘突下
  - 百会：前发际正中线后5寸，约当两侧耳郭尖连线之中点
  - 水沟：人中沟上1/3与下2/3交界处
- 任脉
  - 主治：胸、腹、头面的局部病证
  - 关元：脐下3寸，腹正中线上
  - 气海：脐下1.5寸，腹正中线上
  - 神阙：脐的中间
  - 中脘：上腹部，前正中线上，当脐中上4寸

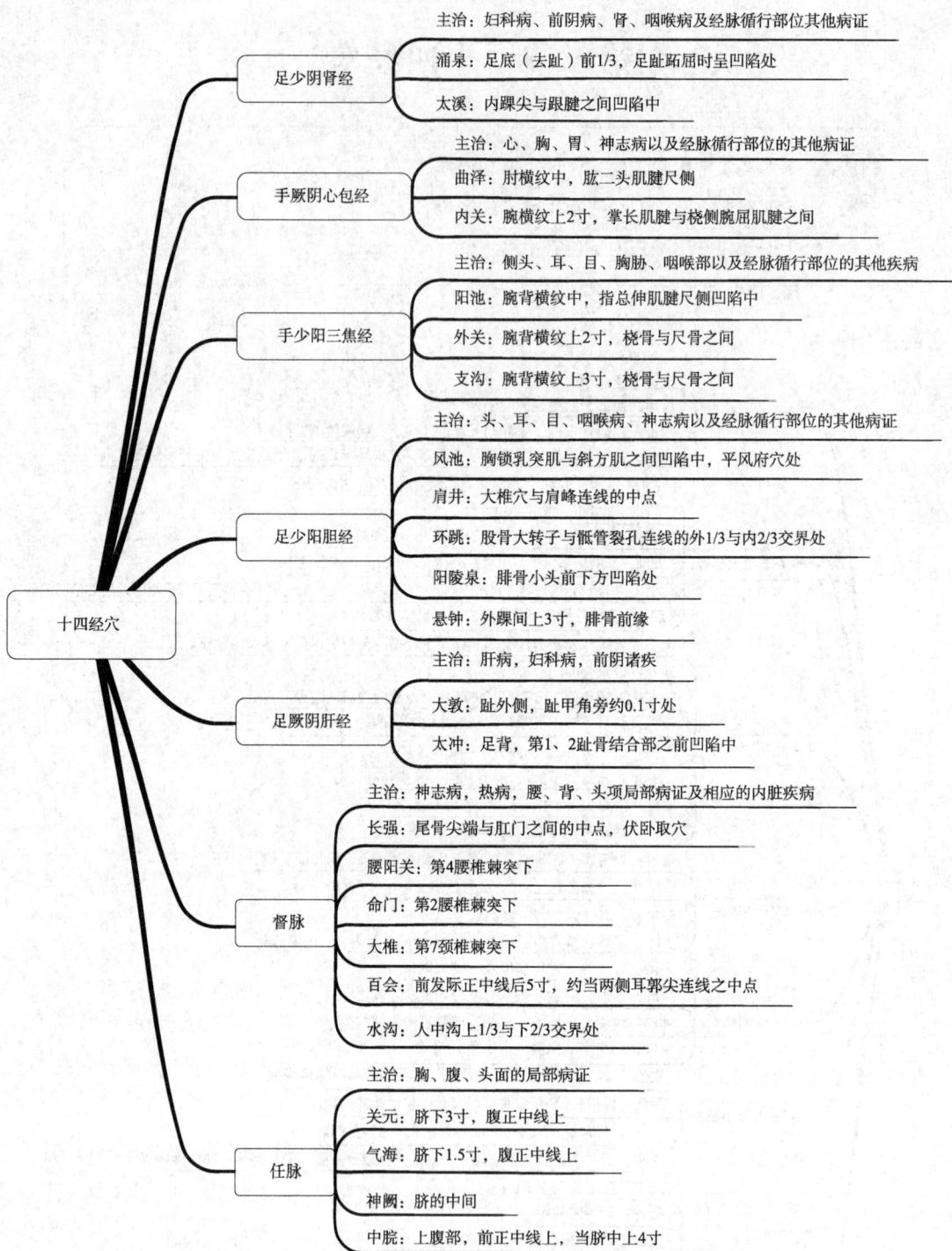

一、手太阴肺经

1. 经脉循行

起于中焦，下络大肠，还循胃口（下口幽门，上口贲门），通过膈肌，属肺，至喉部，横行至胸部外上方（中府穴），出腋下，沿上肢内侧前缘下行，过肘窝入寸口上鱼际，直出拇指之端（少商穴）。分支：从手腕的后方（列缺穴）分出，沿掌背侧走向食指桡侧端（商阳穴），交于手阳明大肠经。

2. 主治

喉、胸、肺病。

3. 常用本经腧穴

腧穴	定位	主治		操作	附注
中府	在胸前壁的外上方，第 1 肋间隙外侧，距任脉 6 寸	肩背痛	咳嗽、气喘、咽痛	外侧斜刺 0.5～0.8 寸。不可向内侧深刺，以免伤及肺脏	募穴
尺泽	肱二头肌腱桡侧凹陷处	急性泄泻、中暑、小儿惊风		直刺 0.5～1.0 寸	合穴 止咳平喘要穴
孔最	在前臂掌侧，太渊与尺泽的连线上，腕横纹上 7 寸处	肘臂挛痛		直刺 0.5～0.7 寸，可灸	郄穴 止咳平喘要穴
列缺	在前臂桡侧缘，桡骨茎突下方，腕横纹上 1.5 寸，当肱桡肌与拇长展肌腱之间	偏、正头痛及项强、口眼歪斜		向上斜刺 0.3～0.5 寸，可灸	络穴，八脉交会穴，通任脉 "头项寻列缺"
太渊	在掌后横纹上，桡动脉桡侧凹陷中	胸痛，心悸，前臂内侧痛		避开桡动脉，直刺 0.1～0.3 寸，可灸	输穴、原穴、脉会
少商	拇指桡侧指甲后 0.1 寸许	鼻衄、发热、癫狂、昏厥、手指痉挛		浅刺 0.1～0.2 寸，可点刺出血	井穴

二、手阳明大肠经

1. 经脉循行

起于食指桡侧端（商阳穴），经手背行于上肢外侧前缘，上肩至肩关节前缘，向后到第七颈椎棘突下（大椎穴），再向前下行，入锁骨上窝（缺盆），进入胸腔，络肺，向下通过膈肌下行，属大肠。分支：从锁骨上窝上行，经颈部至面颊，入下齿中，还出挟口两旁，左右交叉于人中，至对侧鼻翼旁（迎香穴），交于足阳明胃经。

2. 主治

头面、五官、咽喉病。或本经循行部位的疼痛等。

3. 常用本经腧穴

腧穴	定位	主治	操作	附注
商阳	食指桡侧指甲后 0.1 寸许	齿痛，咽喉肿痛，颌痛，手指麻木，热病，昏厥	浅刺 0.1 寸，或点刺出血	井穴 咽痛喑哑要穴
合谷	在第 1、2 掌骨之间，约当第 2 掌骨桡侧之中点	五官疾病，头痛，颈项痛，指挛，臂痛，热病无汗，闭经，滞产，痢疾，小儿惊风	直刺 0.5～1.0 寸，可灸	合穴 "面口合谷收"
阳溪	在腕关节桡侧，拇指向上翘起时，拇短伸肌腱与拇长伸肌腱之间的凹陷中	头痛，目赤肿痛，耳聋，耳鸣，齿痛，咽喉肿痛，手腕痛，齿痛，颊肿，上肢不遂，腹痛，腹泻	直刺 0.5～0.8 寸，可灸	经穴

腧穴	定位	主治	操作	附注
手三里	在阳溪穴与曲池穴连线上、曲池穴下2寸处	齿痛，颊肿，上肢不遂，腹痛，腹泻	直刺0.8～1.2寸，可灸	
曲池	屈肘呈直角，当肘横纹外侧与肱骨外上髁连线的中点	咽喉肿痛，齿痛，目赤肿痛，瘰疬，风疹，上肢不遂，腹痛，吐泻，热病，高血压	直刺1.0～1.5寸，可灸	合穴 退热、降压要穴
臂臑	在曲池与肩髃连线上，曲池上7寸，肱骨外侧，三角肌下端上方	肘臂疼痛，上臂瘫痪，近视，青光眼	直刺或向上斜刺0.8～1.5寸，可灸	
肩髃	肩峰端下缘，在肩峰与肱骨大结节之间，三角肌上部中央。当上臂平举时，肩前呈凹陷处	肩臂疼痛，上肢不遂，风疹，瘰疬	直刺或向下斜刺0.8～1.5寸，可灸	肩痛要穴
迎香	鼻翼外缘中点，旁开0.5寸，当鼻唇沟中	鼻塞，鼻衄，口眼㖞斜，面痒，腹痛	横刺或斜刺0.3～0.5寸	鼻炎要穴

三、足阳明胃经

1. 经脉循行

起于鼻翼旁（迎香穴），挟鼻上行，左右侧交会于鼻根部，旁行入目内眦，与足太阳经相交，向下沿鼻柱外侧，入上齿中，还出，挟口两旁，环绕口唇，在颏唇沟相交于承浆穴，返回沿下颌骨后下缘到大迎穴，沿下颌角上行过耳前，经上关穴，沿发际，至额前。

分支：自大迎穴前方下行至人迎穴，沿喉咙向下，行至大椎，折向前行，入缺盆，深入体腔，下行穿过膈肌，属胃，络脾。

直行者：从缺盆出体表，沿乳中线下行，挟脐两旁（旁开二寸），下行至腹股沟处的气冲穴。

分支：从胃下口幽门处分出，经腹腔内下行到气冲穴，与直行之脉会合，而后下行，沿大腿前侧，至膝膑，沿下肢胫骨前缘，下行至足背，入足第二趾外侧端（厉兑穴）。

分支：自膝下三寸处（足三里穴）分出，下行至中趾外侧端。

分支：从足背上冲阳穴分出，前行入足大趾内侧端（隐白穴），交于足太阴脾经。

2. 主治

胃肠病及头面部疾病，以及本经循行部位的疼痛及热病、发狂等。

3. 常用本经腧穴

腧穴	定位	主治	操作	附注
承泣	目直视，瞳孔直下，在眶下缘与眼球之间	目赤肿痛，流泪，夜盲，眼睑动，口眼歪斜	嘱患者闭目，医者押手轻轻固定眼球，于眶下缘和眼球之间缓慢直刺0.5～1.0寸。不宜提插捻转，禁灸	足阳明、阳跷、任脉交会穴
地仓	口角旁0.4寸	口眼㖞斜，面肌痉挛，流涎，三叉神经痛	斜刺或横刺，针尖向颊车1.0～1.5寸，可灸	流涎，面瘫的要穴

腧穴	定位	主治	操作	附注
颊车	下颌角前上方一横指凹陷中，咀嚼时咬肌隆起最高点处	口眼㖞斜，齿痛，颊肿，口噤不语，痄腮	直刺 0.3～0.5 寸，可向地仓横刺，可灸	牙痛的要穴
下关	颧弓下缘，下颌骨髁状突之前方凹陷处，闭口取穴	耳聋，耳鸣，聤耳，齿痛，口噤，口眼㖞斜，三叉神经病	直刺 0.5～1.0 寸，可灸	下颌关节炎的要穴
头维	额角发际直上 0.5 分	头痛，目眩，目痛，流泪	横刺 0.5～1.0 寸	足阳明、少阳、阳维交会穴
梁门	脐中上 4 寸，前正中线旁开 2 寸	胃痛，呕吐，食欲不振，腹胀、泄泻	直刺 0.8～1.2 寸，可灸	
天枢	脐中旁开 2 寸，腹直肌中	腹胀肠鸣，绕脐痛，便秘，泄泻，痢疾，月经不调，癥瘕	直刺 1.0～1.5 寸，可灸	大肠经募穴调理肠胃要穴
梁丘	屈膝，在髌骨外上缘上 2 寸处	膝胫痹痛，胃痛，乳痈，下肢不遂	直刺 1.0～1.2 寸，可灸	郄穴
犊鼻	屈膝，在髌骨下缘，髌韧带外侧缘凹陷中	膝痛，麻木，屈伸不利，脚气	向内斜刺 0.5～1.0 寸，可灸	
足三里	犊鼻穴下 3 寸，胫骨前缘外一横指处	胃痛，呕吐，呃逆，肠鸣，泄泻，腹胀，痢疾，便秘，乳痈，肠痈，下肢痹痛，水肿，癫狂，脚气，虚劳羸瘦	直刺 1.0～2.0 寸，可灸	合穴强壮保健要穴"肚腹三里留"
上巨虚	足三里下 3 寸，胫骨前嵴外一横指，胫骨前肌中	腹痛，腹胀，肠鸣，泄泻，痢疾，便秘，肠痈，中风瘫痪，脚气	直刺 1.0～2.0 寸，可灸	大肠经下合穴
丰隆	外踝尖上 8 寸，条口穴外约一横指	头痛，眩晕，咳嗽，哮喘，痰饮，胸痛，便秘，癫狂，下肢痿痹	直刺 1.0～1.5 寸，可灸	络穴祛痰降脂要穴
解溪	足背踝关节横纹中央，长伸肌腱与趾长伸肌腱之间凹陷中	头痛，目眩，癫狂，腹胀，便秘，下肢痿痹	直刺 0.5～0.7 寸，可灸	经穴
内庭	足背第 2，3 趾间缝纹端	齿痛，面痛，口眼㖞斜，咽喉痛，鼻衄，胃痛，吐酸，腹胀，泄泻，痢疾，便秘，足背肿痛，热病	直刺或斜刺 0.5～0.8 寸，可灸	荥穴，通降胃气要穴

四、足太阴脾经

1. 经脉循行

起于足大趾内侧端（隐白穴），沿内侧赤白肉际，上行过内踝的前缘，沿小腿内侧正中线上行，在内踝上八寸处，交出足厥阴肝经之前，上行沿大腿内侧前缘，进入腹部，属脾，络胃。向上穿过膈肌，沿食道两旁，上连舌本，散舌下。分支：从胃别出，上行通过膈肌，注入心中，交于手少阴心经。

2. 主治

脾胃病，妇科病，前阴病及本经循行部位的其他病症。

3. 常用本经腧穴

腧穴	定位	主治	操作	附注
隐白	足大趾内侧趾甲角后 0.1 寸处	腹胀，便血，尿血，崩漏，月经过多，癫狂，多梦，惊风，昏迷，胸痛	浅刺 0.1 寸，可灸	井穴
公孙	第 1 跖骨小头下方，赤白肉际处	胃痛，呕吐，泄泻，痢疾，腹痛	直刺 0.5～0.8 寸，可灸	络穴、八脉交会穴，通冲脉
商丘	内踝前下方凹陷中，当舟骨结节与内踝连线之中点	腹胀，腹泻，便秘，黄疸，足踝痛，痔病	直刺 0.5～0.8 寸，可灸	经穴
三阴交	内踝尖直上 3 寸，胫骨内侧缘	肠鸣，腹泻，妇科病，前阴病，癃闭，遗尿，水肿，疝气，失眠，下肢痿痹，脚气	直刺 1.0～1.5 寸，可灸。孕妇禁针	健脾、补肝、益肾要穴
阴陵泉	胫骨内侧髁下缘凹陷中	腹胀，泄泻，水肿，黄疸，小便不利或失禁，痛经，膝痛	直刺 1.0～2.0 寸，可灸	合穴健脾利湿要穴
血海	屈膝，髌骨内上缘上 2 寸，当股四头肌内侧头的隆起处	月经不调，崩漏，经闭，湿疹，丹毒	直刺 1.0～1.5 寸，可灸	调和气血要穴
大横	脐中旁开 4 寸，腹直肌外侧	腹痛，腹胀，泄泻，痢疾，便秘	直刺 1.0～2.0 寸，可灸	与阴维脉交会穴
大包	腋中线上，腋窝下 6 寸，第 6 肋间隙中	胸胁痛，气喘，全身疼痛	斜刺或向后横刺 0.5～0.8 寸，可灸	脾之大络

五、手少阴心经

1. 经脉循行

起于心中，走出后属心系，向下穿过膈肌，络小肠。

分支：从心系分出，挟食道，上行，连于目系。

直行者：从心系出来，退回上行经过肺，向下浅出腋下（极泉穴），沿上肢内侧后缘，过肘中，经掌后锐骨端，进入掌中，沿小指桡侧端（少冲穴），交于手太阳小肠经。

2. 主治

心、胸、神志病以及上臂内侧痛。

3. 常用本经输穴

腧穴	定位	主治	操作	附注
极泉	上臂外展，腋窝正中，腋动脉搏动处	心痛，胁肋痛，肘臂冷痛，咽干，上肢不遂	避开动脉直刺 0.3～0.5 寸，可灸	
少海	屈肘，肘横纹内端与肱骨内上髁连线之中点	心痛，肘臂挛痛，瘰疬，头项痛，腋胁痛	直刺 0.5～1.0 寸，可灸	合穴
通里	腕横纹上 1 寸，尺侧腕屈肌腱的桡侧	心悸，怔忡，暴喑，舌强不语，腕臂痛	直刺 0.3～0.5 寸，可灸	络穴

续表

腧穴	定位	主治	操作	附注
神门	腕横纹尺侧端，尺侧腕屈肌腱的桡侧凹陷中。	心痛，心悸，心烦，怔忡，健忘，失眠，癫，狂，痫，胸胁痛，掌中热，目黄	直刺 0.3~0.5 寸，可灸	输穴，原穴 安神益智要穴
少冲	小指末节桡侧距指甲角 0.1 寸许	心悸，心痛，胸胁痛，癫狂，热病，昏厥。	浅刺 0.1 寸，或三棱针点刺出血，可灸	井穴 泄热开窍要穴

六、手太阳小肠经

1. 经脉循行

起于小指外侧端（少泽穴），经手背，沿上肢外侧后缘，过肘部，到肩关节后面，绕肩胛部，交肩上（大椎穴），前行入缺盆，深入体腔，络心，沿食道，穿过膈肌，到达胃部，下行，属小肠。

分支：从缺盆出来，沿颈部上行到面颊，至目外眦后，返回进入耳中。

分支：从面颊部分出，经眼眶下缘，至目内眦（睛明穴），交于足太阳膀胱经。

2. 主治

头、项、耳、目、咽喉病、热病以及肩外侧后缘痛。

3. 常用本经腧穴

腧穴	定位	主治	操作	附注
少泽	手小指尺侧，指甲角旁约 0.1 寸许	头痛，目赤，目翳，咽喉肿痛，热病，昏厥，乳汁少	浅刺 0.1 寸，或三棱针点刺出血，可灸	井穴
后溪	握拳，第 5 指掌关节后尺侧，横纹头赤白肉际	头、项、耳、目、咽喉病，热病，癫狂，疟疾，腰背痛，盗汗，手指挛急、麻木，肩臂疼痛	直刺 0.5~1.0 寸，可灸	输穴，八脉交会穴，通督脉 颈项、腰部活动不利要穴
养老	尺骨小头的后面，取穴时掌心向胸，当尺骨茎突之桡侧骨缝中	目视不明，肩、背、肘、臂酸痛	直刺 0.5~0.8 寸，可灸	郄穴
小海	屈肘，当尺骨鹰嘴与肱骨内上髁凹陷中	肘臂疼痛，癫痫	直刺 0.3~0.5 寸，可灸	合穴
曲垣	肩胛冈上窝内侧端约相当于臑俞与第 2 胸椎棘突连线的中点	肩胛疼痛	直刺或斜刺 0.5~1.0 寸，可灸	
颧髎	目外眦直下，颧骨下缘凹陷中	口眼㖞斜，眼睑瞤动，齿痛，颊肿	直刺 0.3~0.5 寸，斜刺或横刺 0.5~1.0 寸	手少阳、太阳经交会穴
听宫	耳屏前，下颌骨髁状突的后缘，张口呈凹陷处	耳鸣，耳聋，聤耳，牙关不利，齿痛	张口，直刺 1.0~1.5 寸，可灸	耳鸣、耳聋要穴

七、足太阳膀胱经

1. 经脉循行

起于目内眦（睛明穴），向上到达额部，左右交会于头顶部（百会穴）。

分支：自头顶部分出，到耳上角。

直行者：从头顶部分别向后行至枕骨处，进入颅腔，络脑，复出于外，分别下行到项部（天柱穴），下行交会于大椎穴，再分左右沿肩胛内侧脊柱两旁（距背中线一寸五分）到达腰部（肾俞穴），进入脊柱两旁的肌肉，深入体腔，络肾，属膀胱。

分支：从腰部分出，沿脊柱两旁下行，经过臀部，沿大腿后侧外缘下行至腘窝中（委中穴）。

分支：从项后分出向下，经肩胛内侧，自附分穴挟脊（距背中线三寸）下行至髀枢，经大腿后侧至腘窝中，与前一支脉会合，再下行经过腓肠肌，出走于足外踝后，沿足背外侧缘至小趾外侧端（至阴穴），交于足少阴肾经。

2. 主治

头、项、目、背、腰、下肢部病证以及下肢后侧本经循行部位疼痛等症。

3. 常用本经输穴

腧穴	定位	主治	操作	附注
睛明	目内眦角上方0.1寸处	目赤肿痛，眦痒，迎风流泪，夜盲，目眩，近视	嘱患者闭目，医者轻推眼球向下侧固定，右手持针，紧靠推缘，缓缓进针，直刺0.5～1寸。不作大幅度捻转、提插，出针后按揉针孔片刻，以防出血。本穴禁灸。	近视要穴
攒竹	眉头凹陷中	头痛，眉棱骨痛，口眼㖞斜，视物不明，迎风流泪，面肌痉挛，腰痛，呃逆	横刺0.5～0.8寸，或点刺放血，本穴禁灸。	呃逆要穴
大杼	第1胸椎棘突下，旁开1.5寸	咳嗽，发热，项强，肩背痛	斜刺0.5～0.8寸，可灸，不宜深刺	骨会 手足太阳经交会穴
风门	第2胸椎棘突下，旁开1.5寸	伤风，咳嗽，发热，头痛，项强，腰背痛	斜刺0.5～0.8寸，可灸	与督脉交会穴
肺俞	第3胸椎棘突下，旁开1.5寸	咳嗽，气喘，吐血，骨蒸，潮热，盗汗，鼻塞		背俞穴 肺病要穴
心俞	第5胸椎棘突下，旁开1.5寸	心痛，惊悸，健忘，咳嗽，吐血，失眠，盗汗，梦遗，癫痫		背俞穴
膈俞	第7胸椎棘突下，旁开1.5寸	呕吐，呃逆，气喘，咳嗽，吐血，潮热，盗汗		血会
肝俞	第9胸椎棘突下，旁开1.5寸	黄疸，胁痛，目赤，目眩，雀目，癫痫狂，脊背痛		背俞穴
脾俞	第11胸椎棘突下，旁开1.5寸	腹胀，泄泻，痢疾，胃痛，黄疸，水肿，便血，月经过多，食欲不振		背俞穴 脾病要穴
胃俞	第12胸椎棘突下，旁开1.5寸	胸胁痛，胃脘痛，呕吐，腹胀，肠鸣，泄泻		背俞穴
肾俞	第2腰椎棘突下，旁开1.5寸	遗尿，遗精，阳痿，月经不调，白带，水肿，腰膝酸软，腰痛，耳鸣，泄泻		背俞穴 肾病要穴

续表

腧穴	定位	主治	操作	附注
大肠俞	第4腰椎棘突下，旁开1.5寸	腹胀，泄泻，便秘，腰痛，下肢痿痹	直刺0.8~1.2寸，可灸	背俞穴
膀胱俞	第2骶椎棘突下，旁开1.5寸	小便不利，遗尿，尿频，泄泻，便秘，腰脊强痛		背俞穴
次髎	第2骶骨孔中	月经不调，痛经，带下，遗精，阳痿，疝气，腰痛，下肢痿痹		妇科病要穴
委中	腘横纹中央	腰痛，下肢痿痹，腹痛，吐泻，丹毒	直刺1.0~1.5寸，或点刺放血	合穴 "腰背委中求"
膏肓	第4胸椎棘突下，旁开3寸	肺痨，咳嗽，盗汗，气喘，健忘，遗精	斜刺0.5~0.8寸，可灸	
秩边	第4骶椎棘突下，旁开3寸	腰骶痛，小便不利，便秘、痔病，外阴肿痛，下肢痿痹	直刺1.5~2.0寸，可灸	
承山	腓肠肌两肌腹之间凹陷的顶端	腰痛，腿痛转筋，痔病，便秘	直刺1.0~2.0寸，可灸	
飞扬	昆仑穴直上7寸，承山穴外下方1寸处	头痛，目眩，鼻塞，鼻衄，腰腿痛，痔病	直刺1.0~1.5寸，可灸	络穴
昆仑	外踝与跟腱之间凹陷中	头痛，项强，目眩，鼻衄，腰痛，足跟肿痛，难产，癫痫	直刺0.5~1.0寸，可灸	络穴 舒筋健腰要穴
申脉	外踝下缘凹陷中	头痛，眩晕，失眠，癫狂，腰腿酸痛	直刺0.3~0.5寸，可灸	八脉交会穴，通阳跷脉
至阴	足小趾外侧，趾甲角旁0.1寸许	头痛，鼻塞，鼻衄，目痛，胎位不正，难产	浅刺0.1寸，可灸	井穴 纠正胎位不正要穴

八、足少阴肾经

1. 经脉循行

起于足小趾下，斜行于足心（涌泉穴），出行于舟骨粗隆之下，沿内踝后分出，入足跟，向上沿小腿内侧后缘，至腘内侧，上股内侧后缘入脊内（长强穴），穿过脊柱，属肾，络膀胱。

直行者：从肾上行，穿过肝和膈肌，进入肺，沿喉咙，到舌根两旁。

分支：从肺中分出，络心，注于胸中，交于手厥阴心包经。

2. 主治

妇科病、前阴病、肾、咽喉病及经脉循行部位其他病证。

3. 常用本经输穴

腧穴	定位	主治	操作	附注
涌泉	足底（去趾）前1/3，足趾跖屈时呈凹陷处	头昏，头痛，目眩，咽喉痛，失音，便秘，小便不利，惊风，癫狂，昏厥	直刺0.5~1.0寸，可灸	井穴 滋阴降火要穴
太溪	内踝尖与跟腱之间凹陷中	月经不调，遗精，阳痿，小便频数，便秘，消渴，耳聋，耳鸣，气喘，咳血	直刺0.5~1.0寸，可灸	原穴，输穴 滋阴补肾要穴
照海	内侧踝下缘凹陷中	月经不调，带下，阴挺，阴痒，小便频数，癃闭，便秘，痛症，不寐，咽干，气喘	直刺0.5~0.8寸，可灸	八脉交会穴，通阴跷脉
复溜	太溪穴上2寸，跟腱之前缘	水肿，腹胀，泄泻，盗汗，热病汗不出，下肢痿痹	直刺0.6~1.0寸，可灸	经穴
阴谷	屈膝，腘窝内侧，当半腱肌腱与半膜肌腱之间	阳痿，疝气，崩漏，小便不利，膝腘酸痛，癫狂	直刺1.0~1.5寸，可灸	合穴
俞府	锁骨下缘凹陷中，前正中线旁开2寸	咳嗽，气喘，胸痛，呕吐	斜刺或横刺0.3~0.5寸，可灸	

九、手厥阴心包经

1. 经脉循行

起于胸中，出属心包络，向下穿过膈肌，依次络于上、中、下三焦。

分支：从胸中分出，横行至腋下三寸处（天池穴），向上抵腋，沿上肢内侧中线入肘，过腕部，至掌中（劳宫穴），循中指桡侧，出其端（中冲穴）。

分支：从掌中分出，沿无名指尺侧出其端（关冲穴），交于手少阳三焦经。

2. 主治

心、胸、胃、神志病以及经脉循行部位的其他病证。

3. 常用本经腧穴

腧穴	定位	主治	操作	附注
曲泽	肘横纹中，肱二头肌腱尺侧	心痛，心悸，热病，烦躁，呕吐，泄泻，手臂挛痛	直刺1.0~1.5寸，或点刺放血	合穴 清心退热要穴
间使	腕横纹上3寸，掌长肌腱与桡侧腕屈肌腱之间	心痛，心悸，胃痛，呕吐，热病，疟疾，癫狂，手臂挛痛	直刺0.5~1.0寸，可灸	经穴

腧穴	定位	主治	操作	附注
内关	腕横纹上2寸，掌长肌腱与桡侧腕屈肌腱之间	心痛，心悸，胸闷，胃痛，呕吐，癫痫，热病，上肢痹痛，瘫痪，失眠，眩晕，偏头痛	直刺0.5~1.0寸，可灸	络穴，八脉交会穴 宽胸和胃要穴 "心胸谋内关"
大陵	腕掌横纹的中点，掌长肌腱与桡侧腕屈肌腱之间	心痛，心悸，胃痛，呕吐，疮疡，癫狂，手腕麻痛	直刺0.3~0.5寸，可灸	输穴，原穴
劳宫	掌心第二、三掌骨之间，握拳屈指时中指尖处	口疮，口臭，鼻衄，癫痫狂，中风昏迷，中暑，心痛，呕吐	直刺0.3~0.5寸，可灸	荥穴
中冲	手中指末节尖端中央	心痛，昏迷，舌强，热病，中暑，惊厥，小儿夜啼	浅刺0.1寸，或点刺放血，可灸	井穴

十、手少阳三焦经

1. 经脉循行

起于无名指尺侧端（关冲穴），向上经手腕背面，沿前臂外侧中线，即尺骨、桡骨之间，过肘尖，沿上臂外侧至肩部，向前入缺盆，布于膻中，散络心包，穿过膈肌，依次属上、中、下三焦。

分支：从膻中分出，上行出缺盆，至肩部，左右交会于大椎，上行至项，沿耳后（翳风穴），直上耳上角，再屈曲向下经面颊部至目眶下。

分支：从耳后分出，进入耳中，出走耳前，经上关穴前，在面颊部与前一分支相交，至目外眦（瞳子髎穴），交于足少阳胆经。

2. 主治

侧头、耳、目、胸胁、咽喉部以及经脉循行部位的其他疾病。

3. 常用本经腧穴

腧穴	定位	主治		操作	附注
关冲	第4指尺侧，指甲角旁约0.1寸	头痛，目赤，咽喉肿痛	昏厥	浅刺0.1寸，或点刺放血，可灸	井穴
中渚	握拳，第4、5掌骨间，掌指关节，后方凹陷中		头痛，目赤，耳鸣，耳聋，咽喉痛，热病，手指不能屈伸	直刺0.3~0.5寸，可灸	输穴
阳池	腕背横纹中，指总伸肌腱尺侧凹陷中	腕痛，目赤肿痛，疟疾，耳聋，消渴		直刺0.3~0.5寸，可灸	原穴 腕、肩痛要穴

续表

腧穴	定位	主治		操作	附注
外关	腕背横纹上2寸，桡骨与尺骨之间	耳鸣，耳聋	热病，头痛，目赤肿痛，落枕，胁痛，肘臂屈伸不利，手颤	直刺0.5~1.0寸，可灸	络穴，八脉交会穴 明目通耳窍要穴
支沟	腕背横纹上3寸，桡骨与尺骨之间		暴喑，便秘，呕吐，热病，瘰疬	直刺0.8~1.2寸，可灸	经穴 便秘要穴
天井	屈肘，尺骨鹰嘴上1寸凹陷中		偏头痛，瘰疬，癫痫	直刺0.5~1.0寸，可灸	合穴
臑会	在尺骨鹰嘴与肩髎穴连线上，肩髎穴下3寸，当三角肌后缘	上肢痹痛	瘰疬，瘿气	直刺1.0~1.5寸，可灸	
肩髎	肩峰后下方，上臂外展，当肩髃穴后寸许的凹陷中		肩臂疼痛不举		
翳风	耳垂后方，平耳垂后下缘的凹陷中	耳聋，耳鸣，齿痛	口眼㖞斜，牙关紧闭，瘰疬	直刺0.5~1.0寸，可灸	
耳门	耳屏上切迹前方，下颌骨髁状突稍上方之凹陷中，张口取穴		聤耳	直刺0.3~0.5寸，可灸	
丝竹空	眉梢处凹陷中	头痛，目赤肿痛，目眩，眼睑瞤动，齿痛，口眼㖞斜		平刺0.5~1.0寸	

十一、足少阳胆经

1. 经脉循行

起于目外眦（瞳子髎穴），上至头角（颔厌穴），向下到耳后（完骨穴），再折向上行，经额部至眉上（阳白穴），又向后折至风池穴，沿颈下行至肩上，左右交会于大椎穴，前行入缺盆。

分支：从耳后进入耳中，出走于耳前，至目外眦后方。

分支：从目外眦分出，下行至大迎穴，同手少阳经分布于面颊部的支脉相合，行至目眶下，又折向后下方，过颊，下颈，与前脉合于缺盆后，入体腔下行胸中，穿过膈肌，络肝，属胆，沿胁下浅出气街，绕毛际，横行至环跳穴处。

直行者：自缺盆下行至腋，沿胸侧，过季肋，下行至环跳穴处与前脉会合，再向下沿大腿外侧、膝关节外缘，行于腓骨前面，直下至腓骨下端，浅出外踝之前，沿足背行至第四趾外侧端（窍阴穴）。

分支：从足背（临泣穴）分出，前行出足大趾外侧端，折回穿过爪甲，分布于足大趾爪甲后丛毛处，交于足厥阴肝经。

2. 主治

头、耳、目、咽喉病、神志病以及经脉循行部位的其他病证。

3. 本经常用输穴

腧穴	定位	主治		操作	附注
瞳子髎	目外眦外五分，目眶外侧缘凹陷中	头痛，目赤肿痛，目翳，青盲，口眼㖞斜		横刺0.3～0.5寸	手太阳、手足少阳交会穴
率谷	耳尖直上，入发际1.5寸	偏头痛，眩晕，呕吐，小儿急、慢惊风		横刺0.5～0.8寸，可灸	足少阳、足太阳经交会穴
阳白	前额，瞳孔直上眉上1寸	头痛，目赤，视物模糊，眼睑下垂，眼睑瞤动		横刺0.3～0.5寸	足少阳、阳维脉交会穴
风池	胸锁乳突肌与斜方肌之间凹陷中，平风府穴处。	头痛，眩晕，颈项强痛，目赤肿痛，视物不明，鼻渊，肩背痛，热病，感冒		向鼻尖方向斜刺0.5～1寸。应严格掌握针刺的角度与深度，以防伤及延髓。	祛风邪要穴
肩井	大椎穴与肩峰连线的中点	颈项强痛，肩背痛，臂不举，乳汁不下，乳痈，瘰疬，中风，难产。		直刺0.3～0.5寸，内为肺尖，切忌深刺、捣刺，孕妇禁用	肩颈要穴
居髎	髂前上棘与股骨大转子连线的中点凹陷处		腰腿痹痛，瘫痪。	直刺1.0～1.5寸，可灸	足少阳、阳跷脉交会穴
环跳	股骨大转子与骶管裂孔连线的外1/3与内2/3交界处		腰腿痛，半身不遂。	直刺2.0～3.0寸，可灸	坐骨神经痛要穴
阳陵泉	腓骨小头前下方凹陷处		黄疸，口苦，呕吐，胁肋胀痛，小儿惊风，肩痛	直刺1.0～1.5寸，可灸	合穴，筋会，胆囊病要穴
光明	外踝间上5寸，腓骨前缘	下肢痿痹	目痛，夜盲，乳房胀痛	直刺1.0～1.5寸，可灸	络穴
悬钟	外踝间上3寸，腓骨前缘		耳鸣，中风，半身不遂，腹胀，胁痛，脚气，痔病	直刺1.0～1.5寸，可灸	髓会 耳鸣要穴
丘墟	外踝前下方，趾长伸肌腱外侧凹陷中		胸胁胀痛，疟疾，外踝肿痛	直刺0.5～0.8寸，可灸	原穴
足临泣	第4、5趾骨结合部前方，小趾伸肌腱外侧凹陷中	目赤肿痛，胸胁胀痛，月经不调，头痛，目眩，目外眦痛，瘰疬		直刺0.3～0.5寸，可灸	输穴，八脉交会穴，通带脉
足窍阴	第4趾外侧，趾甲角旁0.1寸	偏头痛，耳鸣，耳聋，目痛，多梦，咽喉痛，失眠，月经不调		浅刺0.1寸，或点刺放血，可灸	井穴

十二、足厥阴肝经

1. 经脉循行

起于足大趾爪甲后丛毛处，向上沿足背至内踝前一寸处（中封穴），向上沿胫骨内缘，在内踝上八寸处交出足太阴脾经之后，上行过膝内侧，沿大腿内侧中线进入阴毛中，绕阴器，至小腹，挟胃两旁，属肝，络胆，向上穿过膈肌，分布于胁肋部，沿喉咙的后边，向上进入鼻咽部，上行连接目系，出于额，上行与督脉会于头顶部。

分支：从目系分出，下行于颊里，环绕在口唇的里边。

分支：从肝分出，穿过膈肌，向上注入肺，交于手太阴肺经。

2. 主治

肝病，妇科病，前阴诸疾。

3. 本经常用腧穴

腧穴	定位	主治	操作	附注
大敦	趾外侧，趾甲角旁约0.1寸处	疝气，遗尿，阴挺，癫证	浅刺0.1～0.2寸，或点刺放血，可灸	井穴 疝气要穴
行间	足背，第1、2趾的趾缝间，趾蹼缘之后方	目痛，眩晕，雀盲，青盲，疝气，小便不利，月经不调	斜刺0.5～0.8寸，可灸	荥穴
太冲	足背，第1、2趾骨结合部之前凹陷中	崩漏，疝气，遗尿，小便不通，内踝前缘痛，胁胀，口眼歪斜，小儿惊风，头痛，失眠，眩晕，痛证。	直刺0.5～0.8寸，可灸	输穴，原穴，与合谷穴合称"四关穴" 疏肝理气要穴
曲泉	屈膝，当膝内侧横纹头上方凹陷中	腹痛，小便不利，遗精，阴挺，外阴疼痛，阴痒，带下，月经不调	直刺1.0～1.5寸，可灸	合穴
期门	乳头直下，第6肋间隙	腹胀，胸胁胀痛，黄疸，呕吐	斜刺或横刺0.5～0.8寸，可灸	募穴，足厥阴与阴维脉交会穴

十三、督脉

1. 经脉循行

起于小腹内，下出于会阴部，向后行于脊柱的内部，上达项后风府，进入脑内，上行巅顶，沿前额下行鼻柱。

2. 主治

神志病，热病，腰、背、头项局部病证及相应的内脏疾病。

腧穴	定位	主治	操作	附注
长强	尾骨尖端与肛门之间的中点，伏卧取穴。	泄泻，痢疾，便血，脱肛，腰脊痛，痛证	紧靠尾骨前面斜刺0.8寸，直刺易伤直肠，可灸	络穴 督脉与足少阳、足少阴经交会穴 肛肠病证要穴

腧穴	定位	主治	操作	附注
腰阳关	第4腰椎棘突下	月经不调，遗精，阳痿，腰骶痛，下肢痿痹。	向上斜刺0.5~1寸，可灸	腰部冷痛要穴
命门	第2腰椎棘突下	遗精，阳痿，带下，月经不调，腰骶痛，泄泻	直刺0.5~1寸，可灸	补肾培元要穴
大椎	第7颈椎棘突下	头项强痛，疟疾，热病，癫痫，咳嗽，气喘，脊背强急，骨蒸潮热，风疹	向上斜刺0.5~1寸，可灸	"诸阳之会"可补阳，可退热
哑门	后发际正中线上0.5寸，第1颈椎下凹陷中	暴喑，舌强不语，聋哑，中风，鼻衄，癫痫	直刺或向下斜刺0.5~1寸，不可向上斜刺或深刺	督脉与阳维脉交会穴
百会	前发际正中线后5寸，约当两侧耳郭尖连线之中点	头痛，眩晕，耳鸣，耳塞，中风失语，昏厥，癫狂，脱肛，阴挺	平刺0.5~0.8寸，可灸	内脏下垂要穴
素髎	鼻尖正中	昏厥，鼻塞，鼻衄，鼻渊，酒渣鼻	向上斜刺0.3~0.5寸，或点刺出血	
水沟	人中沟上1/3与下2/3交界处	癫狂痫，小儿惊风，昏迷，口眼㖞斜，腰脊强痛	向上斜刺0.3~0.5寸	交通阴阳急救要穴
龈交	上唇系带与齿龈连接处	癫狂，齿龈肿痛，鼻渊，腰痛，痔疾	向上斜刺0.2~0.3寸，或点刺出血	

十四、任脉

1. 经脉循行

起于小腹内，下出会阴部，向上行于阴毛部，沿着腹内，向上经过关元等穴，到达咽喉，再上行环绕口唇，经过面部，进入目眶下（承泣）。

2. 主治

胸、腹、头面的局部病证。

3. 常用本经腧穴

腧穴	定位	主治	操作	附注
会阴	男性阴囊根部与肛门中间，女性在大阴唇后联合与肛门中间	阴痒，小便不利，痔病，遗精，遗尿，月经不调，癫狂	直刺0.5~1寸，可灸	任脉、督脉、冲脉交会穴
中极	脐下4寸，腹正中线上	遗尿，小便不利，阳痿，月经不调，崩漏，带下，阴挺，不孕	直刺0.5~1寸，可灸	膀胱募穴
关元	脐下3寸，腹正中线上	遗尿，癃闭，腹痛，遗精，阳痿，月经不调，带下，不孕，经闭，痛经，脱肛，中风	直刺1.0~2.0寸，可灸	小肠募穴 培补元气要穴 孕妇慎用

续表

腧穴	定位	主治	操作	附注
气海	脐下1.5寸,腹正中线上	遗尿,癃闭,腹痛,遗精,阳痿,月经不调,经闭,痛经,中风,疝气,水肿,泄泻,痢疾,气喘,脱肛	直刺1.0~2.0寸,可灸	补气调气要穴
神阙	脐的中间	腹痛,肠鸣,中风脱证,脱肛,泄泻	禁针,宜灸	胃肠病要穴
中脘	上腹部,前正中线上,当脐中上4寸	胃痛,呕吐,腹胀,泄泻,黄疸,咳喘痰多,癫痫,失眠	直刺1.0~1.5寸,可灸	胃募穴 腑会 健脾和胃要穴
膻中	在胸部,前正中线上,平第4肋间,两乳头连线的中点	胸闷,胸痛,心悸,气喘,乳汁少,乳痈,呕逆	直刺0.3~0.5寸,或平刺,可灸	心包募穴 气会
天突	胸骨上窝正中	咳嗽,哮喘,咽喉肿痛,暴喑,瘿气,梅核气,噎嗝	先直刺0.2寸,然后将针尖转向下方,紧靠胸骨后方深入1~1.5寸	任脉与阴维脉交会穴
廉泉	在喉结上方,舌骨上缘凹陷中	舌下肿痛,舌疾流涎,舌强不语,暴喑,吞咽困难	向舌根斜刺0.5~1寸	任脉与阴维脉交会穴
承浆	颏唇沟的中点处	口疮,齿龈肿痛,流涎,暴喑,癫	斜刺0.3~0.5寸,可灸	任脉与足阳明经交会穴

病例分析

1. 患者,女性,24岁,因受风后出现左侧面部麻木,额纹消失,眼裂变大,鼻唇沟变浅,口角下垂歪向左侧,舌淡,苔薄白。

思考:本病证宜选用哪些穴位治疗?

解析:本证属风中经络证,面部的穴位可以选取治疗面瘫的要穴地仓穴,以及治疗口眼㖞斜的颊车、下关、水沟。"面口合谷收","头项寻列缺",也可选择针刺合谷、列缺穴。

2. 患者,男性,37岁。平素经常腰痛,近日因劳累后症状加重,腰部触之僵硬,俯仰困难,其痛固定不移。

思考:本病可从哪几条经脉来选取穴位?可选取哪些穴位?

解析:本病属腰痛病,可以选择经过腰部的督脉、足太阳膀胱经两条经脉的穴位。如督脉上的命门穴、膀胱经的肾俞,根据"腰背委中求",可取膀胱经委中穴。

3. 患者,女性,42岁,主诉心悸1周。现症见心悸,善惊易恐,坐卧不安,多梦易醒,舌苔如常,脉细数。

思考:本证可选用哪些穴位治疗?

解析:根据症状可以诊断为心悸。可选用心经、心包经上的穴位进行治疗。"心胸谋内关",可以选内关穴,而患者容易受到惊吓且多梦,则可选择安神益智要穴神门穴。

第四节　经外奇穴

重点	经外奇穴常用腧穴的定位、主治。
难点	经外奇穴常用腧穴的定位、主治。
考点	经外奇穴常用腧穴主治。

速览导引图

```
                    四神聪：百会穴前后左右各1寸处，共4穴
                ┌── 印堂：两眉头连线的中点
        头颈部 ─┤   安眠：翳风穴与风池穴连线的中点
                └── 太阳：眉梢与目外眦之间向后约1寸处凹陷中
经外奇穴         胸背部 ── 定喘：大椎穴旁开0.5寸
                          四缝：第2、3、4、5指掌面，近端指关节横纹中，左右共8穴
        上肢部 ─┤   十宣：手十指尖端，距指甲约0.1寸，左右共10穴
                └── 落枕：手掌第2、3掌骨间，指掌关节后约0.5寸
                          胆囊：在小腿外侧上部，当腓骨小头前下方凹陷处（阳陵泉穴）下2寸压痛处
        下肢部 ─┤   阑尾：足三里穴下约2寸压痛处
```

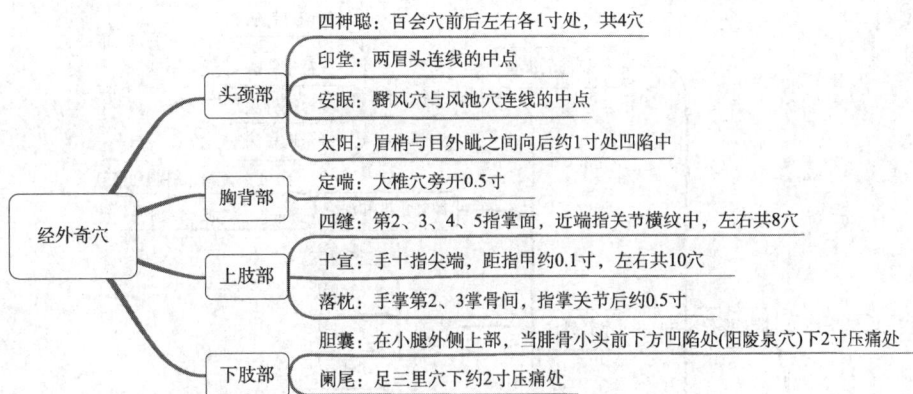

部位	腧穴	定位	主治		操作
头颈部	四神聪	百会穴前后左右各 1 寸处，共 4 穴	头痛，眩晕，失眠	健忘，痫证	横刺 0.5～1.0 寸，可灸
	印堂	两眉头连线的中点		鼻衄，鼻渊，小儿惊风	横刺 0.3～0.5 寸，可灸
	安眠	翳风穴与风池穴连线的中点		心悸，癫狂	直刺 0.6～0.8 寸，可灸
	太阳	眉梢与目外眦之间向后约 1 寸处凹陷中	头痛，目疾，口眼㖞斜		直刺 0.3～0.5 寸，可灸
胸背部	定喘	大椎穴旁开 0.5 寸	咳嗽，哮喘，肩背痛		直刺 0.5～0.8 寸，可灸
上肢部	四缝	第 2、3、4、5 指掌面，近端指关节横纹中，左右共 8 穴	小儿疳积，百日咳		点刺出血，或挤出少许黄白色透明黏液
	十宣	手十指尖端，距指甲约 0.1 寸，左右共 10 穴	高热，昏迷，癫痫，咽喉肿痛		浅刺 0.1～0.2 寸，或点刺放血
	落枕	手掌第 2、3 掌骨间，指掌关节后约 0.5 寸	落枕，手臂痛，胃痛		直刺或斜刺 0.5～0.8 寸
下肢部	胆囊	在小腿外侧上部，当腓骨小头前下方凹陷处（阳陵泉穴）下 2 寸压痛处	急慢性胆囊炎，胆石症，胆道蛔虫症，胁痛，食积，下肢痿痹		直刺 1.0～2.0 寸，可灸
	阑尾	足三里穴下约 2 寸压痛处	急慢性阑尾炎，食积，泄泻，下肢瘫痪		直刺 1.5～2.0 寸，可灸

第五节　针灸法

重点	毫针刺法的进针法；得气的概念；灸法的概念。
难点	毫针针法。
考点	毫针刺法的进针法。得气、灸法的概念。

速览导引图

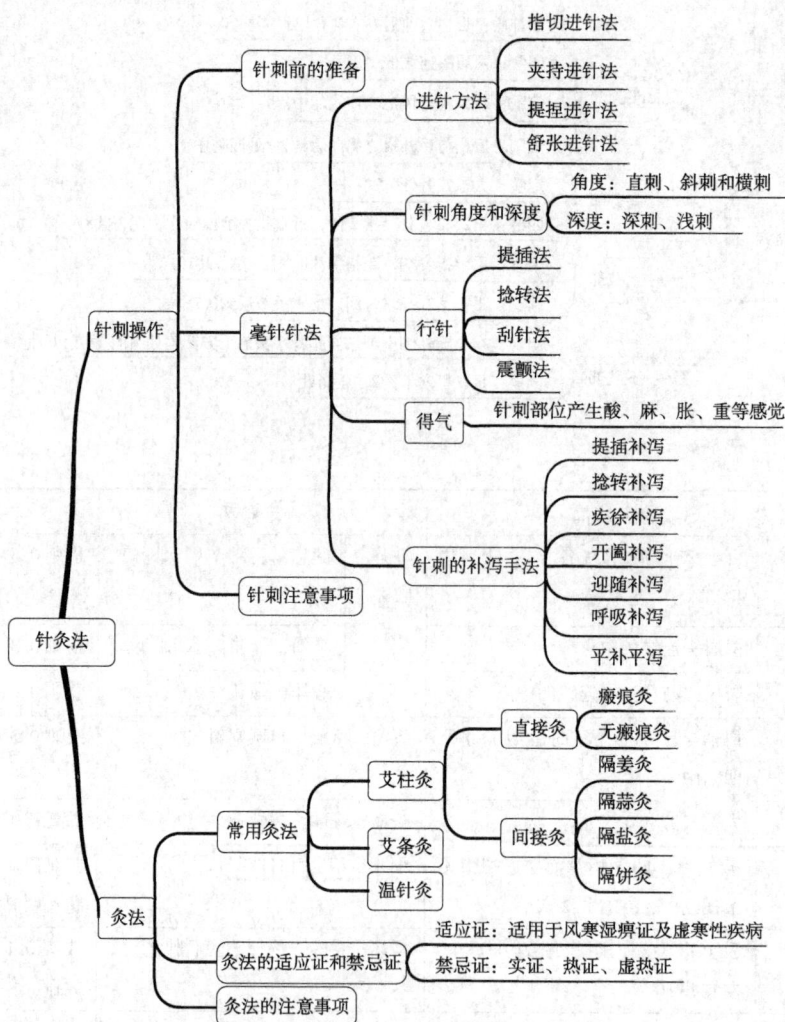

一、针法

针法是利用金属制成的针具，通过一定的手法，刺激人体腧穴，以治疗人体多种疾病的方法。其中毫针是临床上最常用的针具之一。

（一）毫针

1. 构造

分为针尾、针柄、针根、针体、针尖五个部分。

2. 毫针的规格

毫针的长短：0.5～5.0 寸（15～125 mm）。

毫针的长短规格

寸	0.5	1.0	1.5	2.0	2.5	3.0	4.0	4.5	5.0
毫米	15	25	40	50	65	75	100	115	125

毫针的粗细：26～35 号（0.45～0.22 mm）

毫针的粗细规格

号数	26	27	28	29	20	31	32	33	34	35
直径（mm）	0.45	0.42	0.38	0.34	0.32	0.30	0.28	0.26	0.23	0.22

（二）针刺练习

用纸垫或者棉纱球进行针刺练习和手法练习。先选用较短毫针练习进针、出针、上下提插、左右捻转等基本操作，待熟练后改用长针练习。

（三）针刺操作

1. 针刺前的准备

（1）做好诊断、辨证及解释工作。

（2）检查选择针具　剔除或修理针体弯曲损伤、针尖钩毛者。

（3）体位选择　临床上针刺的常用体位主要有以下几种：

仰卧位：适宜于取头面、胸腹部和四肢的部分穴位。

侧卧位：适宜于身体侧面穴位。

俯卧位：适宜于取头项、背、腰、臀部以及下肢后面的穴位。

仰靠坐位：适宜于取前头面、颈前以及四肢的部分穴位。

俯伏坐位：适宜于取头项、背部的穴位。

（4）消毒　包括针具消毒、施术部位消毒、术者消毒。

针具消毒：高压消毒、煮沸消毒、75% 酒精浸泡消毒。

施术部位消毒：75% 酒精棉球拭擦。

术者消毒：手指术前用酒精棉球消毒。

2. 毫针针法

（1）进针方法　一般右手持针，称为刺手，左手辅助，称为押手。持针姿势，一般以拇、食、中三指挟持针柄，进针时运用指力使针尖快速透入皮肤，再捻转刺向深层。临床常用的进针方法有以下几种：

①指切进针法：左手拇指端切按在穴位旁边，右手持针，紧靠左手指甲面将针刺入。主要适用于短针进针。

②夹持进针法：左手拇、食两指夹捏棉球，夹住针身下端，露出针尖约1cm，右手捻动针柄，将针刺入，主要适用于长针进针。

③提捏进针法：左手拇、食两指捏起针刺穴位的皮肤，右手持针从捏起上端刺入，主要适用于皮肉浅薄部位的穴位，如面部进针。

④舒张进针法：左手拇、食指或中指将针刺穴位的皮肤撑开，使之绷紧，右手将针刺入，主要适用于皮肤松弛或皱纹部位，如腹部进针。

（2）针刺角度和深度

①角度：针刺角度是指针身和皮肤所成的夹角：一般有直刺、斜刺和横刺三种。

②针刺深度

年龄：年老体弱、小儿娇嫩之体宜浅刺；身强体壮者可适当深刺。

体质：瘦小者，宜浅刺；肥胖者，宜深刺。

部位：头面胸腹背部宜浅刺；四肢、臀、腹部可深刺。

病情：阳证、新病宜浅刺；阴病、久病宜深刺。

（3）行针与得气　进针后行使一定的手法，使病人产生针刺的感应，称为行针。针刺部位产生酸、麻、胀、重等感觉，而医者指下亦有一种沉紧的反应，称为得气，也称针感。

常用的行针手法有以下几种：

①提插法：将针从浅层插向深层，再由深层提到浅层，如此反复地上提下插，多适用于四肢穴位。

②捻转法：将针左右来回旋转捻动，多适用于躯干接近重要内脏的部位。

③刮针法：用手指的指甲由下而上地刮针柄，可以增强针感。

④震颤法：将针抖动震颤，即提插幅度很小而频率很快的动作。

（4）针刺的补泻手法如下。

	补法	泻法
提插补泻	先浅后深，重插轻提，提插幅度小，频率慢	先深后浅，轻插重提，提插幅度大，频率快
捻转补泻	捻转角度小，频率慢，用力较轻	捻转角度大，频率快，用力较重
疾徐补泻	进针慢，少捻转，出针快	进针快，多捻转，出针慢
开阖补泻	出针后揉按针孔	出针时摇大针孔
迎随补泻	针尖随着经脉循行方向，顺经而刺	针尖迎着经脉循行方向，逆经而刺
呼吸补泻	呼气时进针，吸气时出针	吸气时进针，呼气时出针
平补平泻	进针后均匀地提插、捻转、得气后出针	

（5）留针与出针

①留针：进针后，将针留置穴内一定时间，以加强针感和针刺的持续作用。一般病证，只要针下得气，即可出针，或留针 10～20 分钟。

②出针：先将左手拇、食二指持消毒棉球按在针身的两旁，然后以右手拇、食二指将针柄轻轻捻动，慢慢退出，并将左手棉球轻柔按压针孔。

3. 针刺注意事项

（1）过饥、过饱、过劳、醉酒、惊吓等，不宜针刺。

（2）久病体虚、失血或汗出过多者，针刺刺激不宜过强。

（3）妊娠期，下腹部和腰骶部的穴位禁针，妊娠 3 个月以上，上腹部穴位以及能引起子宫收缩的腧穴如合谷、三阴交、至阴等，均不宜针刺。

（4）皮肤局部有感染、破损、溃疡或肿瘤的部位，不宜针刺。

二、灸法

灸法是用艾叶捣制成艾绒，制成艾炷或艾条，点燃后熏灼体表穴位或患部，以达疏通经络、调和气血、回阳救逆、扶正祛邪、防治疾病的作用。

（一）常用灸法

1. 艾炷灸

（1）直接灸：将制成的艾炷，直接放在穴位上。

瘢痕灸：艾炷直接放在穴位上施灸，直至燃尽，局部组织经烫伤后产生化脓现象，并结为瘢痕的方法。适用于一些顽固性疾病。

无瘢痕灸：艾炷点燃至一半或2/3，病人感到灼痛时，即除去未燃尽的艾炷。灸处可见皮肤充血红润，不灼伤皮肤。

（2）间接灸：在施灸穴位上放一衬垫物，然后将艾炷放在上面点燃。

隔姜灸：鲜生姜切成0.5－1分厚的薄片（穿几个小孔），放置在灸穴上，再将艾炷置于姜片上施灸。本法适用于寒凉性疾病。

隔蒜灸：施灸穴位上放置大蒜片，灸法同上。本法适用于痈疽初起及毒虫咬伤等证。

隔盐灸：多用于肚脐部位，用净食盐填平脐孔，再放艾炷施灸。本法适用于吐泻或中风所致阳气欲脱，有回阳救逆的效果。

隔饼灸：以各种温热药物如附子，研末制成药饼，作为灸治衬垫物。本法适用于顽固性疾病。

2. 艾条灸

将艾绒制作成艾条，点燃后对准施灸部位进行熏灸。

3. 温针灸

在毫针留针过程中，将艾绒搓团捻裹于针柄上点燃，通过针体将热力传入穴位，此法系针法、灸法并用，适用于寒湿所致筋骨痹痛诸证。

（二）灸法的适应证和禁忌证

1. 适应证

适用于风寒湿痹证及虚寒性疾病，如腹泻、遗精、阳痿、哮喘、痰饮、慢性肿疡、胃下垂、脱肛等。

2. 禁忌证

实证、热证、虚热证等，女性妊娠期不宜在下腹部及腰骶部施灸。

（三）灸法的注意事项

（1）施灸次序一般先灸阳经，后灸阴经；先灸上部、背部，后灸下部、腹部；先灸头身，后灸四肢。

（2）施灸时，体位要很好安排，以免移动烧伤皮肤。

（3）隔姜、蒜灸容易起疱，需加注意。

病例分析

患者，男，33岁，泄泻、腹痛一天。现症见泻下急迫，腹痛，粪色黄褐而臭秽，肛门灼热，小便短黄，舌苔黄腻，脉滑数。

思考： 本证可选取哪些穴位治疗？患者应该采取何种体位接受治疗？选取的穴位应该用何种进针法？

解析： 中医诊断为：湿热泄泻。针灸可选取天枢、曲池、阴陵泉、内庭等穴位治疗。天枢为大肠经募穴，也是调理肠胃要穴；曲池为手阳明大肠经合穴，可治疗腹痛、吐泻之症；阴陵泉为足太阴脾经合穴，也是健脾利湿的要穴；内庭为足阳明胃经的荥穴，可治疗腹胀泄泻。

选取的穴位都在腹部与四肢，患者宜采取仰卧位。天枢位于腹部，可选用舒张进针法，其他穴位均在四肢，可选用指切进针法。

第六节　针灸治疗

> **重点**　针灸的治疗原则；针灸异常情况及处理
> **难点**　针灸的选穴与配穴；针灸异常情况及处理
> **考点**　针灸异常情况及处理

速览导引图

针灸治疗
- 针灸的治疗原则
  - 补虚与泻实
  - 清热与温寒
  - 治标与治本
  - 同病异治与异病同治
  - 局部与整体
- 针灸的选穴与配穴
  - 选穴原则
    - 局部取穴
    - 循经取穴
    - 对症选穴
  - 配穴方法
    - 前后配穴
    - 上下配穴
    - 左右配穴
    - 表里配穴
    - 远近配穴
- 针灸异常情况及处理
  - 晕针
    - 临床表现：患者突然出现头晕目眩，面色苍白，多汗，心慌，四肢发冷，甚则昏迷
    - 处理：立即起针，轻者给饮温开水或糖水，重者采用急救措施
  - 滞针
    - 临床表现：感觉针下涩滞，捻转、提插、出针均感困难
    - 处理：于滞针腧穴附近进行循按、刮柄或叩弹针柄
  - 弯针
    - 临床表现：针身在体内形成弯曲
    - 处理：顺着弯曲方向将针起出
  - 断针
    - 临床表现：针体折断在人体内
    - 处理：嘱患者切勿更动原有体位，可用手指或镊子将针起出
  - 血肿
    - 临床表现：针刺部位出现皮下出血而引起的肿痛
    - 处理：先冷敷止血，再热敷或局部轻揉，促进瘀血消散
  - 气胸
    - 临床表现：患者突感胸闷、气短、心悸，甚者呼吸困难、冷汗，出现休克
    - 处理：立即出针随时给予镇咳消炎等对症处理
  - 皮肤灼伤
    - 临床表现：局部出现水疱或灸疮
    - 处理：小水疱可任其自然吸收，若水疱较大可刺破放出水液并涂以烫伤油

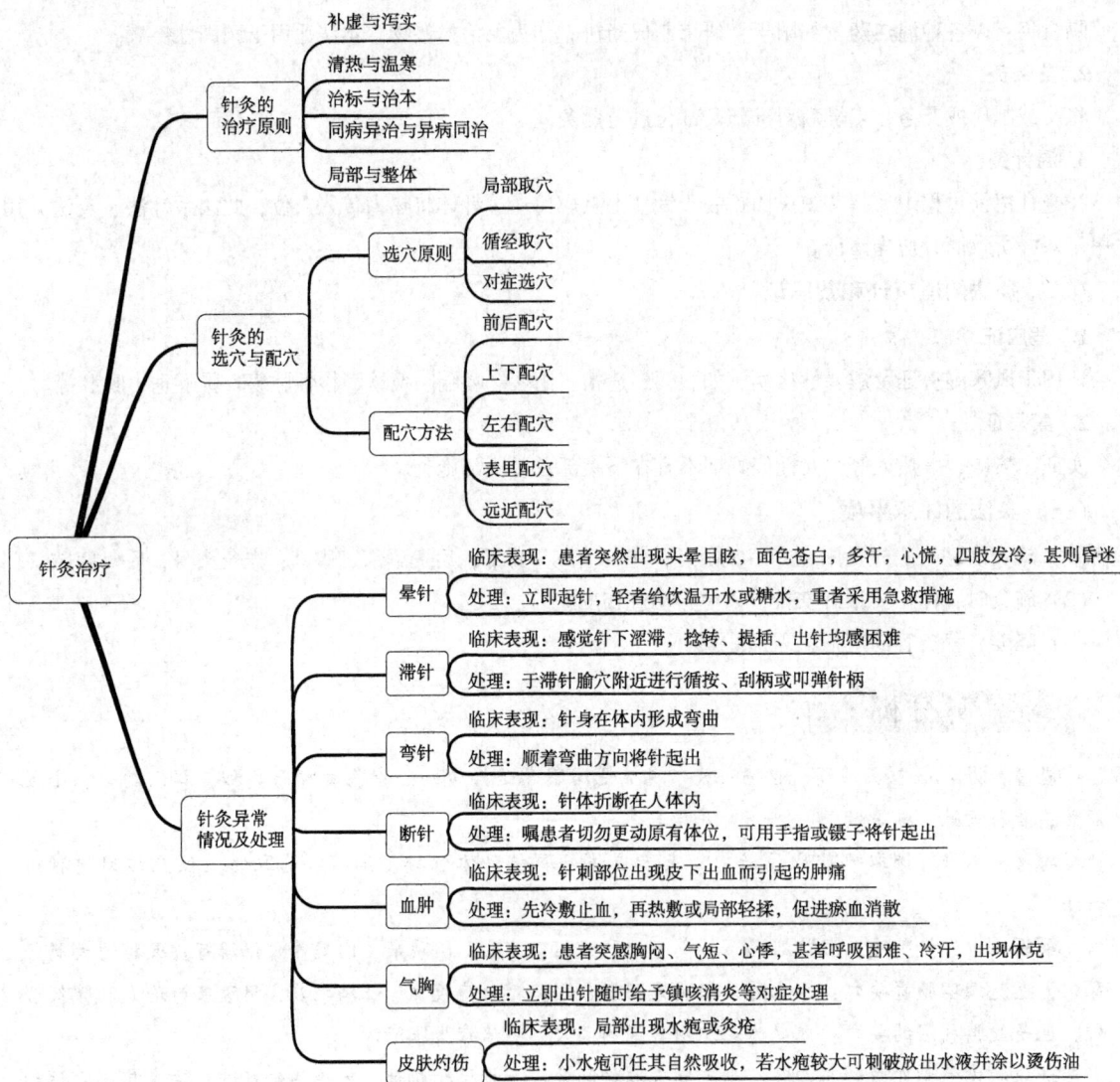

一、针灸的治疗原则

（一）补虚与泻实

补虚即扶助正气，泻实即祛除邪气。遵"虚则补之，实则泻之"的原则。

（二）清热与温寒

热证用"清"法，针刺应浅而疾出；寒证用"温"法，针刺应深而留针。

（三）治标与治本

遵"急则治其标，缓则治其本"治则。

（四）同病异治与异病同治

（五）局部与整体

1. 局部治疗

针对局部症状的治疗。

2. 整体治疗

针对某一疾病病因的治疗。

3. 局部与整体兼治

兼顾病因与症状的治疗。

二、针灸的选穴与配穴

（一）选穴原则

1. 局部取穴

病变部位就近取穴。如鼻塞取迎香穴。

2. 循经取穴

病变部位的远距离取穴，即"经脉所通，主治所及"。适用于在四肢末端选穴来治疗躯干、内脏、头面五官的病证。

3. 对症选穴

根据穴位特殊功能进行选穴。如大椎穴可退热，丰隆穴可祛痰等。

（二）配穴方法

配穴就是选择两个或两个以上的穴位加以配伍应用，利用腧穴之间的协同作用，提高疗效。常用方法有：

1. 前后配穴

以身体前后部位所在腧穴相互配伍使用。

2. 上下配穴

"上"指上肢或腰部以上。"下"指下肢或腰部以下。如牙痛时上取合谷，下取内庭。

3. 左右配穴

经络在人体呈左右对称分布，治疗疾病时既可以左右交叉取穴（左病取右或右病取左），也可以左右对称取穴（左右同取）。

4. 表里配穴

某一脏腑、经脉有病，除选取本经腧穴以外，同时配以表里经有关的腧穴。

5. 远近配穴

病变局部和远端同时选穴，配伍成方。远端可依据辨证论治的原则选取相关经脉的穴位，以治其根本。

三、针灸异常情况及处理

（一）晕针

1. 临床表现

患者突然出现精神疲倦、头晕目眩，面色苍白，恶心欲吐，多汗，心慌，四肢发冷，血压下降，脉象沉细，甚则神志昏迷，仆倒在地，唇甲青紫，二便失禁，脉微细欲绝。

2. 处理

立即将针全部起出。使患者平卧，注意保暖，轻者仰卧片刻，给饮温开水或糖水后，即可恢复正常。重者在上述处理基础上，可刺人中、素髎、内关、足三里、灸百会、关元、气海等穴，即可恢复。若仍不省人事，呼吸细微，脉细弱者，应配合其他治疗或采用急救措施。

（二）滞针

1. 临床表现

在行针时或留针期间出现医者感觉针下涩滞，捻转、提插、出针均感困难，而患者则感觉痛剧的现象。若勉强捻转、提插时，患者痛不可忍。

2. 处理

若患者精神紧张、局部肌肉过度收缩，可稍延长留针时间，或于滞针腧穴附近进行循按或叩弹针柄，或在附近再刺一针，宣散气血，缓解肌肉的紧张。若行针不当，或单向捻针而致者，可向相反方向将针捻回，并用刮柄、弹柄法，使缠绕的肌纤维回释，即可消除滞针。

（三）弯针

1. 临床表现

进针时或将针刺入腧穴后，针身在体内形成弯曲，针柄改变了进针或刺入留针时的方向和角度，提插、捻转及出针均感困难，而患者感到疼痛。

2. 处理

出现弯针后，即不得再行提插、捻转等手法。如针柄轻微弯曲，应慢慢将针起出。若弯曲角度过大时，应顺着弯曲方向将针起出。若由患者移动体位所致，应使患者慢慢恢复原来体位，局部肌肉放松后，再将针缓缓起出。切忌强行拔针以免将针体折断在体内。

（四）断针

1. 临床表现

又称折针，是指针体折断在人体内。行针时或出针后发现针身折断，其断端部分针身尚露于皮肤外，或断端全部没入皮肤之下。

2. 处理

嘱患者切勿更动原有体位，以防断针向肌肉深部陷入。若残端部分针身显露于体外时，可用手指或镊子将针起出。若断端与皮肤相平或稍凹陷于体内者，可用左手拇、食二指垂直向下挤压针孔两旁，使断针暴露体外，右手持镊子将针取出。若断针完全深入皮下或肌肉深层时，应在 X 线下定位，手术取出。

（五）血肿

1. 临床表现

针刺部位出现皮下出血而引起的肿痛，出针后，针刺部位肿胀疼痛，继则皮肤呈现紫色。

2. 处理

若微量的皮下出血而局部小块青紫时，一般不必处理，可以自行消退。若局部肿胀疼痛较剧，青紫面积大而且影响到活动功能时，可先做冷敷止血后，再做热敷或在局部轻轻揉按，以促使局部瘀血消散吸收。

（六）气胸

1. 临床表现

针具刺穿了胸膜腔且伤及肺组织，气体积聚于胸膜腔，从而造成的气胸。创伤性气胸的典型临床表现。

有些病情轻者，出针后并不出现症状，而是过一定时间才慢慢感到胸闷、疼痛、呼吸困难。

2. 处理

一旦发生气胸，应立即出针，采取半卧位休息，要求患者心情平静，切勿因恐惧而反转体位。轻度气胸者，可自然吸收。医者要密切观察，随时对症处理，如给予镇咳消炎药物，以防止肺组织因咳嗽扩大创孔，加重漏气和感染。对严重病例需组织抢救，如胸腔排气、低流量输氧等。

（七）皮肤灼伤

（1）临床表现　若施灸过量、时间过长，局部出现小水疱或大水疱或灸疮。

（2）如轻度微红灼热无需处理，如因施灸过量、时间过长，局部出现小水疱，只要注意不擦破，可任其自然吸收。如水疱较大，可用消毒的毫针刺破水疱，放出水液，或用注射针抽出水液，再涂以烫伤油等，并以纱布包敷。如果发现灸疮有不断扩大的趋势，脓色由淡白色变为黄绿色，有恶臭味，用过氧化氢冲洗，之后用消炎膏或生肌玉红膏涂贴。如果灸疮出血较多，可以在换药时外敷云南白药处理。

病例分析

患者，女，42岁，在接受针刺治疗的过程中，突然出现头晕目眩，面色苍白，恶心欲吐，多汗，四肢发冷，脉象沉细。

思考： 这类情况应该如何处理？

解析： 上述症状属于患者出现轻度晕针现象。立即将针全部起出。使患者平卧，注意保暖，仰卧片刻，给饮温开水或糖水后，一般可恢复正常。如果不能恢复，可刺人中、内关、足三里，或灸百会、关元、气海等穴，即可恢复。

第七节　其他疗法

重点	推拿与拔罐的适应证与禁忌证，推拿的常用手法
难点	推拿的常用手法
考点	推拿与拔罐的适应证与禁忌证

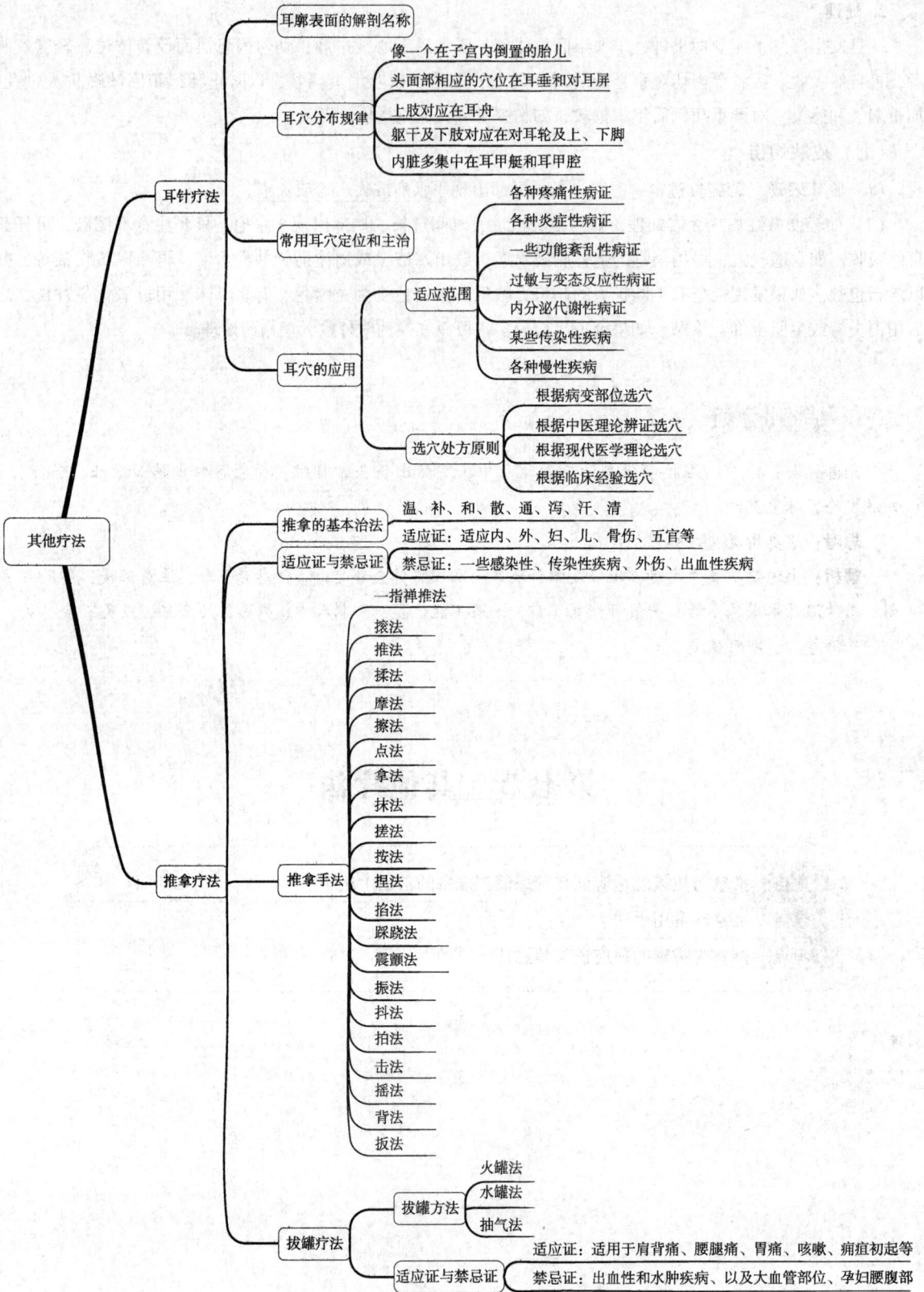

速览导引图

耳针疗法
- 耳廓表面的解剖名称
- 耳穴分布规律
  - 像一个在子宫内倒置的胎儿
  - 头面部相应的穴位在耳垂和对耳屏
  - 上肢对应在耳舟
  - 躯干及下肢对应在对耳轮及上、下脚
  - 内脏多集中在耳甲艇和耳甲腔
- 常用耳穴定位和主治
- 耳穴的应用
  - 适应范围
    - 各种疼痛性病证
    - 各种炎症性病证
    - 一些功能紊乱性病证
    - 过敏与变态反应性病证
    - 内分泌代谢性病证
    - 某些传染性疾病
    - 各种慢性疾病
  - 选穴处方原则
    - 根据病变部位选穴
    - 根据中医理论辨证选穴
    - 根据现代医学理论选穴
    - 根据临床经验选穴

其他疗法

推拿疗法
- 推拿的基本治法：温、补、和、散、通、泻、汗、清
- 适应证与禁忌证
  - 适应证：适应内、外、妇、儿、骨伤、五官等
  - 禁忌证：一些感染性、传染性病病、外伤、出血性疾病
- 推拿手法
  - 一指禅推法
  - 滚法
  - 推法
  - 揉法
  - 摩法
  - 擦法
  - 点法
  - 拿法
  - 抹法
  - 搓法
  - 按法
  - 捏法
  - 掐法
  - 踩跷法
  - 震颤法
  - 振法
  - 抖法
  - 拍法
  - 击法
  - 摇法
  - 背法
  - 扳法
- 拔罐疗法
  - 拔罐方法
    - 火罐法
    - 水罐法
    - 抽气法
  - 适应证与禁忌证
    - 适应证：适用于肩背痛、腰腿痛、胃痛、咳嗽、痈疽初起等
    - 禁忌证：出血性和水肿疾病、以及大血管部位、孕妇腰腹部

一、耳针疗法

（一）概念及作用

耳针疗法是用针刺或压籽等方法刺激耳穴的一种疗法。

耳穴是指分布在耳郭上的腧穴，是诊断疾病和治疗疾病的特定刺激点。

（二）耳廓表面的解剖名称

1. 耳轮

为耳廓周缘向前卷曲部分。

2. 耳轮脚

为耳轮在外耳道口上缘伸入耳甲内的横行堤状隆起。

3. 耳轮结节

耳轮外上方稍肥厚的结节状突起，又称达尔文结节。

4. 耳轮尾

耳轮下端与耳垂相接的无软骨部分。

5. 对耳轮

耳轮前方与其相对的平行弓状隆起。由对耳轮体部、对耳轮上角和对耳轮下脚组成。

6. 对耳轮上脚

对耳轮上端分叉之上支。

7. 对耳轮下脚

对耳轮上端分叉之下支。

8. 三角窝

对耳轮上下角之间构成的三角形浅窝。

9. 耳舟

耳轮与对耳轮之间构成的凹沟。又称舟状窝。

10. 耳屏

又称耳珠，为耳廓外面前缘，外耳道口前方的瓣状隆起。

11. 对耳屏

耳垂上部与耳屏相对，对耳轮下部弯向前方的隆起。

12. 屏间切迹

耳屏与对耳屏之间的槽状切迹。

13. 屏上切迹

耳屏上缘与耳轮脚之间的凹陷，或叫前切迹。

14. 耳甲

为由耳屏、对耳轮下角、对耳轮、对耳屏，屏间切迹等所围成的凹陷。耳甲被耳轮脚分为上下两部分，上部为耳甲艇，下部为耳甲腔。

15. 耳甲艇

又称耳甲窝，为耳轮脚以上的耳甲部分。

16. 耳甲腔

为耳轮脚以下的耳甲部分。其底部有被耳屏遮盖的外耳道口。

17. 轮屏切迹

对耳轮与对耳屏之间的凹陷。

18. 耳垂

指耳廓最下端，无软骨的皮垂。

（三）耳穴分布规律

耳穴在耳廓外侧面的排列，像一个在子宫内倒置的胎儿，头面部相应的穴位在耳垂和对耳屏，上肢对应在耳舟，躯干及下肢对应在对耳轮及上、下脚，内脏多集中在耳甲艇和耳甲腔。

（四）常用耳穴定位和主治

耳穴	定位	主治
耳尖	将耳轮向耳屏对折时，耳郭上的尖端处	退热，降血压，消炎等
坐骨神经	对耳轮下脚内侧 1/2 处	坐骨神经痛
肩	在与屏上切迹同水平的耳舟部	肩关节疼痛，肩周炎
交感	在对耳轮下脚与耳轮内侧交界处	消化、循环系统疾病
神门	在三角窝内靠对耳轮上脚的下、中 1/3 交界处	镇静，安神，消炎，止痛
子宫	在三角窝耳轮内侧缘的中点	月经不调，带下病，痛经，盆腔炎
盆腔	在对耳轮上、下脚分叉处	盆腔炎，腰痛
屏尖	在耳屏上部外侧缘	消炎，退热，止痛
咽喉	在耳屏内侧面与外耳道口上方相对处	咽痛，扁桃体炎
肾上腺	在耳屏下部外侧缘	低血压，休克，晕厥，无脉证，咳嗽，气喘
皮质下	对耳屏的内侧面	镇静，止痛，消炎
枕	在对耳屏外侧面的后上方	神经系统疾病，皮肤病，休克，晕厥
额	在对耳屏外侧面的前下方	头痛，头晕
目 1	在屏间切迹前下方	青光眼
目 2	在屏间切迹后下方	近视眼
胃	在耳轮脚消失处	胃痛，呃逆，呕吐，消化不良
心	在耳甲腔中心最凹陷处	心血管系统疾病
肺	在心穴的上下周围	呼吸系统疾病，皮肤病
脾	在肝穴的下方	消化系统疾病，血液病
肝	在胃穴和十二指肠穴的后方	肝炎，眼病
肾	在对耳轮下脚的下缘，小肠穴直上方	泌尿生殖系疾病，妇科疾病，腰痛，耳鸣
口	在耳甲腔内，紧靠外耳道口的后壁	面神经麻痹
眼	在耳垂 5 区的中央	眼病
内耳	在耳垂 6 区的正中稍上方	耳鸣，耳聋，中耳炎
内分泌	位于屏间切迹底部稍内约 0.5 厘米处。	调节内分泌功能
降压沟	在耳郭背面，由内上方斜向外下方行走的凹沟处	降血压

（四）耳穴的应用

1. 适应范围

主要治疗各种疼痛性病证、炎症、一些功能紊乱性病证、过敏与变态反应性病证、内分泌代谢性病证、某些传染性疾病、各种慢性疾病等。

2. 选穴处方原则

（1）根据病变部位选穴。

（2）根据中医理论辨证选穴。

（3）根据现代医学理论选穴。

（4）根据临床经验选穴。

二、推拿疗法

（一）概念及作用

推拿学是以中医理论为指导，运用各种手法作用于人体特定部位或穴位来防治疾病的一种治疗方法，又称"按摩"。属于中医外治法范畴。

推拿的基本作用是通过手法作用于人体体表的特定部位，以达到疏通经络、调和气血、调整脏腑、理筋整复、增强抗病能力等作用，恢复机体"阴平阳秘"的状态。

（二）推拿的基本治法

推拿在临床上常用的治疗大法有温、补、和、散、通、泻、汗、清，也称推拿八法。

（三）适应证与禁忌证

1. 适应证

适应内、外、妇、儿、骨伤、五官等病证。

（1）内科疾病　头痛、失眠等神经系统疾病；支气管哮喘、肺气肿等呼吸系统疾病；胃痛、泄泻、便秘等消化系统疾病；高血压、冠心病等心血管疾病；肥胖等内分泌疾病。

（2）外科病证　术后肠粘连、胆囊炎、乳腺炎、乳腺增生等。

（3）妇科病证　月经不调、痛经、盆腔炎、闭经等。

（4）儿科病证　发热、疳积、腹泻、夜啼、惊风、遗尿等。

（5）骨伤科病证　颈椎病、腰椎病、腱鞘炎、肩周炎、网球肘、急性扭伤、腰椎间盘突出、腰肌劳损等。

（6）五官科病证　近视眼、青光眼、中耳炎、耳鸣耳聋，慢性咽炎等。

2. 禁忌证

（1）一些急性传染病，如肝炎、脑膜炎、肺结核等。

（2）外伤出血、骨折早期、截瘫初期以及内脏的损伤等。

（3）一些感染性疾病，如疔、丹毒、骨髓炎与化脓性关节炎等。

（4）各种出血症，如尿血、便血、吐血与衄血等。

（5）烫伤与溃疡性皮炎的局部病灶等。

（6）肿瘤及脓毒血症等。

（四）推拿手法

1. 补泻

凡刺激较弱、较浅，作用时间较长的手法，具有兴奋作用，属"补"的范畴；凡刺激较强、较深，作用时间较短的手法，具有抑制作用，属"泻"的范畴。

2. 基础手法

（1）一指禅推法

操作：端坐位或站势，用大拇指指端，或指面，或偏峰着力于一定穴位或部位上，通过前臂与腕部的协调摆动和指间关节的屈伸运动，产生的力持续作用于部位上。移动时"紧推慢移"，推动时的速度一般以每分钟 120～160 次为宜。

功能：调和营卫，理气消积，健脾和胃，舒筋活络。

（2）揉法

操作：取站势，两脚呈"丁字步"。沉肩、垂肘，用手背近小指部分或小指、环指和中指的掌指关节着力并吸定于着力穴位或部位，通过前臂的旋转摆动，连同肘关节做屈曲外旋动作。动作要协调、连续、有节律，有明显的滚动感。移动时要循经或做直线往返移动。动作的速度每分钟以 120~160 次为宜。

功能：缓解肌肉、韧带痉挛，促进局部循环，消除肌肉疲劳。

（3）推法

操作：站势，沉肩、垂肘，肘关节屈曲，呼吸自然，不能屏气。用指端或掌根或大鱼际或小鱼际、肘面、肘后鹰嘴突起部着力贴于皮肤，做缓慢的直线推动。推法速度一般在每分钟 30~60 次。

功能：行气活血，消肿止痛，舒筋活络。

（4）揉法

操作：用掌或掌根，或大鱼际，或小鱼际，或手指拇指面以及肘尖部等其他部位着力，固定于一定的穴位或部位上，做轻柔缓和的回旋揉动。速度一般在每分钟 60~120 圈。

功能：活血止痛，温中理气，消积导滞，疏通筋络，缓解痉挛。

（5）摩法

操作：用手掌掌面或食指、中指、无名指三指指面，附着于一定穴位或部位上，以腕关节连同前臂在皮肤做环形有节律的抚摸。速度一般在每分钟 60~120 圈。

功能：理气止痛，消积导滞，健脾和中，活血化瘀，调节胃肠蠕动。

（6）擦法

操作：用四指面、手掌掌面、大小鱼际部位附着于一定的部位上，做直线往返摩擦。速度一般在每分钟 60~120 圈。

功能：温通经络，温中止痛，祛风散寒，行气活血，消肿散结，调理脾胃。

（7）点法

操作：沉肩、垂肘，呼吸自然，意念在以指峰或屈指指后第一指间关节突起部的着力部位，用力下压。是伤科推拿的主要手法。

功能：镇静止痛，解除痉挛，开通闭塞，疏通经络，调节脏腑机能。

（8）拿法

操作：沉肩、垂肘，悬腕，以腕关节与掌指关节的协调活动为主导，用拇指与其他手指指面或拇指与食、中二指为着力部位，对称用力，一紧一松。拿取时用力稳实，由轻渐重，和缓而有节律，不可屏气突然用力。

功能：开窍止痛，祛风散寒，舒筋活络，解除痉挛。

（9）抹法

操作：用双手或单手拇指指面为着力部位，贴于一定的部位上，做上下或左右轻轻地往返移动。

功能：清利头目，疏肝理气，消食导滞，活血通络，解除痉挛。

（10）搓法

操作：用双手掌面，或大小鱼际部位，对称地夹住肢体的一定部位，相对用力，自上而下地做快速搓揉。

功能：舒筋活络，调和气血，温通经络，疏肝理气，缓解肌肉痉挛。

（11）按法

操作：以手指拇指端或中指端，掌根部，或肘尖部，或肢体的其他部位为着力点，按压一定穴位或部位，逐渐用力深按。

功能：诱导止痛，通经活络，解痉散结，放松肌肉，矫正畸形。

（12）捏法

操作：用拇指与食指、中指三指的指腹部为着力部位，捏住一定部位将皮肉捏起，对称用力做连续捻转挤捏。本法是捏脊疗法的最主要手法。

功能：疏通经络，行气活血，缓解痉挛，增强肌肉活力，恢复肢体疲劳。

（13）掐法

操作：用拇指指甲为着力部位，在一定穴位或部位深深地掐压。常用于昏迷、惊风、肢体痉挛、抽搐等症，作为急救时的主要手法。

功能：开窍醒神，镇惊止痛，解除痉挛。

（14）踩跷法

操作：用双足前部为着力部位，交替踩踏一定部位。

功能：矫正脊柱畸形，帮助复位，舒筋活络。

（15）震颤法

操作：用手指指端或手掌为着力部位，以腰为轴，上体慢慢摇转，运丹田震颤之气，经胸、上肢，达于掌或指，并使之产生震颤。本法是气功推拿的最主要手法。

功能：激发与调整气机，升阳益气，引气归原。

（16）振法

操作：用手掌掌面或拇指或中指为着力部位，术者上臂肌肉持续收缩产生震颤，将震颤逐渐向下传到指端或掌面，引起着力部位被动震颤。

功能：和中理气，消积导滞，温经止痛，养血安神。

（17）抖法

操作：用双手握住肢体远端，用力做缓缓地、连续不断的、小幅度的、上下抖动。本法属于比较轻松、柔和、舒畅的一种手法。

功能：调和气血，舒筋活络，放松关节，解除痉挛。

（18）拍法

操作：用虚掌或实掌或拍子，拍打体表一定部位。适用于全身各个部位，尤其以颈肩部、背部、腰骶部及大腿部、臀部运用最多。本法是捏筋拍打推拿派的主要用法，也是伤科推拿流派的常用手法。

功能：舒经活络，调和气血，缓解痉挛，消除疲乏。

（19）击法

操作：用拳背、掌根、小鱼际、指端或棒为着力部位，叩击体表一定部位或穴位。伤科推拿流派与点穴推拿的主要手法。

功能：宣通气血，通络止痛，缓解痉挛，兴奋元阳。

（20）摇法

操作：用一手握住或夹住关节近端肢体，另一手握住或固定关节远端肢体，做缓和回旋转动。多与抖法结合组成复合手法而使用。

功能：滑利关节，松解粘连，增强关节活动功能。

（21）背法

操作：术者与患者背靠背站立，用两肘挽住患者肘弯部，将患者反背起来，进行晃动或抖动。本法是伤科推拿流派的主要手法，只适用于腰或腰骶部损伤性疾病。

功能：缓解腰肌痉挛，整复腰椎小关节错缝，帮助椎间盘突出物还纳。

（22）扳法

操作：用两手分别固定关节的远、近端，或肢体的一定部位，做相反方向或同一方向用力扳动。

功能：滑利关节，整复错缝或脱位，松解粘连，矫正畸形，帮助恢复肢体功能。

三、拔罐疗法

（一）概念

又称火罐疗法或吸筒疗法。是将罐具内形成负压而吸附于患处或穴位上，产生局部充血和瘀血，从而达到治疗疾病的一种方法。

常用的罐具有玻璃罐、竹罐、陶瓷罐。

（二）拔罐方法

火罐法：即用火力将罐内的气体排出，从而产生负压吸附的拔罐方法。有投火法、闪火法、贴棉法等。

水罐法：用水煮或水蒸气使罐内产生负压吸附的拔罐法。包括水煮法和水蒸气法。

抽气法：用抽气设备，如注射器、电动吸引器等排出罐内气体，使之产生负压吸附的拔罐法。

（三）起罐方法

10 分钟左右或待局部呈红紫色即可起罐。起罐方法是一手持罐向一侧倾斜，另一手用指尖按压罐口皮肤，使空气进入罐内，罐则自行脱落。

（四）适应证与禁忌证

适应证：适用于肩背痛、腰腿痛、胃痛、咳嗽、痈疽初起等。

禁忌证：出血性和水肿疾病、以及大血管部位、孕妇腰腹部，均不宜拔罐。肌肉瘦削、骨骼高低不平及毛发过多处不宜使用。

第四章 内科常见病证

重点	咳嗽、黄疸、臌胀、头痛、中风、痹症的概念及辨证论治。
难点	咳嗽、黄疸、臌胀、头痛、中风、痹症及其他内科病证的辨证分型和主要表现。
考点	咳嗽、黄疸、臌胀、头痛、中风、痹症及其他内科病证的概念及辨证论治。

速览导引图

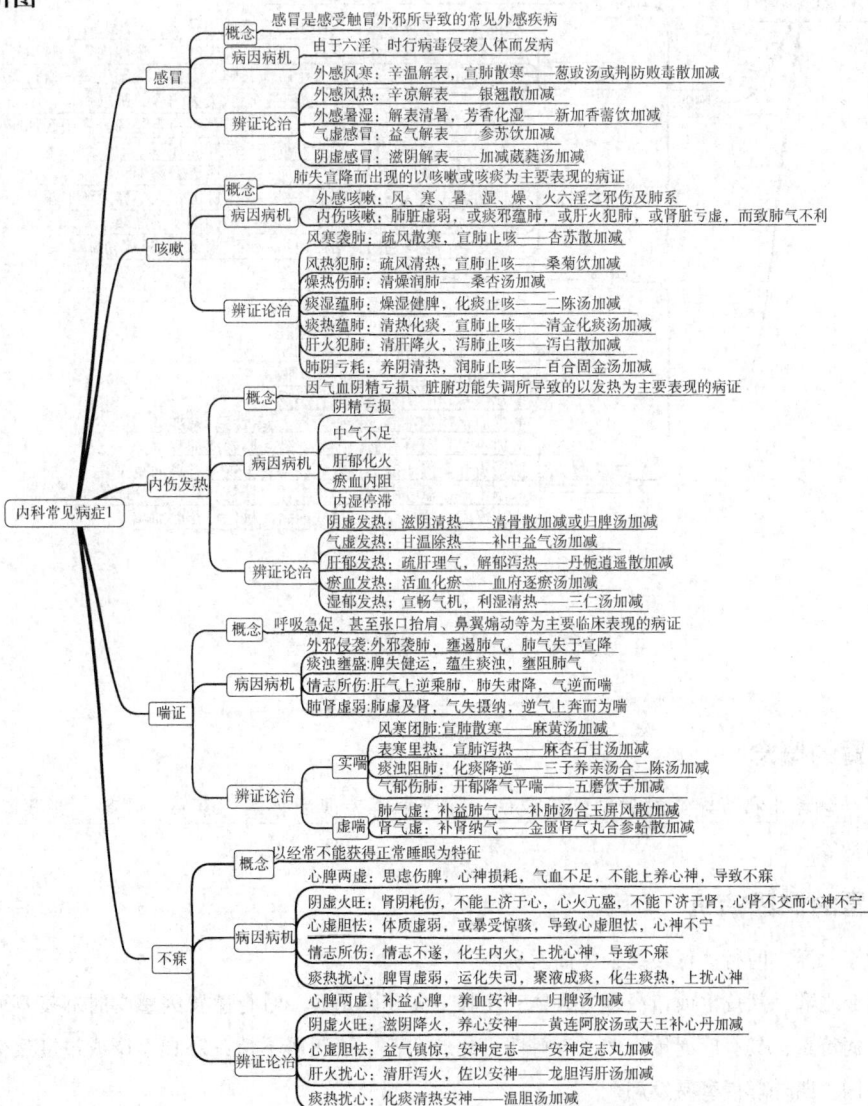

内科常见病症1

感冒
- 概念：感冒是感受触冒外邪所导致的常见外感疾病
- 病因病机：由于六淫、时行病毒侵袭人体而发病
- 辨证论治
  - 外感风寒：辛温解表，宣肺散寒——葱豉汤或荆防败毒散加减
  - 外感风热：辛凉解表——银翘散加减
  - 外感暑湿：解表清暑，芳香化湿——新加香薷饮加减
  - 气虚感冒：益气解表——参苏饮加减
  - 阴虚感冒：滋阴解表——加减葳蕤汤加减

咳嗽
- 概念：肺失宣降而出现的以咳嗽或咳痰为主要表现的病证
- 病因病机
  - 外感咳嗽：风、寒、暑、湿、燥、火六淫之邪伤及肺系
  - 内伤咳嗽：脏腑虚弱，或痰邪蕴肺，或肝火犯肺，或肾脏亏虚，而致肺气不利
- 辨证论治
  - 风寒袭肺：疏风散寒，宣肺止咳——杏苏散加减
  - 风热犯肺：疏风清热，宣肺止咳——桑菊饮加减
  - 燥热伤肺：清燥润肺——桑杏汤加减
  - 痰湿蕴肺：燥湿健脾，化痰止咳——二陈汤加减
  - 痰热蕴肺：清热化痰，宣肺止咳——清金化痰汤加减
  - 肝火犯肺：清肝泻火，泻肺止咳——泻白散加减
  - 肺阴亏耗：养阴清热，润肺止咳——百合固金汤加减

内伤发热
- 概念：因气血阴精亏损、脏腑功能失调所导致的以发热为主要表现的病证
- 病因病机
  - 阴精亏损
  - 中气不足
  - 肝郁化火
  - 瘀血内阻
  - 内湿停滞
- 辨证论治
  - 阴虚发热：滋阴清热——清骨散加减或归脾汤加减
  - 气虚发热：甘温除热——补中益气汤加减
  - 肝郁发热：疏肝理气，解郁泻热——丹栀逍遥散加减
  - 瘀血发热：活血化瘀——血府逐瘀汤加减
  - 湿郁发热：宣畅气机，利湿清热——三仁汤加减

喘证
- 概念：呼吸急促，甚至张口抬肩、鼻翼煽动等为主要临床表现的病证
- 病因病机
  - 外邪侵袭：外邪袭肺，壅遏肺气，肺失于宣降
  - 痰浊壅盛：脾失健运，蕴生痰浊，壅阻肺气
  - 情志所伤：肝气上逆乘肺，肺失肃降，气逆而喘
  - 肺肾虚弱：肺虚及肾，气失摄纳，逆气上奔而为喘
- 辨证论治
  - 实喘
    - 风寒闭肺：宣肺散寒——麻黄汤加减
    - 表寒里热：宣肺泻热——麻杏石甘汤加减
    - 痰浊阻肺：化痰降逆——三子养亲汤合二陈汤加减
    - 气郁伤肺：开郁降气平喘——五磨饮子加减
  - 虚喘
    - 肺气虚：补益肺气——补肺汤合玉屏风散加减
    - 肾气虚：补肾纳气——金匮肾气丸合参蛤散加减

不寐
- 概念：以经常不能获得正常睡眠为特征
- 病因病机
  - 心脾两虚：思虑伤脾，心神损耗，气血不足，不能上养心神，导致不寐
  - 阴虚火旺：肾阴耗伤，不能上济于心，心火亢盛，不能下济于肾，心肾不交而心神不宁
  - 心虚胆怯：体质虚弱，或暴受惊骇，导致心虚胆怯，心神不宁
  - 情志所伤：情志不遂，化生内火，上扰心神，导致不寐
  - 痰热扰心：脾胃虚弱，运化失司，聚液成痰，化生痰热，上扰心神
- 辨证论治
  - 心脾两虚：补益心脾，养血安神——归脾汤加减
  - 阴虚火旺：滋阴降火，养心安神——黄连阿胶汤或天王补心丹加减
  - 心虚胆怯：益气镇惊，安神定志——安神定志丸加减
  - 肝火扰心：清肝泻火，佐以安神——龙胆泻肝汤加减
  - 痰热扰心：化痰清热安神——温胆汤加减

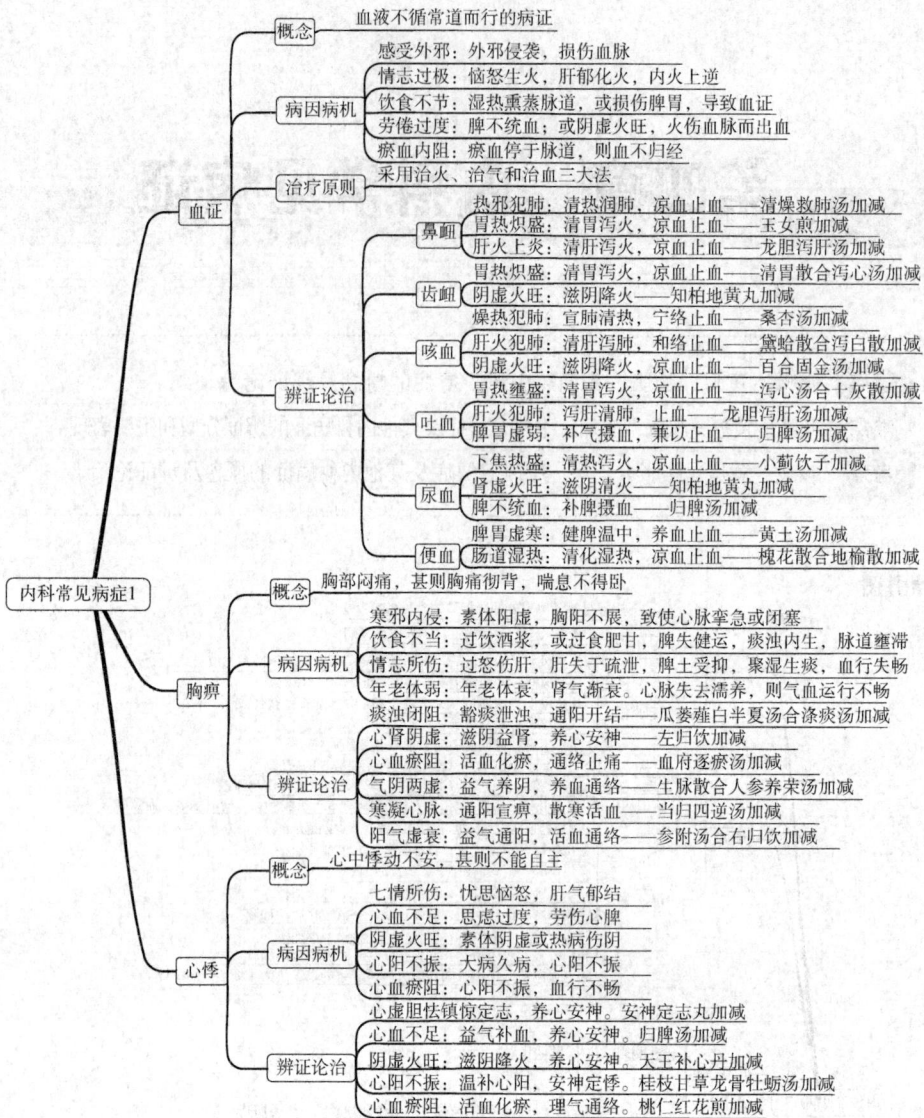

内科常见病症1
├─ 血证
│ ├─ 概念 ── 血液不循常道而行的病证
│ ├─ 病因病机
│ │ ├─ 感受外邪：外邪侵袭，损伤血脉
│ │ ├─ 情志过极：恼怒生火，肝郁化火，内火上逆
│ │ ├─ 饮食不节：湿热熏蒸脉道，或损伤脾胃，导致血证
│ │ ├─ 劳倦过度：脾不统血；或阴虚火旺，火伤血脉而出血
│ │ └─ 瘀血内阻：瘀血停于脉道，则血不归经
│ ├─ 治疗原则 ── 采用治火、治气和治血三大法
│ └─ 辨证论治
│   ├─ 鼻衄
│   │ ├─ 热邪犯肺：清热润肺，凉血止血——清燥救肺汤加减
│   │ ├─ 胃热炽盛：清胃泻火，凉血止血——玉女煎加减
│   │ └─ 肝火上炎：清肝泻火，凉血止血——龙胆泻肝汤加减
│   ├─ 齿衄
│   │ ├─ 胃热炽盛：清胃泻火，凉血止血——清胃散合泻心汤加减
│   │ └─ 阴虚火旺：滋阴降火——知柏地黄丸加减
│   ├─ 咳血
│   │ ├─ 燥热犯肺：宣肺清热，宁络止血——桑杏汤加减
│   │ ├─ 肝火犯肺：清肝泻肺，和络止血——黛蛤散合泻白散加减
│   │ └─ 阴虚火旺：滋阴降火，凉血止血——百合固金汤加减
│   ├─ 吐血
│   │ ├─ 胃热壅盛：清胃泻火，凉血止血——泻心汤合十灰散加减
│   │ ├─ 肝火犯肺：泻肝清肺，止血——龙胆泻肝汤加减
│   │ └─ 脾胃虚弱：补气摄血，兼以止血——归脾汤加减
│   ├─ 尿血
│   │ ├─ 下焦热盛：清热泻火，凉血止血——小蓟饮子加减
│   │ ├─ 肾虚火旺：滋阴清火——知柏地黄丸加减
│   │ └─ 脾不统血：补脾摄血——归脾汤加减
│   └─ 便血
│   ├─ 脾胃虚寒：健脾温中，养血止血——黄土汤加减
│   └─ 肠道湿热：清化湿热，凉血止血——槐花散合地榆散加减
├─ 胸痹
│ ├─ 概念 ── 胸部闷痛，甚则胸痛彻背，喘息不得卧
│ ├─ 病因病机
│ │ ├─ 寒邪内侵：素体阳虚，胸阳不振，致使心脉挛急或闭塞
│ │ ├─ 饮食不当：过饮酒浆，或过食肥甘，脾失健运，痰浊内生，脉道壅滞
│ │ ├─ 情志所伤：过怒伤肝，肝失于疏泄，脾土受抑，聚湿生痰，血行失畅
│ │ └─ 年老体弱：年老体衰，肾气渐衰。心脉失去濡养，则气血运行不畅
│ └─ 辨证论治
│   ├─ 痰浊闭阻：豁痰泄浊，通阳开结——瓜蒌薤白半夏汤合涤痰汤加减
│   ├─ 心肾阴虚：滋阴益肾，养心安神——左归饮加减
│   ├─ 心血瘀阻：活血化瘀，通络止痛——血府逐瘀汤加减
│   ├─ 气阴两虚：益气养阴，养血通络——生脉散合人参养荣汤加减
│   ├─ 寒凝心脉：通阳宣痹，散寒活血——当归四逆汤加减
│   └─ 阳气虚衰：益气通阳，活血通络——参附汤合右归饮加减
└─ 心悸
   ├─ 概念 ── 心中悸动不安，甚则不能自主
   ├─ 病因病机
   │ ├─ 七情所伤：忧思恼怒，肝气郁结
   │ ├─ 心血不足：思虑过度，劳伤心脾
   │ ├─ 阴虚火旺：素体阴虚或热病伤阴
   │ ├─ 心阳不振：大病久病，心阳不振
   │ └─ 心血瘀阻：心阳不振，血行不畅
   └─ 辨证论治
      ├─ 心虚胆怯镇惊定志，养心安神。安神定志丸加减
      ├─ 心血不足：益气补血，养心安神。归脾汤加减
      ├─ 阴虚火旺：滋阴降火，养心安神。天王补心丹加减
      ├─ 心阳不振：温补心阳，安神定悸。桂枝甘草龙骨牡蛎汤加减
      └─ 心血瘀阻：活血化瘀，理气通络。桃仁红花煎加减

第一节 感 冒

一、感冒的概念

感冒是感受触冒外邪所导致的常见外感疾病。临床主要表现为鼻塞、流涕、喷嚏、恶寒、发热、咳嗽、头痛、全身不适等。

二、感冒的病因病机

感冒是由于六淫、时行病毒侵袭人体而发病。

风邪夹时令之邪，从皮毛或口鼻侵犯人体，使肺卫失和而发病。时行感冒因感受时邪疫毒而致病，其特点为发病急，病情重，具有广泛传染性、流行性。此外，若生活起居不慎，寒暖不调或过度疲劳，皆使肌腠不密，卫外不固，遇外邪侵袭易发病。

三、感冒的辨证论治

证　型	主要表现	治　法	方　药	针灸取穴
外感风寒	恶寒重，发热轻，头痛无汗，四肢酸痛，鼻塞流清涕，喉痒或咳嗽，痰吐清稀，舌苔薄白，脉浮紧	辛温解表，宣肺散寒	轻者：葱豉汤加减（葱白、淡豆豉） 重者：荆防败毒散加减（荆芥、防风、羌活、独活、柴胡、前胡、川芎、枳壳、茯苓、桔梗、甘草） 湿者：羌活胜湿汤加减（羌活、独活、川芎、蔓荆子、防风、藁本、炙甘草）	列缺、迎香、支正、风池、风门、合谷
外感风热	发热重，微恶风，或有汗出，头痛且胀，咳嗽，咯痰黄稠，口干微渴，咽喉焮红作痛，舌边尖红，苔薄白或微黄，脉浮数	辛凉解表	银翘散加减（金银花、连翘、淡豆豉、牛蒡子、薄荷、荆芥穗、苦桔梗、甘草、竹叶、鲜芦根）	尺泽、鱼际、曲池、内庭、大椎、外关
外感暑湿	身热，微恶风，有汗不解，肢体酸重或疼痛，头重而晕，咳嗽痰黏，鼻流浊涕，心烦，渴不多饮，胸闷泛恶，小便短赤，舌苔黄腻，脉濡数	解表清暑，芳香化湿	新加香薷饮加减（香薷、鲜扁豆花、厚朴、金银花、连翘）	孔最、合谷、支沟、阴陵泉、中脘、足三里、曲池
气虚感冒	恶寒较重，或发热，热势不盛，头痛鼻塞，咳嗽，痰白，倦怠无力，气短懒言，舌淡，苔白，脉浮无力	益气解表	参苏饮加减（人参、紫苏叶、葛根、前胡、半夏、茯苓、陈皮、甘草、桔梗、枳壳、木香、甘草）	风池、风府、大椎、足三里、膏肓
阴虚感冒	身热，微恶风寒，少汗，头痛头晕，心烦口渴，手足心热，干咳少痰，舌红，少苔，脉细数	滋阴解表	加减葳蕤汤加减（玉竹、生葱白、桔梗、白薇、淡豆豉、薄荷、炙甘草、大枣）	合谷、风池、肺俞、血海、复溜

病例分析

患者，男，48岁，昨日淋雨后出现恶寒发热，体温38.5℃，头痛，无汗，鼻塞，流清涕，咳嗽，吐白痰易咳出，舌苔薄白，脉浮紧。

思考

1. 本病属于感冒中的何种证型？其辨证依据是什么？

2. 其治则是什么？选用什么方剂？

解析

1. 本病属于感冒病中外感风寒证，患者淋雨受凉后，风寒之邪外束肌表，卫阳被郁，故见恶寒、发热、无汗；风寒上受，肺气失宣，故鼻塞、流清涕、咳嗽，痰清稀色白；清阳不展，络脉失和，则头痛。舌苔薄白，脉浮紧，俱为表寒之象。

2. 治宜辛温解表，宣肺散寒，可选用荆防败毒散加减。

第二节 内伤发热

一、内伤发热的概念

内伤发热是指因气血阴精亏损、脏腑功能失调为基本病机所导致的以发热为主要表现的病证。临床多表现为低热，有时也可见高热或仅自觉发热。

二、内伤发热的病因病机

1. 阴精亏损

素体阴虚或热病经久不愈，或吐泻日久，或汗出过多，或误用过用温燥药物，以致阴精损伤，水不制火引起发热。

2. 中气不足

过度劳累或饮食失调损伤脾胃，中气不足，阴火内生而发热。

3. 肝郁化火

情志抑郁，肝气不能条达，气郁化火。

4. 瘀血内阻

出血后离经之血停积体内，经脉壅遏不畅，瘀阻发热。

5. 内湿停滞

过度劳累或饮食失调损伤脾胃，聚湿生痰，郁而化热。

三、内伤发热的辨证论治

证　型	主要表现	治　法	方　　药	针灸取穴
阴虚发热	午后或夜间发热，五心烦热，颧红，盗汗，口干咽燥，或少寐多梦。舌红，少苔或无苔，脉细数	滋阴清热	清骨散加减（银柴胡、胡黄连、秦艽、鳖甲、地骨皮、青蒿、知母、甘草）；血虚发热者：归脾汤加减（人参、白术、黄芪、远志、酸枣仁、茯神、龙眼肉、当归、木香、大枣、生姜、甘草）	三阴交、太溪、复溜、大椎
气虚发热	发热常在劳累后发作或加重，伴有气短懒言，倦怠乏力，自汗，易于感冒，或食少便溏，舌淡，边尖有齿痕，苔薄白，脉细弱	甘温除热	补中益气汤加减（黄芪、人参、白术、甘草、当归、陈皮、升麻、柴胡）	脾俞、胃俞、气海、合谷、尺泽
肝郁发热	发热不甚，或午后低热，常随情绪波动而起伏，抑郁不欢，喜叹息，或烦躁易怒，或兼胸胁胀痛，口苦咽干。或妇女月经不调，舌红，苔黄，脉弦细数	疏肝理气，解郁泻热	丹栀逍遥散加减（柴胡、当归、白芍、白术、茯苓、甘草、薄荷、煨姜、牡丹皮、栀子）	行间、侠溪、风池、大椎、曲池、内关
瘀血发热	午后或夜间发热，或自觉身体某些部位发热，口燥咽干，但不多饮，肢体或躯干有固定痛处或肿块，甚则面色晦暗，肌肤甲错，舌质紫黯或有瘀斑，脉沉弦或涩	活血化瘀	血府逐瘀汤加减（当归、川芎、赤芍、地黄、桃仁、红花、牛膝、柴胡、枳实、桔梗、甘草）	血海、膈俞、中冲、阳陵泉、人中、神门
湿郁发热	低热，午后热甚，热难速已，胸闷脘痞，头重如裹，不思饮食，渴不欲饮，呕恶，大便不爽，舌红，苔黄腻，脉濡数	宣畅气机，利湿清热	三仁汤加减（杏仁、白蔻仁、薏苡仁、半夏、厚朴、通草、淡竹叶、滑石）	合谷、大椎、丰隆、内关、公孙、足三里

病例分析

患者，女，51岁，自述手心、脚心发热，夜间更为明显，测量体温正常，伴两颧潮红，时有盗汗，口干咽燥，多梦，患者自以为是更年期，服用加味逍遥丸7日未见好转。舌红，少苔，脉细数。

思考

1. 本病可诊断为何病？属于哪种证型？其病因病机是什么？

2. 宜选用何方治疗？

解析

1. 本病属于内伤发热。内伤发热是指因气血阴精亏损、脏腑功能失调为基本病机所导致的以发热为主要表现的病证。多表现为低热，有时也可见高热或仅自觉发热。该患者尽管体温正常，但自感五心烦热，因此可诊断为内伤发热，属阴虚发热证。患者51岁，处于更年期，肾精不足，阴不制阳，虚火内炽，故见手足心热，两颧潮红；虚火上炎，扰乱心神，则心烦，少寐，内热迫液外泄，故见盗汗；阴虚火旺，津亏失润，故口干咽燥。舌红少苔，脉细数，均为阴虚火旺之象。

2. 治疗当滋阴清热，宜选用清骨散加减。

第三节　咳　嗽

一、咳嗽的概念

咳嗽是指因肺失宣降而出现的以咳嗽或咳痰为主要表现的病证。有声无痰谓之咳，有痰无声谓之嗽，痰声并见，谓之咳嗽。

二、咳嗽的病因病机

1. 外感咳嗽

风、寒、暑、湿、燥、火六淫之邪伤及肺系，使肺失宣降，气机不利，肺气上逆引起咳嗽。

2. 内伤咳嗽

肺脏虚弱，或痰邪蕴肺，或肝火犯肺，或肾脏亏虚，而致肺气不利，发为咳嗽。

三、咳嗽的辨证论治

证　型	主要表现	治　法	方　药	针灸取穴
风寒袭肺	咳嗽，痰白稀薄，鼻塞流清涕，咽痒，头痛，恶寒发热，全身酸痛，舌苔薄白，脉浮或浮紧	疏风散寒，宣肺止咳	杏苏散加减（杏仁、紫苏叶、陈皮、半夏、生姜、枳壳、桔梗、前胡、茯苓、甘草、大枣）	列缺、合谷、外关、肺俞
风热犯肺	咳嗽，咯痰黄稠，或兼发热恶风，头痛咽痛，汗出口干，舌苔薄黄，脉浮数	疏风清热，宣肺止咳	桑菊饮加减（桑叶、菊花、连翘、薄荷、桔梗、杏仁、芦根、甘草）	尺泽、曲池、大椎、肺俞
燥热伤肺	咳嗽，痰少或干咳无痰，或痰带血丝，咳引胸痛，鼻燥，咽干，喉痛，舌尖红，苔薄黄，脉细数	清燥润肺	桑杏汤加减（桑叶、杏仁、沙参、浙贝母、豆豉、栀子、梨皮）	肺俞、鱼际、复溜、照海、孔最

证 型	主要表现	治 法	方 药	针灸取穴
痰湿蕴肺	咳嗽，痰多色白而黏，胸闷脘痞，纳呆，身重体倦，大便时溏，舌胖，苔白腻，脉濡滑	燥湿健脾，化痰止咳	二陈汤加减（半夏、陈皮、茯苓、炙甘草、生姜、乌梅）	肺俞、脾俞、太渊、太白、丰隆、合谷
痰热蕴肺	咳嗽，或气促，或喉中有痰声，痰多色黄而黏，咯痰不爽，或痰中带血，或咯痰有腥味，胸胁胀满，咳时引痛，或身热面赤，口渴欲饮，舌红，苔黄腻，脉滑数	清热化痰，宣肺止咳	清金化痰汤加减（黄芩、栀子、桔梗、麦冬、桑白皮、浙贝母、知母、瓜蒌皮、橘红、茯苓、甘草）	合谷、大椎、丰隆、鱼际、肺俞
肝火犯肺	上气咳逆阵作，咳时面赤，痰黏难咯，咽干口苦，咳引胸胁作痛，舌苔薄黄少津，脉弦数	清肝降火，泻肺止咳	泻白散加减（桑白皮、地骨皮、生甘草、粳米）	肺俞、肝俞、经渠、太冲
肺阴亏耗	干咳，咳声短促，或痰少而黏，或咳痰带血，低热，颧红，盗汗，口干，舌红少津，少苔，脉细数	养阴清热，润肺止咳	百合固金汤加减（生地黄、熟地黄、麦冬、贝母、百合、当归、炒芍药、玄参、桔梗、甘草）	肺俞、膏肓、足三里、孔最、太溪、阴郄

病例分析

患者，女，22岁，咳嗽3日就诊，自述去南方旅游后出现咳嗽，现见咯痰不爽色黄，发热，微恶风，伴咽痛，口干，舌苔薄黄，脉浮数。

思考

1. 本患者属于外感咳嗽还是内伤咳嗽？如何鉴别？

2. 本病属于何种证型？治疗应选用何方？

解析

1. 本病属于外感咳嗽。外感咳嗽，多是新病，常突然发生，病程短，初起多兼有寒热、头痛、鼻塞等肺卫表证，属于邪实。内伤咳嗽，多为久病，常反复发作，迁延不已，常兼他脏病证，多属邪实正虚。患者发病3日，且伴有发热恶寒、脉浮等表证表现，因此属外感咳嗽。

2、本病属风热犯肺证，治疗宜疏风清热，宣肺止咳，可选用桑菊饮加减。

第四节 喘 证

一、喘证的概念

喘证是以呼吸急促，甚至张口抬肩、鼻翼煽动、不能平卧等为主要临床表现的病证。

二、喘证的病因病机

1. 外邪侵袭

外邪袭肺，壅遏肺气，肺气失于宣降。

2. 痰浊壅盛

恣食肥甘厚味、生冷，或酒食伤中，致脾失健运，蕴生痰浊，壅阻肺气，气机不利，升降失常，发为喘促。

3. 情志所伤

忧郁伤肝，肝失调达，气机不利，肺气痹阻，或郁怒伤肝，肝气上逆乘肺，肺失肃降，气逆而喘。

4. 肺肾虚弱

久病肺弱，咳伤肺气，或肺病日久，肺之气阴亏耗，不能下荫于肾，则肺虚及肾，气失摄纳，逆气上奔而为喘。

三、喘证的辨证论治

分类	证型	主要表现	治法	方药	针灸取穴
实喘	风寒闭肺	喘咳气急，胸部胀闷，痰多稀薄色白，或恶寒发热，头痛无汗，舌苔薄白，脉浮紧	宣肺散寒	麻黄汤加减（麻黄、桂枝、杏仁、炙甘草）	列缺、尺泽、风门、肺俞
	表寒里热	喘逆上气，胸胀或痛，甚则息粗鼻煽，咳而不爽，咯痰黄稠，烦闷口渴，或形寒身热，舌红，苔薄白或黄，脉浮数或滑	宣肺泻热	麻杏石甘汤加减（麻黄、杏仁、石膏、炙甘草）	合谷、大椎、丰隆、膻中、中府、孔最
	痰浊阻肺	喘咳，痰多色白而黏，咯吐不利，胸中闷窒，或脘痞腹胀，恶心纳呆，口黏不渴，舌苔白腻，脉滑	化痰降逆	三子养亲汤（紫苏子、白芥子、莱菔子）合二陈汤加减（半夏、陈皮、茯苓、炙甘草、生姜、乌梅）	脾俞、足三里、丰隆、中脘、内关、肺俞
	气郁伤肺	呼吸短促，咽中如窒，发作突然，每遇情志不遂而诱发，胸闷胸痛，或失眠、心悸，舌苔薄白，脉弦	开郁降气平喘	五磨饮子加减（槟榔、沉香、乌药、木香、枳实）	肝俞、期门、膻中、内关、尺泽
虚喘	肺气虚	喘促短气，气怯声低，咳声低弱，咳痰稀薄，自汗畏风，平素易感冒，舌淡，脉细弱	补益肺气	补肺汤（人参、黄芪、熟地黄、五味子、桑白皮、紫菀）合玉屏风散加减（黄芪、白术、防风）	肺俞、太渊、膻中、定喘、膏肓、三阴交
	肾气虚	喘促日久，呼多吸少，气不得续，动则喘息更甚，形瘦神惫，小便常因咳甚而失禁，汗出，肢冷面青，舌淡，脉沉细	补肾纳气	金匮肾气丸（熟地黄、山茱萸、山药、茯苓、泽泻、牡丹皮、制附子、肉桂）合参蛤散加减（人参、蛤蚧）	肾俞、太溪、定喘、膏肓、肺俞、太渊

病例分析

患者，女，73岁，喘咳反复发作10年余，现见喘而胸满闷窒，张口抬肩，痰多，色白，黏而不易咳出，伴脘痞，恶心纳呆，口中黏腻，舌苔白腻，脉滑。

思考

1. 本病可诊断为何病？其诊断依据是什么？

2. 如何辨别本证的虚实？

解析

1. 本病可诊断为喘证，喘证以喘促气短，呼吸困难，甚至张口抬肩，鼻翼煽动，不能平卧，或口唇青紫为典型临床表现，该患者以喘咳有痰、呼吸困难为主症就诊，可诊断为喘证。

2. 喘证的病理性质有虚实之分，实喘在肺，乃外邪、痰浊、肝郁气逆、瘀血阻络等，邪壅肺气而致宣降不利；虚喘责之肺、肾两脏，为精气不足，气阴亏耗而致肺肾出纳失常所成。实喘呼吸深长有余，呼出为快，气粗声高，脉数有力。因于外感者，发病急骤，病程较短，多有表证；因于内伤者，病程多久，反复发作，外无表证，多有痰浊或痰热壅盛之表现，如胸中满闷等。或有郁怒伤肝之病因，喘促气憋，情志刺激而诱发。虚喘呼吸短促难续，深吸为快，气怯声低，脉象微弱或浮大中空，一般病势徐缓，时轻时重，遇劳则甚。肺虚者喘促短气，自汗畏风，操劳后则喘，肾虚者静息时亦苦气息喘促，动则尤甚，呼多吸少，若心气虚则喘息持续不已。本患者喘咳，咳痰多，色白，黏而不易咳出，胸中闷窒，脘痞，纳呆，口黏不渴，舌苔白腻，脉滑，均为痰浊之表现，因此属于实喘。

第五节 血 证

一、血证的概念

血证是指凡血液不循常道，上溢于口鼻诸窍，下泄于前后二阴，或渗出于肌肤的病证。

二、血证的病因病机

1. 感受外邪

外邪侵袭，损伤血脉，尤以热邪为甚。

2. 情志过极

恼怒生火，肝郁化火，内火上逆则会引起血证。

3. 饮食不节

酒食伤胃，滋生湿热，湿热熏蒸脉道，或损伤脾胃，导致血证。

4. 劳倦过度

久思伤脾，劳倦伤神，脾不统血；或思虑过度，暗耗阴血，阴虚则火旺，火伤血脉而出血。

5. 瘀血内阻

瘀血停于脉道，则血不归经，而溢于脉外。

三、血证的治疗原则

采用治火、治气和治血三大法。

四、血证的辨证论治

	证 型	主要表现	治 法	方 药	针灸取穴
鼻衄	热邪犯肺	鼻燥衄血，口干咽燥，或身热，咳嗽少痰，舌红，苔薄黄，脉滑数	清热润肺，凉血止血	清燥救肺汤加减（桑叶、石膏、甘草、人参、胡麻仁、阿胶、麦冬、杏仁、枇杷叶）	少商、迎香、合谷、尺泽、囟会
	胃热炽盛	鼻衄，口渴欲饮，烦躁，口干臭秽，便秘，舌红，苔黄，脉洪数	清胃泻火，凉血止血	玉女煎加减（石膏、熟地黄、知母、麦冬、牛膝）	曲池、上星、内庭
	肝火上炎	鼻衄，头痛，目眩目赤，口干口苦，心烦易怒，舌边红，苔黄，脉弦数	清肝泻火，凉血止血	龙胆泻肝汤加减（龙胆、生地黄、木通、泽泻、车前子、当归、柴胡、栀子、黄芩、甘草）	合谷、太冲、曲池、印堂、太阳、通天
齿衄	胃热炽盛	齿衄，血色鲜红，牙龈肿痛，头痛，口臭，大便秘结，舌红，苔黄，脉洪数	清胃泻火，凉血止血	清胃散（生地黄、当归、牡丹皮、黄连、升麻）合泻心汤加减（大黄、黄芩、黄连）	外关、合谷、内庭、劳宫
	阴虚火旺	齿衄，血色淡红，肿痛不甚，齿摇不坚，舌红，苔少，脉细数	滋阴降火	知柏地黄丸加减（知母、黄柏、熟地黄、山茱萸、山药、茯苓、泽泻、牡丹皮）	肾俞、太溪、合谷
	燥热犯肺	咳嗽鼻痒，痰中带血，血色鲜红，咽干鼻燥，舌红，苔薄黄，脉浮数	宣肺清热，宁络止血	桑杏汤加减（桑叶、杏仁、沙参、浙贝母、淡豆豉、栀子、梨皮）	尺泽、鱼际、曲池、迎香、大椎、孔最
咳血	燥热犯肺	咳嗽喉痒，痰中带血，血色鲜红，咽干鼻燥，舌红，苔薄黄，脉浮数	宣肺清热，宁络止血	桑杏汤加减（桑叶、杏仁、沙参、浙贝母、淡豆豉、栀子、梨皮）	尺泽、鱼际、曲池、迎香、大椎、孔最

	证 型	主要表现	治 法	方 药	针灸取穴
咳血	肝火犯肺	咳血，兼咳嗽气逆，胸胁引痛，烦躁易怒，舌边红，苔黄，脉弦数	清肝泻肺，和络止血	黛蛤散（青黛、海蛤壳）合泻白散加减（桑白皮、地骨皮、生甘草、粳米）	太冲、肝俞、经渠、太溪、内关、鱼际
	阴虚火旺	咳血，或痰中带血，咳嗽少痰，口干咽燥，声音不扬，甚或失音，或兼见潮热，头晕耳鸣，腰酸遗精，舌红，苔少，脉细数	滋阴降火，凉血止血	百合固金汤加减（生地黄、熟地黄、麦冬、贝母、百合、当归、炒芍药、甘草、玄参、桔梗）	肺俞、孔最、肾俞、太溪、鱼际
吐血	胃热壅盛	吐血鲜红或紫黯，可夹有食物残渣，兼有胸腹闷痛，口臭唇红，大便秘结，或黑便，或柏油样便，舌红，苔黄腻，脉滑数	清胃泻火，凉血止血	泻心汤（大黄、黄芩、黄连）合十灰散加减（大蓟、小蓟、侧柏叶、荷叶、茜草根、栀子、白茅根、大黄、牡丹皮、棕榈皮）	合谷、内庭、曲池、内关、上脘、巨阙
	肝火犯肺	吐血，口苦胁痛，心烦易怒，头痛目赤，舌边红，脉弦滑	泻肝清肺，止血	龙胆泻肝汤加减（龙胆、生地黄、木通、泽泻、车前子、当归、柴胡、栀子、黄芩、甘草）	合谷、太冲、肝俞、公孙、内关、梁丘、风池
	脾胃虚弱	吐血时轻时重，血色黯淡，心悸气短，面色苍白，厌食纳少，四肢欠温，大便色黑，舌淡，脉细弱	补气摄血，兼以止血	归脾汤加减（人参、白术、黄芪、炙甘草、远志、酸枣仁、茯神、龙眼肉、当归、木香、大枣、生姜）	脾俞、胃俞、关元、天枢、中脘、足三里
尿血	下焦热盛	小便热赤带血，血色鲜红，心烦口渴，口舌生疮，夜卧不宁，舌尖红，苔薄黄，脉数	清热泻火，凉血止血	小蓟饮子加减（小蓟、蒲黄、藕节、滑石、木通、生地黄、当归、甘草、栀子、淡竹叶）	中极、膀胱俞、合谷、外关、行间
	肾虚火旺	小便短赤带血，头晕耳鸣，腰膝酸软，潮热颧红，心烦神倦，舌红，脉细数	滋阴清火	知柏地黄丸加减（知母、黄柏、熟地黄、山茱萸、山药、茯苓、泽泻、牡丹皮）	肾俞、太溪、阴谷、复溜、中极、行间
	脾不统血	久病尿血，血色淡红，或兼见食欲不振，倦怠乏力，气短声低，面色不华，舌淡，脉细弱	补脾摄血	归脾汤加减（黄芪、人参、白术、炙甘草、远志、木香、茯神、当归、生姜、大枣、酸枣仁、龙眼肉）	膀胱俞、关元、气海、水道、三阴交、脾俞
便血	脾胃虚寒	先大便后下血，或血夹杂在粪便中，或下纯血，血色紫黯，或便呈柏油样，腹部隐痛，便溏，面色少华，神疲乏力，手足欠温，舌淡，脉细弱	健脾温中，养血止血	黄土汤加减（灶心土、甘草、干地黄、白术、制附子、阿胶、黄芩）	脾俞、胃俞、足三里、气海、承山、中脘
	肠道湿热	便血色红，大便不畅或腹痛，肛门灼热，口苦，舌苔黄腻，脉濡数	清化湿热，凉血止血	槐花散（槐花、侧柏叶、荆芥穗、枳壳）合地榆散加减（地榆、茜根、黄芩、黄连、栀子、茯苓）	下脘、关元、曲池、太冲、足三里、血海

病例分析

患者，男，40岁，便血2日就诊，症见便血色红，血随便下，镜下检查肠道未见明显异常，大便秽腻不畅，肛门有灼热感，口黏而苦，纳谷不香，舌苔黄腻，脉濡数。

思考

1. 本病属于何病何证？

2. 本患者属于远血还是近血？

3. 治疗应选用何方？

解析

1. 本病可诊断为便血，肠道湿热证，患者便血色红，大便不畅，肛门灼热，口苦，舌苔黄腻，脉濡数，均为湿热之表现。

2. 便血有远、近之分，近血多为先血后便，病位在肛门及大肠。远血多为先便后血，病位在胃及小肠。本患者便血，血色鲜红，伴大便不畅，肛门灼热，属湿热蕴结大肠，故为近血。

3. 治疗宜选用槐花散合地榆散加减。

第六节 心 悸

一、心悸的概念

心悸是心中悸动不安，甚则不能自主的一种自觉病，包括惊悸、怔忡。惊悸多因惊恐、恼怒而诱发，病情较轻；怔忡是并未受惊，而自觉心慌不安，稍劳即发，病情较重。惊悸日久，可发展为怔忡。

二、心悸的病因病机

1. 七情所伤

忧思恼怒，肝气郁结，或心虚胆怯，暴受惊恐，致心气逆乱。

2. 心血不足

思虑过度，劳伤心脾，心血暗耗，心失所养。

3. 阴虚火旺

素体阴虚或热病伤阴，水不济火，心火妄动。

4. 心阳不振

大病久病，心阳不振，不能温养心脉，心神不宁。

5. 心血瘀阻

心阳不振，血行不畅或痹症日久，外邪内舍于心，心脉痹阻。

三、心悸的辨证论治

证　　型	主要表现	治　　法	方　药	针灸取穴
心虚胆怯	心悸，善惊易恐，坐卧不安，多梦易醒，舌苔如常，脉细数	镇惊定志，养心安神	安神定志丸加减（茯苓、茯神、远志、人参、石菖蒲、龙齿）	神门、大陵、灵道、百会
心血不足	心悸，头晕目眩，面色不华，唇甲苍白，倦怠乏力，舌淡，脉细弱	益气补血，养心安神	归脾汤加减（人参、白术、黄芪、炙甘草、远志、酸枣仁、茯神、龙眼肉、当归、木香、大枣、生姜）	膈俞、脾俞、通里、神堂、足三里

续表

证 型	主要表现	治 法	方 药	针灸取穴
阴虚火旺	心悸不宁，烦躁少寐，头晕目眩，腰酸耳鸣，五心烦热，盗汗，口干咽燥，舌红，少苔，脉细数	滋阴降火，养心安神	天王补心丹加减（人参、玄参、丹参、茯神、桔梗、远志、五味子、当归、天冬、麦冬、柏子仁、酸枣仁、生地黄）	内关、阴郄、心俞、通里、太溪
心阳不振	心悸不安，胸闷气短，劳累后加重，畏寒肢冷，面色苍白，舌淡，苔白，脉沉细无力或结代	温补心阳，安神定悸	桂枝甘草龙骨牡蛎汤加减（桂枝、炙甘草、龙骨、牡蛎）	心俞、厥阴俞、内关、通里、关元
心血瘀阻	心悸不安，胸闷不舒，心痛时作，痛如针刺，或见唇甲青紫，舌质紫黯，脉涩或结代	活血化瘀，理气通络	桃仁红花煎加减（桃仁、红花、丹参、赤芍、香附、延胡索、青皮、当归、川芎、生地黄）	曲泽、少海、膻中、气海、血海

病例分析

患者，女，47岁，心悸5日就诊，因5日前下班回家路中受到惊吓后出现心悸不宁，伴胸闷气短，自汗，坐卧不安，恶闻声响，失眠多梦而易惊醒。舌淡，苔薄白，脉细数。

思考

1. 本患者应为惊悸还是怔忡？

2. 本病属于何证？治疗应选用何方？

解析

1. 惊悸发病，多与情志因素有关，可由骤遇惊恐，忧思恼怒，悲哀过极或过度紧张而诱发，多为阵发性，实证居多。怔忡多由久病体虚、心脏受损所致，无精神因素亦可发生，常持续心悸，心中惕惕，不能自控，活动后加重。病来虽渐，病情较重，每属虚证，或虚中夹实，不发时亦可见脏腑虚损症状。本患者因惊恐而诱发，病情较轻，病程较短故为惊悸。

2. 本病属于心虚胆怯证。心为神舍，心气不足易致神浮不敛，心神动摇，失眠多梦；胆气怯弱则善惊易恐，恶闻声响。心胆俱虚则更易为惊恐所伤，稍惊即悸。心位胸中，心气不足，胸中宗气运转无力，故胸闷气短。治疗宜选用安神定志丸加减。

第七节 胸 痹

一、胸痹的概念

胸痹是以胸部闷痛，甚则胸痛彻背，喘息不得卧为主要临床表现的病证。

二、胸痹的病因病机

1. 寒邪内侵

素体阳虚，胸阳不振，阴寒之邪易乘虚而入，致使心脉挛急或闭塞。

2. 饮食不当

过饮酒浆，或过食肥甘厚味，脾失健运，痰浊内生，脉道壅滞。

3. 情志所伤

过怒伤肝，肝失于疏泄而气滞，久之因气滞而致血瘀。或肝郁横逆犯脾，脾土受抑，聚湿生痰，血行失畅。

4. 年老体弱

年老体衰，肾气渐衰。肾阳不能温煦心阳，或肾阴不能上济心阴，心脉失去濡养，则气血运行不畅。

三、胸痹的辨证论治

证 型	主要表现	治 法	方 药	针灸取穴
心血瘀阻	胸部刺痛，固定不移，入夜更甚，甚则心痛彻背，伴有胸闷，可因暴怒、劳累而作或加重，舌质紫黯，脉沉涩	活血化瘀，通络止痛	血府逐瘀汤加减（生地黄、赤芍、枳壳、牛膝、柴胡、当归、川芎、桃仁、桔梗、甘草、红花）	膻中、巨阙、膈俞、阴郄、心俞
寒凝心脉	胸痛彻背，感寒痛甚，胸闷气短，心悸，甚则喘息不能平卧，面色苍白，四肢厥冷，舌苔白，脉沉细	通阳宣痹，散寒活血	当归四逆汤加减（当归、桂枝、白芍、细辛、甘草、通草、大枣） 重症：乌头赤石脂丸（乌头、附子、蜀椒、干姜、赤石脂）合苏合香丸（白术、青木香、水牛角、香附、朱砂、诃子、檀香、安息香、沉香、麝香、丁香、冰片、荜茇、苏合香油、熏陆香）	心俞、厥阴俞、内关、通里、肾俞、肺俞
痰浊闭阻	胸闷重而心痛微，痰多气短，阴雨天发作或加重，形体肥胖，倦怠乏力，大便稀溏，舌苔腻，脉滑	豁痰泄浊，通阳开结	瓜蒌薤白半夏汤（瓜蒌、薤白、半夏、白酒）合涤痰汤加减（制半夏、制南星、陈皮、枳实、茯苓、人参、石菖蒲、竹茹、甘草、生姜）	心俞、厥阴俞、中脘、内关、丰隆、脾俞
心肾阴虚	心痛憋闷，心悸，心烦不寐，头晕目眩，耳鸣，五心烦热，盗汗，舌红少津，脉细数	滋阴益肾，养心安神	左归饮加减（熟地黄、山萸肉、枸杞子、山药、茯苓、甘草）	心俞、厥阴俞、肾俞、内关、阴郄、太溪
气阴两虚	胸闷隐痛，时作时休，心悸气短，倦怠懒言，动则益甚，易汗出，头晕目眩，舌偏红或有齿痕，脉细无力或结代	益气养阴，养血通络	生脉散（人参、麦冬、五味子）合人参养荣汤加减（人参、当归、白芍、熟地黄、肉桂、黄芪、白术、茯苓、五味子、远志、陈皮、甘草）	心俞、厥阴俞、气海、内关、三阴交、阴郄、太溪
阳气虚衰	胸闷气短，甚则胸痛彻背，心悸，汗出，动则更甚，畏寒肢冷，面色苍白，唇甲淡白或青紫，舌淡白或紫黯，脉沉细或脉微欲绝	益气通阳，活血通络	参附汤（人参、熟附子）合右归饮加减（熟地黄、山萸肉、枸杞子、山药、杜仲、附子、甘草）	心俞、厥阴俞、关元、内关、肾俞、命门

病例分析

患者，男，59岁，胸部刺痛1日就诊，自述近两年时有心前区疼痛，常因情绪激动诱发，每次发作数分钟，一般可自行缓解，今日与家人生气后出现胸部疼痛，呈针刺样疼痛，放射至后背，伴有胸闷，心悸，舌质紫黯，苔薄白，脉沉涩。

思考

1. 本病如何诊断？

2. 其治疗原则及方药为何？

解析

1. 本病属于胸痹病，心血瘀阻证。年老体衰，心脉失去濡养，气血运行不畅。恼怒则肝气郁结，气滞则加重血瘀，故常因情志波动而疼痛加重，时作时止，日久不愈。瘀血阻于心脉，络脉不通，不通则痛，故见胸部刺痛，固定不移。心脉瘀阻，心失所养，故胸闷心悸。舌质紫暗，脉沉涩，皆为瘀血内停，气机阻滞之候。

2. 治疗宜活血化瘀，通络止痛，可选用血府逐瘀汤加减。药物：当归、赤芍、川芎、桃仁、红花、牛膝，柴胡，桔梗，枳壳，生地等。

第八节 不 寐

一、不寐的概念

不寐，即失眠，是指以经常不能获得正常睡眠为特征的病证，常伴头晕、头痛、心悸、健忘等，亦称"不得寐"或"目不瞑"。

二、不寐的病因病机

1. 心脾两虚

思虑伤脾，心神损耗则神不能内守；或脾伤则运化失司，气血不足，不能上养心神，导致不寐。

2. 阴虚火旺

平素体虚或长期慢性病人，肾阴耗伤，不能上济于心，心火亢盛，不能下济于肾，心肾不交而心神不宁。

3. 心虚胆怯

体质虚弱，或暴受惊骇，导致心虚胆怯，心神不宁。

4. 情志所伤

情志不遂，化生内火，上扰心神，导致不寐。

5. 痰热扰心

酒食不节或劳倦日久，伤及脾胃，则运化失司，聚液成痰，化生痰热，上扰心神。

三、不寐的辨证论治

证 型	主要表现	治 法	方 药	针灸取穴
心脾两虚	多梦易醒，醒后不易再睡，心悸，健忘，神疲，食少，面色少华，舌淡，苔薄，脉细弱	补益心脾，养血安神	归脾汤加减（人参、白术、黄芪、炙甘草、远志、酸枣仁、茯神、龙眼肉、当归、木香、大枣、生姜）	脾俞、心俞、神门、三阴交

证　型	主要表现	治法	方　药	针灸取穴
阴虚火旺	心烦失眠，心悸不安，头晕耳鸣，五心烦热，口干津少，腰膝酸软，舌红，脉细数	滋阴降火，养心安神	黄连阿胶汤（黄连、阿胶、黄芩、鸡子黄、白芍）或天王补心丹加减（人参、玄参、丹参、茯神、桔梗、远志、五味子、当归、天冬、麦冬、柏子仁、酸枣仁、生地黄）	大陵、太溪、神门、太冲
心虚胆怯	心烦不眠，心悸多梦，易于惊醒，胆怯易恐，遇事善惊，气短乏力，自汗，舌淡，脉弦细	益气镇惊，安神定志	安神定志丸加减（人参、龙齿、茯苓、茯神、石菖蒲、远志）	神门、神庭、气海、阴交、大巨
肝火扰心	失眠，甚则彻夜不眠，急躁易怒，口干口苦，目赤耳鸣，甚或头晕头胀，便秘溲黄，舌红，苔黄，脉弦滑数	清肝泻火，佐以安神	龙胆泻肝汤加减（龙胆、生地黄、木通、泽泻、车前子、当归、柴胡、栀子、黄芩、甘草）	神门、大陵、印堂、四神聪、太冲、合谷、太溪
痰热扰心	心烦不眠，胸闷痰多，脘痞纳呆，口苦，头重目眩，舌苔黄腻，脉滑数	化痰清热安神	温胆汤加减（半夏、陈皮、枳实、竹茹、生姜、甘草、茯苓、大枣）	丰隆、解溪、内关、三阴交

病例分析

　　患者，女，42岁，失眠一月余就诊，近一个月经常失眠，多梦易醒，醒后难以入睡，平素工作劳累，伴神疲乏力，头晕心悸，健忘，饮食无味，面色少华，舌质淡，有齿痕，苔白，脉细弱。

思考

1. 本病如何诊断？其病因病机是什么？

2. 治疗应选用何方？

解析

　　1. 本病属于不寐，心脾两虚证。平素劳倦过度，损伤脾气，脾伤则纳少，生化之源不足，故血虚不能上奉于心，心失所养，致心神不安，心血不静，而成不寐。因心脾两虚，营血不足，不能奉养心神，致使心神不安，而生不寐、多梦、健忘，醒后不易入睡；血不养心则心悸；气血虚弱，不能上奉于脑，清阳不升，则头晕目眩；心主血，其华在面，血虚不能上荣于面，所以面色少华；舌质淡，苔薄白，脉细弱，均为心脾两虚之表现。

　　2. 治疗宜补益心脾，养血安神。可选用归脾汤加减。

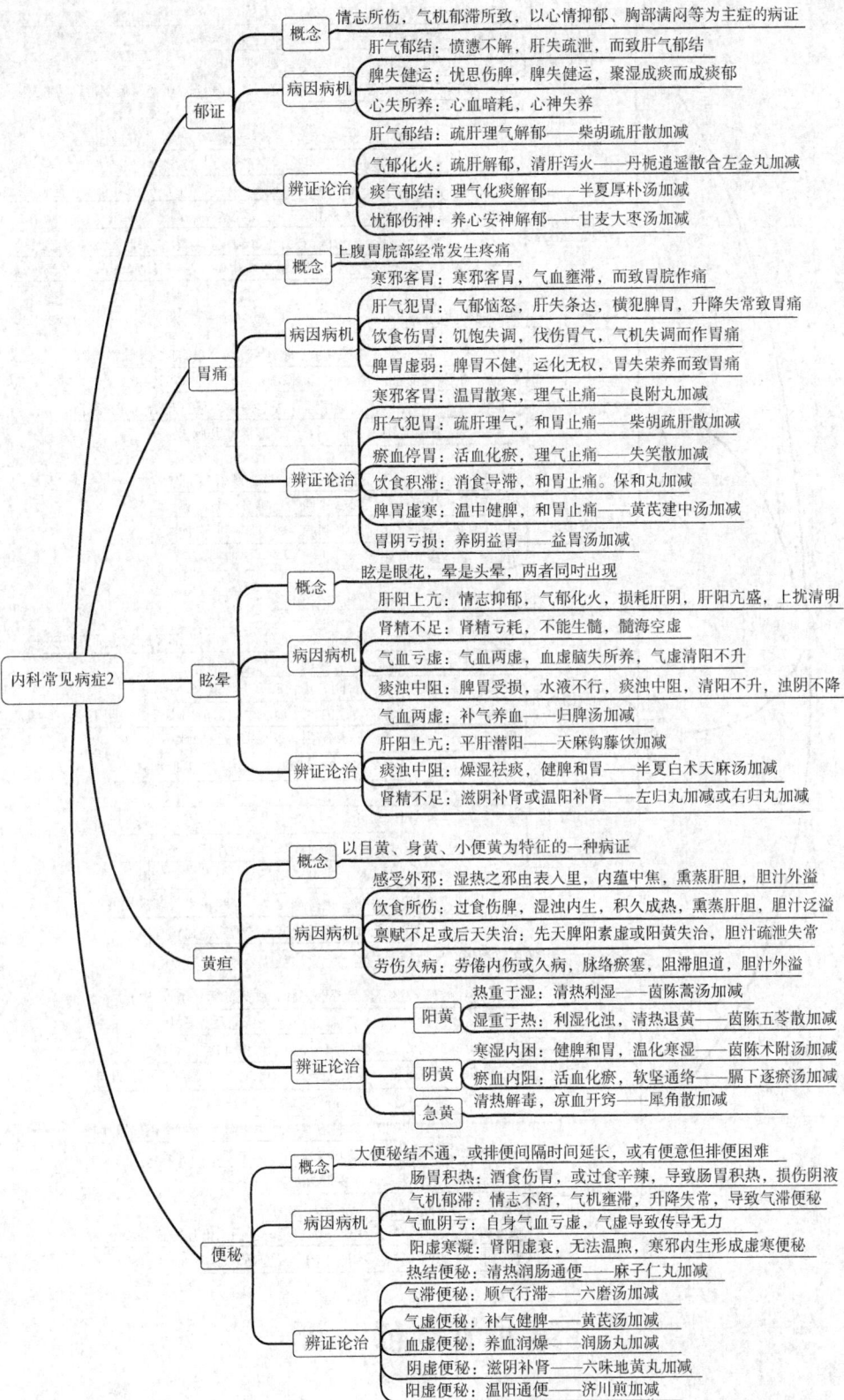

速览导引图

内科常见病症2

郁证
- 概念：情志所伤，气机郁滞所致，以心情抑郁、胸部满闷等为主症的病证
- 病因病机
  - 肝气郁结：愤懑不解，肝失疏泄，而致肝气郁结
  - 脾失健运：忧思伤脾，脾失健运，聚湿成痰而成痰郁
  - 心失所养：心血暗耗，心神失养
- 辨证论治
  - 肝气郁结：疏肝理气解郁——柴胡疏肝散加减
  - 气郁化火：疏肝解郁，清肝泻火——丹栀逍遥散合左金丸加减
  - 痰气郁结：理气化痰解郁——半夏厚朴汤加减
  - 忧郁伤神：养心安神解郁——甘麦大枣汤加减

胃痛
- 概念：上腹胃脘部经常发生疼痛
- 病因病机
  - 寒邪客胃：寒邪客胃，气血壅滞，而致胃脘作痛
  - 肝气犯胃：气郁恼怒，肝失条达，横犯脾胃，升降失常致胃痛
  - 饮食伤胃：饥饱失调，伐伤胃气，气机失调而作胃痛
  - 脾胃虚弱：脾胃不健，运化无权，胃失荣养而致胃痛
- 辨证论治
  - 寒邪客胃：温胃散寒，理气止痛——良附丸加减
  - 肝气犯胃：疏肝理气，和胃止痛——柴胡疏肝散加减
  - 瘀血停胃：活血化瘀，理气止痛——失笑散加减
  - 饮食积滞：消食导滞，和胃止痛。保和丸加减
  - 脾胃虚寒：温中健脾，和胃止痛——黄芪建中汤加减
  - 胃阴亏损：养阴益胃——益胃汤加减

眩晕
- 概念：眩是眼花，晕是头晕，两者同时出现
- 病因病机
  - 肝阳上亢：情志抑郁，气郁化火，损耗肝阴，肝阳亢盛，上扰清明
  - 肾精不足：肾精亏耗，不能生髓，髓海空虚
  - 气血亏虚：气血两虚，血虚脑失所养，气虚清阳不升
  - 痰浊中阻：脾胃受损，水液不行，痰浊中阻，清阳不升，浊阴不降
- 辨证论治
  - 气血两虚：补气养血——归脾汤加减
  - 肝阳上亢：平肝潜阳——天麻钩藤饮加减
  - 痰浊中阻：燥湿祛痰，健脾和胃——半夏白术天麻汤加减
  - 肾精不足：滋阴补肾或温阳补肾——左归丸加减或右归丸加减

黄疸
- 概念：以目黄、身黄、小便黄为特征的一种病证
- 病因病机
  - 感受外邪：湿热之邪由表入里，内蕴中焦，熏蒸肝胆，胆汁外溢
  - 饮食所伤：过食伤脾，湿浊内生，积久成热，熏蒸肝胆，胆汁泛溢
  - 禀赋不足或后天失治：先天脾阳素虚或阳黄失治，胆汁疏泄失常
  - 劳伤久病：劳倦内伤或久病，脉络瘀塞，阻滞胆道，胆汁外溢
- 辨证论治
  - 阳黄
    - 热重于湿：清热利湿——茵陈蒿汤加减
    - 湿重于热：利湿化浊，清热退黄——茵陈五苓散加减
  - 阴黄
    - 寒湿内困：健脾和胃，温化寒湿——茵陈术附汤加减
    - 瘀血内阻：活血化瘀，软坚通络——膈下逐瘀汤加减
  - 急黄：清热解毒，凉血开窍——犀角散加减

便秘
- 概念：大便秘结不通，或排便间隔时间延长，或有便意但排便困难
- 病因病机
  - 肠胃积热：酒食伤胃，或过食辛辣，导致肠胃积热，损伤阴液
  - 气机郁滞：情志不舒，气机壅滞，升降失常，导致气滞便秘
  - 气血阴亏：自身气血亏虚，气虚导致传导无力
  - 阳虚寒凝：肾阳虚衰，无法温煦，寒邪内生形成虚寒便秘
- 辨证论治
  - 热结便秘：清热润肠通便——麻子仁丸加减
  - 气滞便秘：顺气行滞——六磨汤加减
  - 气虚便秘：补气健脾——黄芪汤加减
  - 血虚便秘：养血润燥——润肠丸加减
  - 阴虚便秘：滋阴补肾——六味地黄丸加减
  - 阳虚便秘：温阳通便——济川煎加减

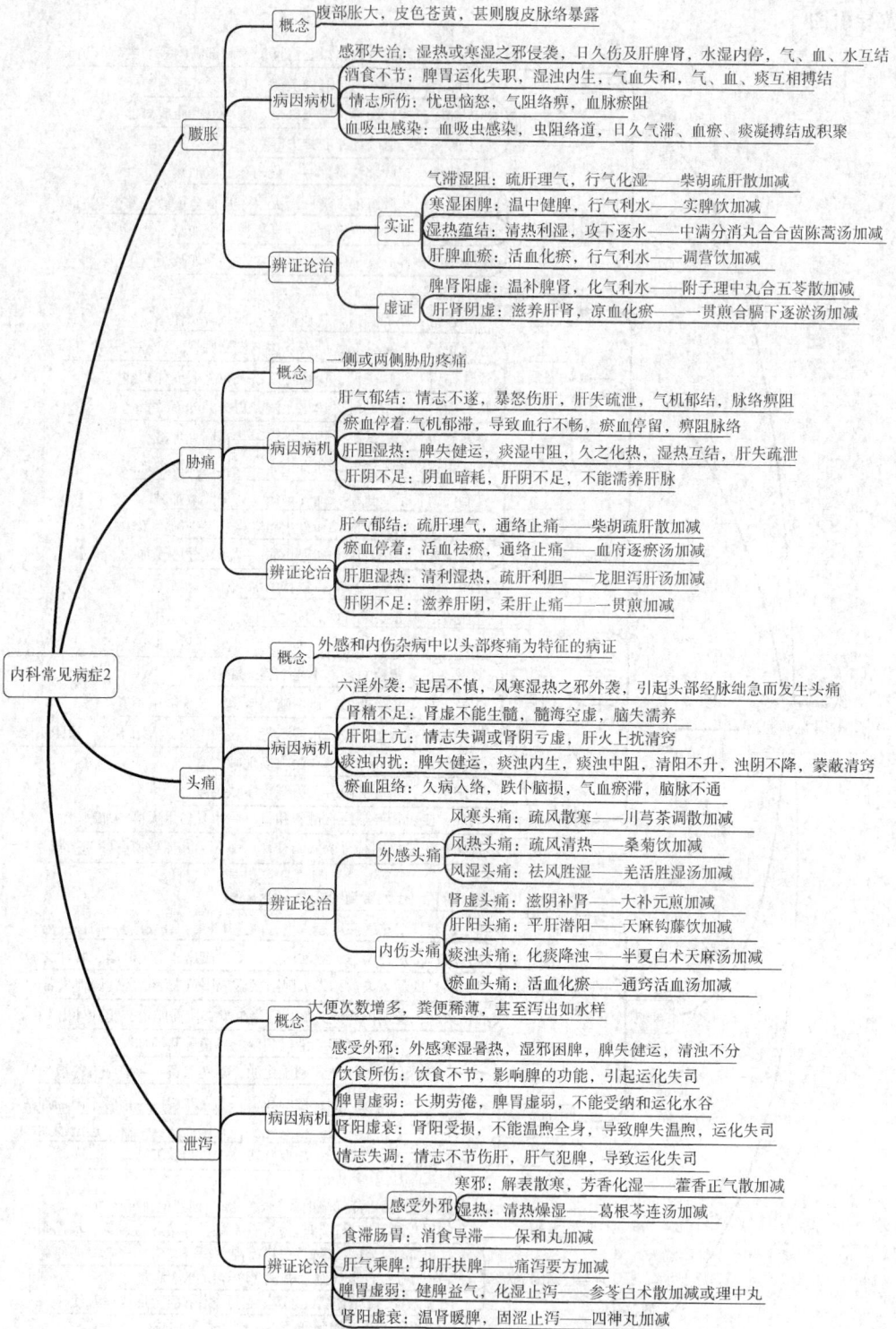

内科常见病症2

臌胀

- 概念：腹部胀大，皮色苍黄，甚则腹皮脉络暴露
- 病因病机
  - 感邪失治：湿热或寒湿之邪侵袭，日久伤及肝脾肾，水湿内停，气、血、水互结
  - 酒食不节：脾胃运化失职，湿浊内生，气血失和，气、血、痰互相搏结
  - 情志所伤：忧思恼怒，气阻络痹，血脉瘀阻
  - 血吸虫感染：血吸虫感染，虫阻络道，日久气滞、血瘀、痰凝搏结成积聚
- 辨证论治
  - 实证
    - 气滞湿阻：疏肝理气，行气化湿——柴胡疏肝散加减
    - 寒湿困脾：温中健脾，行气利水——实脾饮加减
    - 湿热蕴结：清热利湿，攻下逐水——中满分消丸合合茵陈蒿汤加减
    - 肝脾血瘀：活血化瘀，行气利水——调营饮加减
  - 虚证
    - 脾肾阳虚：温补脾肾，化气利水——附子理中丸合五苓散加减
    - 肝肾阴虚：滋养肝肾，凉血化瘀——一贯煎合膈下逐淤汤加减

胁痛

- 概念：一侧或两侧胁肋疼痛
- 病因病机
  - 肝气郁结：情志不遂，暴怒伤肝，肝失疏泄，气机郁结，脉络痹阻
  - 瘀血停着：气机郁滞，导致血行不畅，瘀血停留，痹阻脉络
  - 肝胆湿热：脾失健运，痰湿中阻，久之化热，湿热互结，肝失疏泄
  - 肝阴不足：阴血暗耗，肝阴不足，不能濡养肝脉
- 辨证论治
  - 肝气郁结：疏肝理气，通络止痛——柴胡疏肝散加减
  - 瘀血停着：活血祛瘀，通络止痛——血府逐瘀汤加减
  - 肝胆湿热：清利湿热，疏肝利胆——龙胆泻肝汤加减
  - 肝阴不足：滋养肝阴，柔肝止痛——一贯煎加减

头痛

- 概念：外感和内伤杂病中以头部疼痛为特征的病证
- 病因病机
  - 六淫外袭：起居不慎，风寒湿热之邪外袭，引起头部经脉绌急而发生头痛
  - 肾精不足：肾虚不能生髓，髓海空虚，脑失濡养
  - 肝阳上亢：情志失调或肾阴亏虚，肝火上扰清窍
  - 痰浊内扰：脾失健运，痰浊内生，痰浊中阻，清阳不升，浊阴不降，蒙蔽清窍
  - 瘀血阻络：久病入络，跌仆脑损，气血瘀滞，脑脉不通
- 辨证论治
  - 外感头痛
    - 风寒头痛：疏风散寒——川芎茶调散加减
    - 风热头痛：疏风清热——桑菊饮加减
    - 风湿头痛：祛风胜湿——羌活胜湿汤加减
  - 内伤头痛
    - 肾虚头痛：滋阴补肾——大补元煎加减
    - 肝阳头痛：平肝潜阳——天麻钩藤饮加减
    - 痰浊头痛：化痰降浊——半夏白术天麻汤加减
    - 瘀血头痛：活血化瘀——通窍活血汤加减

泄泻

- 概念：大便次数增多，粪便稀薄，甚至泻出如水样
- 病因病机
  - 感受外邪：外感寒湿暑热，湿邪困脾，脾失健运，清浊不分
  - 饮食所伤：饮食不节，影响脾的功能，引起运化失司
  - 脾胃虚弱：长期劳倦，脾胃虚弱，不能受纳和运化水谷
  - 肾阳虚衰：肾阳受损，不能温煦全身，导致脾失温煦，运化失司
  - 情志失调：情志不节伤肝，肝气犯脾，导致运化失司
- 辨证论治
  - 感受外邪
    - 寒邪：解表散寒，芳香化湿——藿香正气散加减
    - 湿热：清热燥湿——葛根芩连汤加减
  - 食滞肠胃：消食导滞——保和丸加减
  - 肝气乘脾：抑肝扶脾——痛泻要方加减
  - 脾胃虚弱：健脾益气，化湿止泻——参苓白术散加减或理中丸
  - 肾阳虚衰：温肾暖脾，固涩止泻——四神丸加减

第九节 郁 证

一、郁证的概念

郁证是由情志所伤，气机郁滞所致，以心情抑郁、情绪不宁、胸部满闷、胁肋胀痛，或易怒善哭，或咽

如有异物感等为主症的一类病证。

二、郁证的病因病机

1. 肝气郁结

愤懑不解，郁怒不伸，肝失疏泄，而致肝气郁结。

2. 脾失健运

忧思伤脾，脾失健运，聚湿成痰，痰湿互结而成痰郁。

3. 心失所养

心血暗耗，心神失养。

三、郁证的辨证论治

证　型	主要表现	治　法	方　药	针灸取穴
肝气郁结	精神抑郁，情绪不宁，善太息，胸胁胀痛，痛无定处，脘闷嗳气，不思饮食，大便不调，舌苔薄腻，脉弦	疏肝理气解郁	柴胡疏肝散加减（柴胡、香附、枳壳、川芎、芍药、甘草）	太冲、期门、膻中、神门、中脘、三阴交
气郁化火	急躁易怒，胸闷胁胀，口干口苦，或嘈杂吞酸，大便秘结，或头痛、目赤耳鸣，舌红，苔黄，脉弦数	疏肝解郁，清肝泻火	丹栀逍遥散（柴胡、当归、白芍、白术、茯苓、炙甘草、薄荷、煨姜、牡丹皮、栀子）合左金丸加减（吴茱萸、黄连）	太冲、合谷、侠溪、太阳、足三里
痰气郁结	咽中不适，如有物梗阻，吐之不出，咽之不下，精神抑郁，胸中窒闷，胁胀或痛，舌苔白腻，脉弦滑	理气化痰解郁	半夏厚朴汤加减（半夏、厚朴、茯苓、紫苏、生姜）	太冲、膻中、丰隆、鱼际、神门、天鼎
忧郁伤神	精神恍惚，心神不宁，多疑易惊，悲忧善哭，甚喜怒无常，或时时欠伸，舌淡，苔薄白，脉弦细	养心安神解郁	甘麦大枣汤加减（甘草、浮小麦、大枣）	膈俞、心俞、内关、肾俞、三阴交

病 例 分 析

患者，女，58 岁，精神抑郁三个月就诊，患者述三个月前因家庭矛盾生气后出现精神抑郁，情绪低落，经常悲伤流泪，时轻时重，伴胸胁胀闷，善太息，时有嗳气，不思饮食，周身不适，大便溏结不调，舌质淡红，苔薄白，脉弦细。

思考

1. 本病属于何病？与癫病如何区别？

2. 如何辨证施治？

解析

1. 本病属于郁证。郁证是由情志所伤，气机郁滞所致，以心情抑郁、情绪不宁、胸部满闷、胁肋胀痛，或易怒善哭，或咽如有异物感等为主症的一类病证，患者具有自知自控能力。而癫病是以精神抑郁，表情淡漠，沉默痴呆，语无伦次，静而少动为特征，病者缺乏自知自控能力。本患者因情志刺激后发病，悲忧善哭，伴胸胁胀闷，故为郁证。

2. 根据患者表现：精神抑郁，易悲善哭，伴胸胁胀闷，善太息，时有嗳气，不思饮食，大便溏结不调，舌质淡红，苔薄白，脉弦细，证属肝气郁结证，治疗宜选用柴胡疏肝散加减。

第十节 胃 痛

一、胃痛的概念

胃痛，又称胃脘痛，是以上腹胃脘部经常发生疼痛为主症的一类病证。

二、胃痛的病因病机

1. 寒邪客胃

寒邪客胃，寒主收引，气血壅滞，而致胃脘作痛。

2. 肝气犯胃

气郁恼怒则伤肝，肝气失于疏泄条达，横犯脾胃，升降失常，气机不畅也致胃痛。

3. 饮食伤胃

饥饱失调，寒热不适，偏嗜烟酒，或用伤胃药物，伐伤胃气，气机升降失调而作胃痛。

4. 脾胃虚弱

劳倦太过，失血过多，或久病不愈，伤及脾胃；或身体素虚，脾胃不健，运化无权，胃失荣养而致胃痛。

三、胃痛的辨证论治

证 型	主要表现	治 法	方 药	针灸取穴
寒邪客胃	胃痛暴作，恶寒喜暖，得温痛减，口不渴或渴喜热饮，苔薄白，脉弦紧	温胃散寒，理气止痛	良附丸加减（高良姜、香附）	中脘、内关、足三里、公孙、神阙
肝气犯胃	胃脘胀痛，攻撑连胁，每因情志因素而痛作，嗳气频繁，或有泛酸，大便不畅，舌苔薄白，脉弦	疏肝理气，和胃止痛	柴胡疏肝散加减（柴胡、香附、枳壳、川芎、芍药、甘草）	行间、阳陵泉、中脘、足三里、内关、公孙
瘀血停胃	胃脘刺痛，痛有定处，按之痛甚，痛时持久，食后痛剧，或伴有呕血，黑便，舌质紫黯或有瘀斑，脉涩	活血化瘀，理气止痛	失笑散加减（五灵脂、蒲黄）	气海、血海、膈俞、中脘、天枢、足三里
饮食积滞	胃脘疼痛，胀满拒按，嗳腐吞酸，或呕吐不消化食物，吐后痛减，不思饮食，大便不爽，得矢气及便后则舒，舌苔厚腻，脉滑	消食导滞，和胃止痛	保和丸加减（茯苓、半夏、陈皮、山楂、莱菔子、连翘、神曲、泽泻）	下脘、足三里、璇玑、天枢、脾俞
脾胃虚寒	胃脘隐痛，喜温喜按，空腹痛甚，得食痛减，呕吐清水，畏寒肢冷，大便稀溏，舌质淡白，脉虚或细弱	温中健脾，和胃止痛	黄芪建中汤加减（黄芪、白芍、桂枝、炙甘草、生姜、大枣、饴糖）	脾俞、胃俞、中脘、章门、足三里、内关、三阴交
胃阴亏损	胃痛隐隐，烦渴思饮，大便干结，舌红，少苔，脉细数或弦细	养阴益胃	益胃汤加减（沙参、麦冬、冰糖、生地黄、玉竹）	三阴交、太溪、中脘、足三里、内关

病例分析

患者，男，25岁，胃痛3小时就诊，自述3小时前饮大量冰啤酒后出现胃痛暴作，恶寒喜暖，得温痛减，口不渴，苔薄白，脉弦紧。

思考

1. 本病属何病何证？如何辨别虚实？

2. 治疗应选用何方？

解析

1. 本病属于胃痛，寒邪客胃证。胃痛病，凡属暴痛，痛势剧烈，痛而拒按，食后痛甚或痛而不移，病无休止者多属实；若疼痛日久或反复发作，痛势绵绵，痛而喜按，得食痛减，或劳倦加重、休息后减轻者多属虚。壮年新病者多实；年高久病者多虚。患者为青壮年，饮大量冰啤酒后出现胃痛暴作，发病时间短，且恶寒喜暖，得温痛减，口不渴，苔薄白，脉弦紧，均为寒邪客胃的表现，并未出现脾胃虚寒之象，因此本证为实证。

2. 治疗宜温胃散寒，理气止痛，可选用良附丸加减。

第十一节 便 秘

一、便秘的概念

便秘是指大便秘结不通，或排便间隔时间延长，或虽有便意，但排便困难的一类病证。

二、便秘的病因病机

1. 肠胃积热

酒食伤胃，或过食辛辣，导致肠胃积热，损伤阴液，肠道失于濡润，形成热结便秘。

2. 气机郁滞

情志不舒，气机壅滞，升降失常，导致气滞便秘。

3. 气血阴亏

久病、老年人自身气血亏虚，气虚导致传导无力，阴虚则肠道失于濡养，导致虚损便秘。

4. 阳虚寒凝

阳虚之人或年老多病者，肾阳虚衰，无法温煦，不能上蒸濡润肠道，阴寒内生，形成虚寒便秘。

三、便秘的辨证论治

证 型	主 要 表 现	治 法	方 药	针灸取穴
热结便秘	大便干结，小便短赤，面红身热，或兼有腹胀腹痛，口干口臭，舌红苔黄或黄燥，脉滑数	清热润肠通便	麻子仁丸加减（火麻仁、白芍、炙枳实、大黄、炙厚朴、杏仁）	合谷、曲池、腹结、上巨虚、中脘
气滞便秘	大便秘结，欲便不得，嗳气频作，胸胁痞满，甚则腹中胀痛，纳食减少，苔薄腻，脉弦	顺气行滞	六磨汤加减（沉香、木香、槟榔、乌药、枳实、大黄）	阳陵泉、气海、行间、中脘、足三里

续表

证　型	主要表现	治　法	方　药	针灸取穴
气虚便秘	大便或干结或不干结，虽有便意而临厕努挣乏力，难于排出，挣则汗出气短，神疲乏力，肢倦懒言，舌淡嫩苔白，脉弱	补气健脾	黄芪汤加减（黄芪、陈皮、火麻仁、白蜜）	百会、气海、大肠俞、关元、足三里
血虚便秘	大便干结，面颊、口唇苍白无华，头晕眼花，心悸健忘，舌质淡，脉细	养血润燥	润肠丸加减（当归、生地黄、火麻仁、桃仁、枳壳）	脾俞、章门、胃俞、中脘、膈俞、足三里
阴虚便秘	大便干结，形体消瘦，或见颧红眩晕耳鸣，腰膝酸软，舌红少苔，脉细数	滋阴补肾	六味地黄丸加减（熟地黄、山茱萸、山药、牡丹皮、泽泻、茯苓）	支沟、照海、三阴交、天枢穴
阳虚便秘	大便干涩，排出困难，小便清长，面色白，腹中冷痛，喜热怕冷，四肢不温或腰背酸冷，舌淡苔白，脉沉迟	温阳通便	济川煎加减（当归、牛膝、肉苁蓉、泽泻、升麻、枳壳）	肾俞、关元俞、气海、中脘、照海、石关

病 例 分 析

患者，男，65岁，便秘2年余就诊，自述大便不干，虽有便意但临厕努挣乏力，难以排出，平素神疲乏力，气短，自汗，肢倦懒言，食欲不佳，舌淡胖，舌边有齿痕，苔薄白。

思考

1. 本病如何诊断？其病因病机是什么？

2. 如何辨证施治？

解析

1. 本病属于便秘，气虚便秘证。患者年老体弱，气血亏虚，气虚则大肠传导无力，故虽有便意，但临厕努挣乏力，难以排出；肺气虚，故汗出气短；脾气虚，化源不足，故神疲乏力，肢倦懒言。

2. 治疗宜补气健脾，可选用黄芪汤加减。

第十二节　黄　疸

一、黄疸的概念

黄疸是以目黄、身黄、小便黄为特征的一种病证。

阳黄黄色鲜明如橘子色，病程较短，多属热证、实证，以湿热为主。阴黄黄色晦黯如烟熏，病程较长，多属虚证、寒证，以寒湿为主。

二、黄疸的病因病机

1. 感受外邪

湿热之邪由表入里，内蕴中焦，熏蒸肝胆，胆汁外溢于肌肤，上注于肝窍，下流于膀胱，故身目小便俱黄。若夹疫毒，其病势暴急凶险，而见热毒炽盛伤及营血之象，名曰急黄。

2. 饮食所伤

过食肥甘厚味，或长期嗜酒过度，损伤脾胃，湿浊内生，积久而成湿热，湿热熏蒸肝胆，胆汁不循常道而泛溢，熏染身目肌肤而发黄。

3. 禀赋不足或后天失治

先天禀赋不足、脾阳素虚，或阳黄失治，而致脾胃虚寒，寒湿阻滞，胆汁疏泄失常而外溢。

4. 劳伤久病

劳倦内伤或久病，脉络瘀塞，阻滞胆道，胆汁外溢。

三、黄疸的辨证论治

分类	证型	主要表现	治法	方药	针灸取穴
阳黄	热重于湿	黄疸初起，往往身目俱黄迅速加深，黄色鲜明如橘子色，常伴发热烦渴，胁腹部胀满或疼痛，恶心欲呕，小便短少黄赤，大便秘结，舌苔黄腻，脉弦数	清热利湿	茵陈蒿汤加减（茵陈蒿、栀子、大黄）	大椎、至阳、腕骨、阳陵泉、太冲、少冲
	湿重于热	目黄较快，遍及全身肌肤，但不如热重者鲜明，头身困重，口苦、口干不欲饮，胸脘痞满，纳呆，恶心欲呕，腹胀，或大便溏烂，舌苔厚腻微黄，脉象弦滑或濡数	利湿化浊，清热退黄	茵陈五苓散加减（茵陈蒿、白术、桂枝、茯苓、猪苓、泽泻）	阴陵泉、足三里、至阳、阳陵泉、胆俞、腕骨
	寒湿内困	身黄，目黄，尿黄，黄色黯如烟熏，纳少脘闷，腹胀便溏，神疲畏寒，口淡不渴，舌质淡，苔腻，脉濡缓或沉迟	健脾和胃，温化寒湿	茵陈术附汤加减（茵陈蒿、附子、白术、干姜、炙甘草、肉桂）	脾俞、足三里、胆俞、阳陵泉、三阴交、气海、天枢
	瘀血内阻	阴黄日久，面黄晦黯，胁下癥积胀痛，痛有定处，按之硬，痛而拒按，形体日渐消瘦，体倦乏力，或纳呆便溏，舌质黯紫，或有瘀斑，脉涩或细弦	活血化瘀，软坚通络	膈下逐瘀汤加减（五灵脂、当归、川芎、桃仁、牡丹皮、赤芍、乌药、延胡索、甘草、香附、红花、枳壳）	肝俞、太冲、血海、期门、阳陵泉、胆俞
急黄		起病急骤，黄疸迅速加深，鲜明如橘子色，高热烦渴，胁痛腹满，神昏谵语，衄血，肌肤出现瘀斑，舌质红绛，苔黄而燥，脉弦滑数或洪大	清热解毒，凉血开窍	犀角散加减（水牛角、黄连、升麻、栀子、栀子、茵陈蒿）	肝俞、胆俞、足三里、太冲、曲池

病例分析

患者，男，40岁。目黄、身黄、尿黄3天就诊。患者平素偏嗜饮酒，3天前无明显原因出现目黄，身黄，尿黄。但未引起重视，今见尿黄、身黄加深而来就诊。症见：身目俱黄，色泽鲜明，发热口渴，心中懊憹，腹部胀满，纳呆，口苦，胁部胀痛拒按，小便短少而黄，大便秘结，舌苔黄腻，脉弦数。

思考

1. 本病如何诊断？其病机与证候分析为何？

2. 治则和方药为何？

3. 本病与急黄如何鉴别？

解析

1. 本病诊断：黄疸（阳黄——热重于湿），根据患者目黄、身黄、尿黄3天的临床特征，故诊断为黄疸。因患者平素嗜酒，现症见身目俱黄，色泽鲜明，发热口渴，心中懊憹，腹部胀满，纳呆，口苦，胁部胀痛拒按，小便短少而黄，大便秘结，舌苔黄腻，脉弦数等，此乃属阳黄的热重于湿证。因平素嗜酒，损伤脾胃运化，湿浊内生，郁而化热，熏蒸肝胆，发为黄疸。湿热熏蒸，胆汁排泄失常，泛溢肌肤则目黄、身黄，下渗膀胱则小便短少而黄。热为阳邪，"阳主明"，故黄色鲜明。热盛津伤则便秘。胃失和降则恶心呕吐、纳呆。湿热阻于肝胆，疏泄不利，气滞血瘀，则胁部胀满拒按。舌苔黄腻，脉弦数，为湿热困遏脾胃，壅阻肝胆之征象。

2. 治法：清热利湿。方药：茵陈蒿汤加减：茵陈、山栀、大黄。

3. 阳黄多由湿热之邪所致，其黄色泽鲜明如橘，伴发热、小便短赤、大便燥结，舌红，苔黄腻，脉弦滑数；急黄则由疫毒引发，热毒炽盛，营血耗伤，其起病急骤，色黄如金，伴神昏谵语、壮热烦渴，舌质红绛，脉弦细数或弦数等；本病虽也发病急骤，黄色鲜明，但并未出现高热、神昏、皮肤瘀斑等症状，故为阳黄。

第十三节　胁　痛

一、胁痛的概念

胁痛是以一侧或两侧胁肋疼痛为主要表现的病证。

二、胁痛的病因病机

1. 肝气郁结

情志不遂，暴怒伤肝，肝失疏泄，气机郁结，脉络痹阻，导致胁痛。

2. 瘀血停着

气机郁滞，导致血行不畅，瘀血停留，痹阻脉络，而致胁痛。

3. 肝胆湿热

湿热外袭或饮食内伤导致的脾失健运，痰湿中阻，久之化热，湿热互结，导致肝胆疏泄失常而致胁痛。

4. 肝阴不足

久病或劳倦导致阴血暗耗，肝阴不足，阴血不能濡养肝脉而致胁痛。

三、胁痛的辨证论治

证　型	主要表现	治　法	方　药	针灸取穴
肝气郁结	胁痛以胀痛为主，疼痛游走不定，每因情志异常而加重，胸闷，食少嗳气，苔薄，脉弦	疏肝理气，通络止痛	柴胡疏肝散加减（柴胡、香附、枳壳、川芎、芍药、甘草）	中庭、期门、肝俞、侠溪、足三里
瘀血停着	胁肋刺痛，痛有定处，入夜更甚，或胁肋下见癥块，舌质紫黯，脉象沉涩	活血祛瘀，通络止痛	血府逐瘀汤加减（生地黄、赤芍药、枳壳、牛膝、柴胡、当归、川芎、桃仁、桔梗、甘草、红花）	膈俞、三阴交、行间、大包、京门、阿是穴

证　型	主要表现	治　法	方　药	针灸取穴
肝胆湿热	胁痛，口苦，胸闷纳呆，恶心欲呕，小便黄赤，或目黄、身黄，舌苔黄腻，脉弦滑数者	清利湿热，疏肝利胆	龙胆泻肝汤加减（龙胆、生地黄、木通、泽泻、车前子、当归、柴胡、栀子、黄芩、甘草）	期门、日月、支沟、阳陵泉、太冲
肝阴不足	胁肋隐痛，绵绵不休，遇劳加重，口干咽燥，心中烦热，头晕目眩，舌红少苔，脉弦细而数	滋养肝阴，柔肝止痛	一贯煎加减（生地黄、枸杞子、沙参、麦冬、当归、川楝子）	内关、阴郄、心俞、太溪、三阴交

病例分析

　　患者，男，45岁。右胁疼痛反复发作5年余。近5年，右胁疼痛反复发作，经化验检查，西医诊断为慢性乙型肝炎。曾在当地医院治疗1月余未愈而来诊。症见右胁胀痛，走窜不定，痛连及胸背，情志激惹则痛甚，善太息，得嗳气则舒，纳呆，脘腹胀满，舌苔薄白，脉弦。

　　思考

　　1. 本病属于何病何证？证候分析为何？

　　2. 治疗应选用什么治法和方剂？

　　解析

　　1. 本病属于胁痛病，肝气郁结证。肝失疏泄，肝郁气滞，胁络失和，故右胁胀痛，痛连及胸背；气聚散无形，故疼痛走窜不定；情志激惹则肝失条达愈甚，故疼痛加剧；情志不遂，故善太息；肝木乘脾土，脾失健运则纳呆，脘腹胀满，得嗳气则舒；脉弦为肝气郁结之象。

　　2. 治法：疏肝理气，通络止痛。柴胡疏肝散加减。

第十四节　鼓　胀

一、鼓胀的概念

鼓胀是以腹部胀大，皮色苍黄，甚则腹皮脉络暴露为特征的一种病证。

二、鼓胀的病因病机

1. 感邪失治

湿热或寒湿之邪侵袭人体，导致黄疸、胁痛、积聚迁延不愈，渐致肝脾俱损。日久伤及于肾，肾失开合，水湿内停，气、血、水互结，终成鼓胀。

2. 酒食不节

饮酒太过，或嗜食肥甘厚味，脾胃运化失职，湿浊内生，土壅木郁，病由脾及肝，气血失和，气、血、痰互相搏结，阻于腹中，迁延日久可成鼓胀。

3. 情志所伤

忧思恼怒，肝失调达，气机不利，气阻络痹而致胁痛；肝伤气滞日久，则致血脉瘀阻，日积月累而成积聚。胁痛、积聚迁延日久而成鼓胀。

4. 血吸虫感染

血吸虫感染，未能及时治疗，虫阻络道，内伤肝脾，脾伤运化失健而致痰浊内生，日久气滞、血瘀、痰凝胶结不化，搏结腹部而成积聚，积聚日久又可发为鼓胀。

三、鼓胀的辨证论治

分类	证型	主要表现	治法	方药	针灸取穴
实证	气滞湿阻	腹部胀大，按之不坚，胁下胀满或疼痛，纳呆嗳气，小便短少，舌苔白腻，脉弦	疏肝理气，行气化湿	柴胡疏肝散加减（柴胡、香附、枳壳、川芎、芍药、甘草）	太冲、膻中、中脘、气海、足三里、阴陵泉
	寒湿困脾	腹大胀满，按之如囊裹水，得热稍舒，甚则颜面及下肢浮肿，神疲畏寒，小便少，大便溏，舌苔白腻，脉沉缓	温中健脾，行气利水	实脾饮加减（白术、附子、干姜、甘草、木瓜、槟榔、茯苓、厚朴、木香、草果、大枣、生姜）	脾俞、肾俞、水分、复溜、公孙、命门
	湿热蕴结	腹大胀满，脘腹撑急，烦热口苦，渴不欲饮，小便赤涩，大便秘结或溏垢，舌边尖红，苔黄腻，脉象弦数	清热利湿，攻下逐水	中满分消丸（黄芩、黄连、知母、厚朴、枳实、半夏、陈皮、茯苓、猪苓、泽泻、砂仁、干姜、姜黄、甘草、人参、白术）合茵陈蒿汤加减（茵陈、栀子、大黄）	肝俞、阳陵泉、支沟、侠溪、天枢、水分、三阴交
	肝脾血瘀	腹大坚满，脉络怒张，胁腹刺痛，面色黯黑，面颈胸臂有血痣，呈丝纹状，手掌赤痕，唇色紫褐，口渴，饮水不能下，大便色黑，舌质紫红或有紫斑，脉弦细涩	活血化瘀，行气利水	调营饮加减（当归、川芎、赤芍、莪术、延胡索、大黄、瞿麦、槟榔、葶苈子、赤茯苓、桑白皮、甘草、细辛、官桂、陈皮、大腹皮）	期门、章门、石门、三阴交、梁门
虚证	脾肾阳虚	腹大胀满不舒，早宽暮急，入夜尤甚，面色苍黄，脘闷纳呆，神倦怯寒，肢冷或下肢浮肿，小便短少不利，舌质胖淡紫，脉沉弦无力	温补脾肾，化气利水	附子理中丸（白术、炮附子、炮姜、炙甘草、人参）合五苓散加减（白术、桂枝、茯苓、猪苓、泽泻）	脾俞、章门、肾俞、关元
	肝肾阴虚	腹大胀满，或见青筋暴露，面色晦滞，口燥，心烦失眠，牙龈出血，鼻衄，小便短少，舌质红绛少苔，脉弦细数	滋养肝肾，凉血化瘀	一贯煎（生地黄、枸杞子、沙参、麦冬、当归、川楝子）合膈下逐瘀汤加减（桃仁、牡丹皮、赤芍、乌药、延胡索、甘草、当归、川芎、五灵脂、红花、枳壳、香附）	肝俞、肾俞、神门、太溪、三阴交、中脘

病例分析

患者，男，53 岁。患肝硬化腹水已一年余。初由愤怒饮酒诱发，在当地治疗未愈而来诊。症见腹大坚满，腹部青筋暴露，形体消瘦，面色晦滞，小便短少，午后潮热，口燥咽干，心烦少寐，鼻时衄血，舌红绛少津，脉弦细数。

思考

1. 本病属于何病何证？其病因病机及证候分析为何？

2. 治疗应选用什么治法和方剂？

解析

1. 本病可诊断为鼓胀，肝肾阴虚证。愤怒及辛热之酒类易伤肝阴，肝肾同源，病久则肝肾两虚，阴损及气，气化不利，水液停聚中焦，致气机壅滞，血行受阻，气、血、水互结于中而腹大坚满，腹部青筋暴露；真阴亏虚，形体失养故形体消瘦，面色晦滞；虚火内生，则小便短少，午后潮热，口燥咽干，心烦少寐，鼻时衄血；舌红绛少津，脉弦细数为阴虚水液停聚之征。

2. 治疗宜滋养肝肾，凉血化瘀，可选用一贯煎合膈下逐瘀汤加减。

第十五节　泄　泻

一、泄泻的概念

泄泻是指大便次数增多，粪便稀薄，甚至泻出如水样的病证。泄，如水之泄，其势缓慢；泻，暴迫下注，发病急骤；二者有缓急轻重之分，统称泄泻。

二、泄泻的病因病机

1. 感受外邪

外感寒湿暑热，湿邪困脾，脾失健运，清浊不分，水谷混杂而下而致泄泻。

2. 饮食所伤

饮食不节，或过食肥甘厚味，影响脾的功能，引起运化失司，或食入不洁净食物均可导致泄泻的发生。

3. 情志失调

情志不节伤肝，肝气犯脾，导致运化失司。

4. 脾胃虚弱

长期劳倦，饮食失调会导致脾胃虚弱，不能受纳和运化水谷，则致泄泻。

5. 肾阳虚衰

老年人或久病之后肾阳受损，不能温煦全身，导致脾失温煦，运化失常，而致泄泻。

三、泄泻的辨证论治

证　型	主要表现	治　法	方　药	针灸取穴
感受外邪	寒邪：泄泻清稀，甚至如水样，腹痛肠鸣，来势较急，或兼寒热头痛，肢体酸楚，舌苔薄白，脉浮或濡缓	解表散寒，芳香化湿	藿香正气散加减（藿香、紫苏、白芷、桔梗、白术、厚朴、半夏曲、大腹皮、茯苓、陈皮、甘草、生姜、大枣）	合谷、列缺、天枢、阴陵泉、上巨虚
	湿热：泄泻腹痛，泻下急迫，或泻而不爽，粪色黄褐而臭秽，肛门灼热，心烦口渴，小便短黄，舌质红，舌苔黄腻，脉滑数或濡数	清热燥湿	葛根芩连汤加减（葛根、黄芩、黄连、甘草）	天枢、曲池、阴陵泉、内庭、上巨虚
食滞肠胃	腹痛肠鸣，泻下粪便臭如败卵，泻后痛减，脘腹痞满，不思饮食，舌苔垢浊或厚腻，脉滑	消食导滞	保和丸加减（茯苓、半夏、陈皮、山楂、莱菔子、连翘、神曲）	中脘、璇玑、天枢、足三里、气海、曲池
肝气乘脾	腹痛即泻，泻后痛不减，每与情志有关，或兼嗳气食少，胸胁痞闷，舌质淡红，少苔，脉弦	抑肝扶脾	痛泻要方加减（白术、炒陈皮、炒白芍、防风）	中脘、天枢、阴陵泉、肝俞、行间、合谷
脾胃虚弱	大便时溏时泄，夹有不消化食物，反复发作，腹胀或隐痛，食后脘闷不舒，神疲倦怠，面色萎黄，舌质淡，苔白，脉缓或弱	健脾益气，化湿止泻	参苓白术散加减（人参、白术、茯苓、甘草、山药、桔梗、白扁豆、莲子肉、砂仁、薏苡仁、陈皮、大枣）脾阳虚者：理中丸（人参、白术、干姜、炙甘草）	脾俞、胃俞、中脘、天枢、关元

证　型	主要表现	治　法	方　药	针灸取穴
肾阳虚衰	黎明之前，脐下作痛，肠鸣即泻，泻后即安（又名五更泄）或兼腹部畏寒，腰背怕冷，舌质淡，苔薄白，脉沉细	温肾暖脾，固涩止泻	四神丸加减（补骨脂、肉豆蔻、吴茱萸、五味子、生姜、大枣）	命门、关元

病 例 分 析

患者，男，38岁，腹泻2日就诊，2日前暴饮暴食后出现腹痛肠鸣，泻下粪便臭如败卵，泻后痛减，脘腹痞满，不思饮食，舌苔厚腻，脉滑。

思考

1. 本病属于何病何证？

2. 治疗应选用何方？

解析

1. 本病属于泄泻病，食滞肠胃证，患者以腹泻为主症就诊，可诊断为泄泻。暴饮暴食后出现腹痛肠鸣，泻下粪便臭如败卵，泻后痛减，脘腹痞满，不思饮食，舌苔厚腻，脉滑，均为食滞之表现。

2. 治疗宜消食导滞，因患者并未化热之象，故可选用保和丸加减。

第十六节　头　痛

一、头痛的概念

头痛，是指外感和内伤杂病中以头部疼痛为特征的病证。

二、头痛的病因病机

1. 六淫外袭

起居不慎，风寒湿热之邪外袭，引起头部经脉绌急而发生头痛。以风邪所致者最多见。风为"百病之长"，常夹时气为患。若夹寒，清阳受阻，寒凝血涩，经脉绌急而头痛；若夹热，风热上犯清空，壅滞不畅而头痛；若夹湿邪，湿为阴邪，风湿蒙蔽清窍而头痛。

2. 肾精不足

年迈体衰，劳欲过度伤肾，肾虚不能生髓，髓海空虚，脑失濡养而头痛。

3. 肝阳上亢

情志失调，肝失疏泄，气郁化火，上扰清窍而头痛；或年老，劳欲过度，致肾阴亏虚，水不涵木，肝阳偏亢，上扰清窍而头痛。

4. 痰浊内扰

饮食不节，劳逸失度，脾失健运，痰浊内生，痰浊中阻，清阳不升，浊阴不降，蒙蔽清窍而头痛。

5. 瘀血阻络

久病入络，跌仆脑损，气血瘀滞，脑脉不通亦可致头痛。

三、头痛的辨证论治

分类	证型	主要表现	治法	方药	针灸取穴
外感头痛	风寒头痛	头痛时作，牵及项背，遇风尤剧，恶风畏寒，常喜裹头，舌苔薄白，脉浮紧	疏风散寒	川芎茶调散加减（川芎、荆芥、防风、白芷、羌活、细辛、薄荷、甘草）	外关、风门、风府、承浆、列缺
	风热头痛	头痛而胀，甚则胀痛如裂，面红，发热恶风，口渴欲饮，舌质红，舌苔薄黄，脉浮数	疏风清热	桑菊饮加减（桑叶、菊花、连翘、薄荷、桔梗、杏仁、芦根、甘草）	尺泽、鱼际、大椎、太冲、风池、曲池
	风湿头痛	头痛如裹，昏胀沉重，肢体困重，胸闷纳呆，小便不利，大便溏薄，舌苔白腻，脉濡或滑	祛风胜湿	羌活胜湿汤加减（羌活、独活、川芎、蔓荆子、防风、藁本、炙甘草）	风池、通天、头维、合谷、三阳络、脾俞
内伤头痛	肾虚头痛	头脑空痛，常伴头晕耳鸣，腰膝酸软，或遗精、带下，舌嫩红少苔，脉沉细无力	滋阴补肾	大补元煎加减（人参、山药、熟地黄、杜仲、枸杞子、当归、山茱萸、炙甘草）	百会、关元、肾俞、太溪、气海、听宫
	肝阳头痛	头痛而眩，心烦易怒，睡眠不宁，面红目赤，泛恶口苦，或胁肋疼痛，舌红苔黄，脉弦有力，或舌红苔少，脉弦细滑	平肝潜阳	天麻钩藤饮加减（天麻、钩藤、石决明、川牛膝、桑寄生、杜仲、栀子、黄芩、益母草、朱茯神、首乌藤）	悬颅、颔厌、太冲、太溪、内关
	痰浊头痛	头痛昏蒙，胸脘满闷，呕恶痰涎，舌苔白腻，脉滑	化痰降浊	半夏白术天麻汤加减（半夏、白术、天麻、陈皮、茯苓、甘草、大枣、生姜）	中脘、丰隆、百会、印堂
内伤头痛	瘀血头痛	头痛如针刺，痛处固定不移，每当夜间加重，或有头部外伤史。舌质紫黯或有瘀点，脉细涩	活血化瘀	通窍活血汤加减（赤芍、川芎、红花、桃仁、麝香、老葱、大枣、鲜姜、酒）	阿是穴、合谷、三阴交

病例分析

患者，女，26岁，头痛1天就诊。昨日因不慎着凉，突然出现头痛，痛剧拘紧，痛连项背，遇寒尤剧，伴恶风畏寒，口不渴，舌苔薄白，脉浮紧。

思考

1. 本病如何诊断？证候如何分析？

2. 治疗应选用何种治法？宜选用何方？

解析

1. 本病属于头痛，风寒头痛证。风寒之邪客于太阳经脉，清阳之气被遏，清窍不利，故头痛，其痛连及项背，遇风尤剧。因感受外邪所致，以邪实为主，故头痛起病突然。寒主收引，故痛剧拘紧。风寒客于表，卫阳被遏，故恶风畏寒。寒邪未化热，故口不渴。舌苔薄白，脉浮紧为风寒外束之征。

2. 治法宜选用疏风散寒，可选用川芎茶调散加减。

第十七节　眩　晕

一、眩晕的概念

眩是眼花，晕是头晕，两者同时出现，统称眩晕，亦称"眩冒"。

二、眩晕的病因病机

1. 肝阳上亢

情志抑郁，气郁化火，损耗肝阴，导致肝阳亢盛，上扰清明，发为眩晕。

2. 肾精不足

先天不足或年老体虚，导致肾精亏耗，不能生髓，髓海空虚，发为眩晕。

3. 气血亏虚

久病耗伤气血，或生化乏源，导致气血两虚，血虚脑失所养，气虚清阳不升而发为眩晕。

4. 痰浊中阻

饮食失节，过食肥甘厚味或劳倦过度，导致脾胃受损，水液不行化为痰湿，痰浊中阻，清阳不升，浊阴不降，导致眩晕。

三、眩晕的辨证论治

证　型	主要表现	治　法	方　药	针灸取穴
肝阳上亢	眩晕耳鸣，头痛且胀，每因恼怒而剧，急躁易怒，面色潮红，失眠多梦，口苦，舌红苔黄，脉弦滑	平肝潜阳	天麻钩藤饮加减（天麻、钩藤、石决明、川牛膝、桑寄生、杜仲、栀子、黄芩、益母草、朱茯神、首乌藤）	太冲、三阴交、悬钟、攒竹、风池
肾精不足	眩晕耳鸣有空虚感，腰膝酸软，精神萎靡，神疲健忘，遗精。偏于阴虚者，伴五心烦热，舌红少苔，脉细数；偏于阳虚者，伴见畏寒肢冷，阳痿早泄，舌质淡，脉沉细	偏阴虚者：滋阴补肾；偏阳虚者：温阳补肾	偏阴虚者：左归丸加减（熟地黄、山茱萸、茯苓） 偏阳虚者：右归丸加减（熟地黄、山茱萸、怀山药、枸杞子、菟丝子、鹿角胶、杜仲、附子、肉桂、当归）	肾俞、太溪、百会、风池、听宫
气血两虚	眩晕动则加剧，劳累即发，唇甲淡白，神疲纳减，气短懒言，心悸少眠，舌质淡，脉细弱	补气养血	归脾汤加减（人参、黄芪、白术、甘草、茯神、远志、酸枣仁、龙眼肉、当归、木香、大枣、生姜）	百会、风池、膈俞、足三里、脾俞
痰浊中阻	眩晕，头重如蒙，胸闷痰多，恶心欲呕，少食多寐，心悸，舌苔白腻，脉濡滑	燥湿祛痰，健脾和胃	半夏白术天麻汤加减（半夏、白术、天麻、陈皮、茯苓、甘草、大枣、生姜）	中脘、阴陵泉、行间、印堂

病 例 分 析

患者，女，28岁，头晕3日就诊，自述吵架后出现头晕，现眩晕耳鸣，头痛且胀，每因恼怒而剧，时而视物昏花，急躁易怒，面色潮红，失眠多梦，口苦，舌红苔黄，脉弦滑。

思考

1. 本病属于何病何证？

2. 与头痛如何鉴别？

3. 治疗应选用何方？

解析

1. 本病属于眩晕，肝阳上亢证。患者恼怒刺激后出现眩晕耳鸣，头痛且胀，每因恼怒而剧，时而视物昏花，急躁易怒，面色潮红，失眠多梦，口苦，舌红苔黄，脉弦滑，均为肝阳上亢之表现。

2. 头痛主要指以头部疼痛为特征，头痛与眩晕或单独出现，或同时出现，头痛病因有外感内伤两方面，眩晕则以内伤为主，本患者虽有头痛，但以头晕为主，且出现视物昏花等，故辨为眩晕。

3. 治疗宜选用天麻钩藤饮加减。

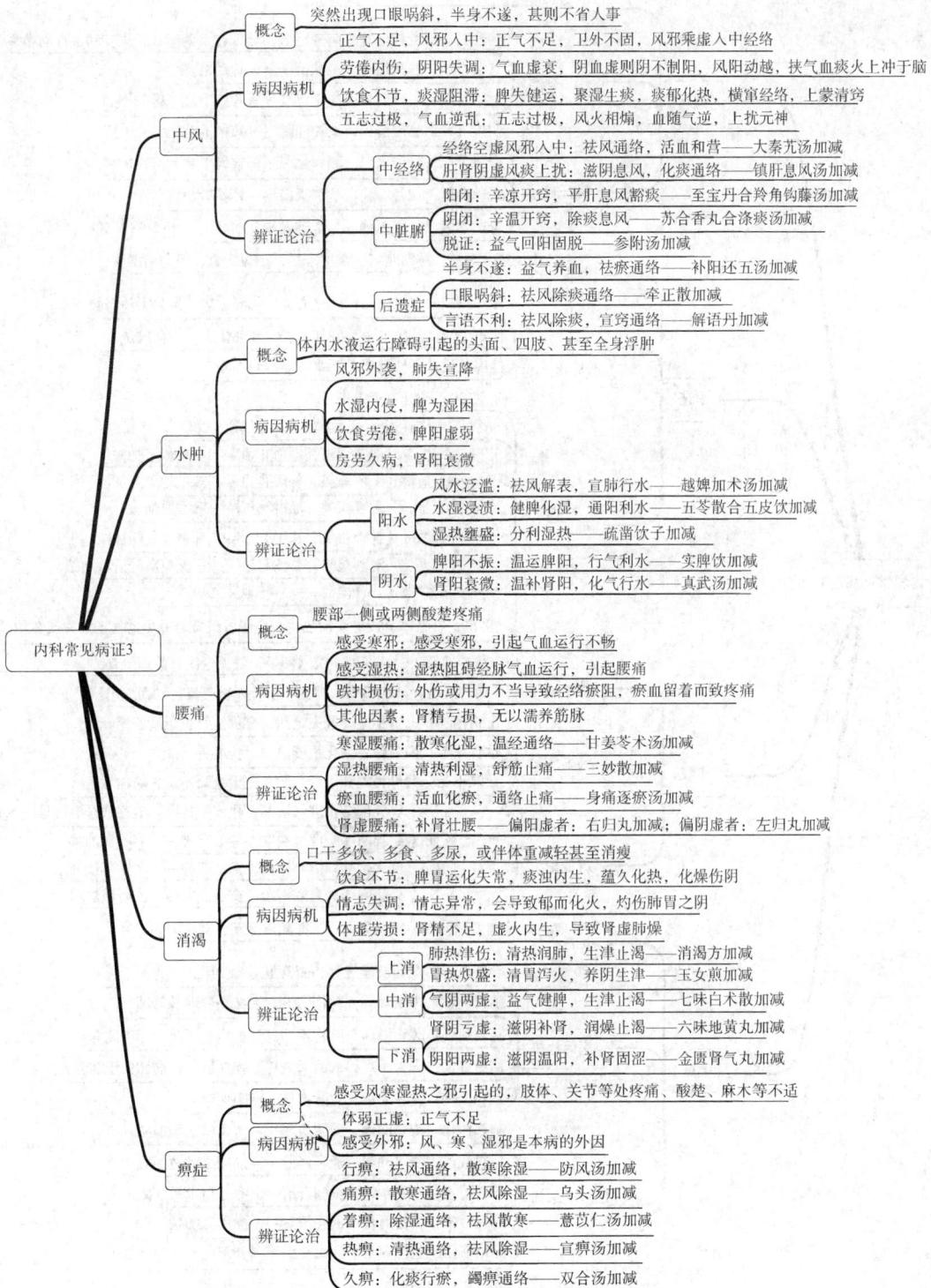

速览导引图

内科常见病证3

中风

- **概念**：突然出现口眼㖞斜，半身不遂，其则不省人事
- **病因病机**
  - 正气不足，风邪入中：正气不足，卫外不固，风邪乘虚入中经络
  - 劳倦内伤，阴阳失调：气血虚衰，阴血虚则阴不制阳，风阳动越，挟气血痰火上冲于脑
  - 饮食不节，痰湿阻滞：脾失健运，聚湿生痰，痰郁化热，横窜经络，上蒙清窍
  - 五志过极，气血逆乱：五志过极，风火相煽，血随气逆，上扰元神
- **辨证论治**
  - **中经络**
    - 经络空虚风邪入中：祛风通络，活血和营——大秦艽汤加减
    - 肝肾阴虚风痰上扰：滋阴息风，化痰通络——镇肝息风汤加减
  - **中脏腑**
    - 阳闭：辛凉开窍，平肝息风豁痰——至宝丹合羚角钩藤汤加减
    - 阴闭：辛温开窍，除痰息风——苏合香丸合涤痰汤加减
    - 脱证：益气回阳固脱——参附汤加减
  - **后遗症**
    - 半身不遂：益气养血，祛瘀通络——补阳还五汤加减
    - 口眼㖞斜：祛风除痰通络——牵正散加减
    - 言语不利：祛风除痰，宣窍通络——解语丹加减

水肿

- **概念**：体内水液运行障碍引起的头面、四肢、甚至全身浮肿
- **病因病机**
  - 风邪外袭，肺失宣降
  - 水湿内侵，脾为湿困
  - 饮食劳倦，脾阳虚弱
  - 房劳久病，肾阳衰微
- **辨证论治**
  - **阳水**
    - 风水泛滥：祛风解表，宣肺行水——越婢加术汤加减
    - 水湿浸渍：健脾化湿，通阳利水——五苓散合五皮饮加减
    - 湿热壅盛：分利湿热——疏凿饮子加减
  - **阴水**
    - 脾阳不振：温运脾阳，行气利水——实脾饮加减
    - 肾阳衰微：温补肾阳，化气行水——真武汤加减

腰痛

- **概念**：腰部一侧或两侧酸楚疼痛
- **病因病机**
  - 感受寒邪：感受寒邪，引起气血运行不畅
  - 感受湿热：湿热阻碍经脉气血运行，引起腰痛
  - 跌扑损伤：外伤或用力不当导致经络瘀阻，瘀血留着而致疼痛
  - 其他因素：肾精亏损，无以濡养筋脉
- **辨证论治**
  - 寒湿腰痛：散寒化湿，温经通络——甘姜苓术汤加减
  - 湿热腰痛：清热利湿，舒筋止痛——三妙散加减
  - 瘀血腰痛：活血化瘀，通络止痛——身痛逐瘀汤加减
  - 肾虚腰痛：补肾壮腰——偏阳虚者：右归丸加减；偏阴虚者：左归丸加减

消渴

- **概念**：口干多饮、多食、多尿，或伴体重减轻甚至消瘦
- **病因病机**
  - 饮食不节：脾胃运化失常，痰浊内生，蕴久化热，化燥伤阴
  - 情志失调：情志异常，会导致郁而化火，灼伤肺胃之阴
  - 体虚劳损：肾精不足，虚火内生，导致肾虚肺燥
- **辨证论治**
  - **上消**
    - 肺热津伤：清热润肺，生津止渴——消渴方加减
    - 胃热炽盛：清胃泻火，养阴生津——玉女煎加减
  - **中消**
    - 气阴两虚：益气健脾，生津止渴——七味白术散加减
    - 肾阴亏虚：滋阴补肾，润燥止渴——六味地黄丸加减
  - **下消**
    - 阴阳两虚：滋阴温阳，补肾固涩——金匮肾气丸加减

痹症

- **概念**：感受风寒湿热之邪引起的，肢体、关节等处疼痛、酸楚、麻木等不适
- **病因病机**
  - 体弱正虚：正气不足
  - 感受外邪：风、寒、湿邪是本病的外因
- **辨证论治**
  - 行痹：祛风通络，散寒除湿——防风汤加减
  - 痛痹：散寒通络，祛风除湿——乌头汤加减
  - 着痹：除湿通络，祛风散寒——薏苡仁汤加减
  - 热痹：清热通络，祛风除湿——宣痹汤加减
  - 久痹：化痰行瘀，蠲痹通络——双合汤加减

内科常见病证3

遗精

- 概念：不因性生活而精液自行频繁泄出
- 病因病机
  - 情志失调：劳神伤脾，暗耗心血，导致君火偏盛，相火妄动，扰动精室
  - 饮食不节：脾失运化，湿浊流于下，扰动精室
  - 劳欲过度：早婚多育，房事过度导致肾虚精亏，精关不固
- 辨证论治
  - 阴虚火旺：滋阴清火，安神固精——知柏地黄丸加减
  - 湿热下注：清泻火热，健脾化湿——程氏萆薢分清饮加减
  - 心脾两虚：调补心脾，益气摄精——妙香散加减
  - 肾虚不藏：补肾固精——金锁固精丸加减

淋证

- 概念：小便频数短涩，淋沥刺痛，欲出未尽，小腹拘急，或痛引腰腹
- 病因病机
  - 湿热蕴结：脾胃失司，运化失常，化湿生热，湿热下注膀胱
  - 情志失调：情志不遂，肝气不舒，气郁化火，下移膀胱
  - 体虚久病：正气虚损，导致肾虚下元不固
- 辨证论治
  - 热淋：清热利湿通淋
  - 石淋：清热利湿，通淋排石——石苇散加减
  - 血淋
    - 清热通淋，凉血止血——小蓟饮子加减
    - 滋阴清热，补虚止血——知柏地黄丸加减
    - 理气疏导，通淋利尿——沉香散加减
  - 气淋：补脾益气，建中升阳——补中益气汤加减
  - 膏淋
    - 清利湿热，分清泌浊——程氏萆薢分清饮加减
    - 补肾固涩——六味地黄丸加减
  - 劳淋：补益脾肾或滋阴清热——金匮肾气丸合补中益气汤加减或知柏地黄丸

癫狂

- 概念
  - 癫病：精神抑郁，表情淡漠，沉默痴呆，语无伦次，静而少动
  - 狂病：精神亢奋，狂躁不安，喧扰不宁，毁物打骂，动而多怒
- 病因病机
  - 七情内伤：七情不遂，肝失疏泄，气郁痰结，阻塞心窍
  - 饮食不节：困阻脾胃，化生湿热，上扰心神
  - 禀赋不足：父母为癫狂患者，胎儿先天禀赋不足，精血亏虚
- 辨证论治
  - 癫证
    - 痰气郁结：理气解郁，化痰醒神——逍遥散合顺气导痰汤加减
    - 心脾两虚：健脾益气，养心安神——养心汤加减
  - 狂证
    - 痰火扰神：清心泻火，涤痰醒神——生铁落饮加减
    - 火盛阴伤：育阴潜阳，交通心肾——二阴煎加减

痿证

- 概念：肢体筋脉弛缓，软弱无力，不能随意运动，甚则瘫痪
- 病因病机
  - 湿热浸淫：湿邪浸淫经脉，使营卫运行受阻，经脉失于濡养
  - 感受热毒：内热燔灼，耗伤阴液，无法濡养四肢筋脉
  - 药食所伤：久病服药，脾胃不和，气血生化不足，无以濡养
  - 房劳体虚：先天不足，或后天失养，损伤肝肾，筋脉失于濡养
  - 跌仆损伤：跌仆之后，血脉损伤，瘀阻血脉
- 辨证论治
  - 肺热津伤：清热润燥，养阴生津——清燥救肺汤加减
  - 湿热浸淫：清热利湿，通利经脉——加味二妙散加减
  - 脾胃虚弱：补中益气，健脾升清——参苓白术散加减
  - 肝肾亏损：补益肝肾，滋阴清热——虎潜丸加减
  - 脉络瘀阻：益气养营，活血化瘀——补阳还五汤加减

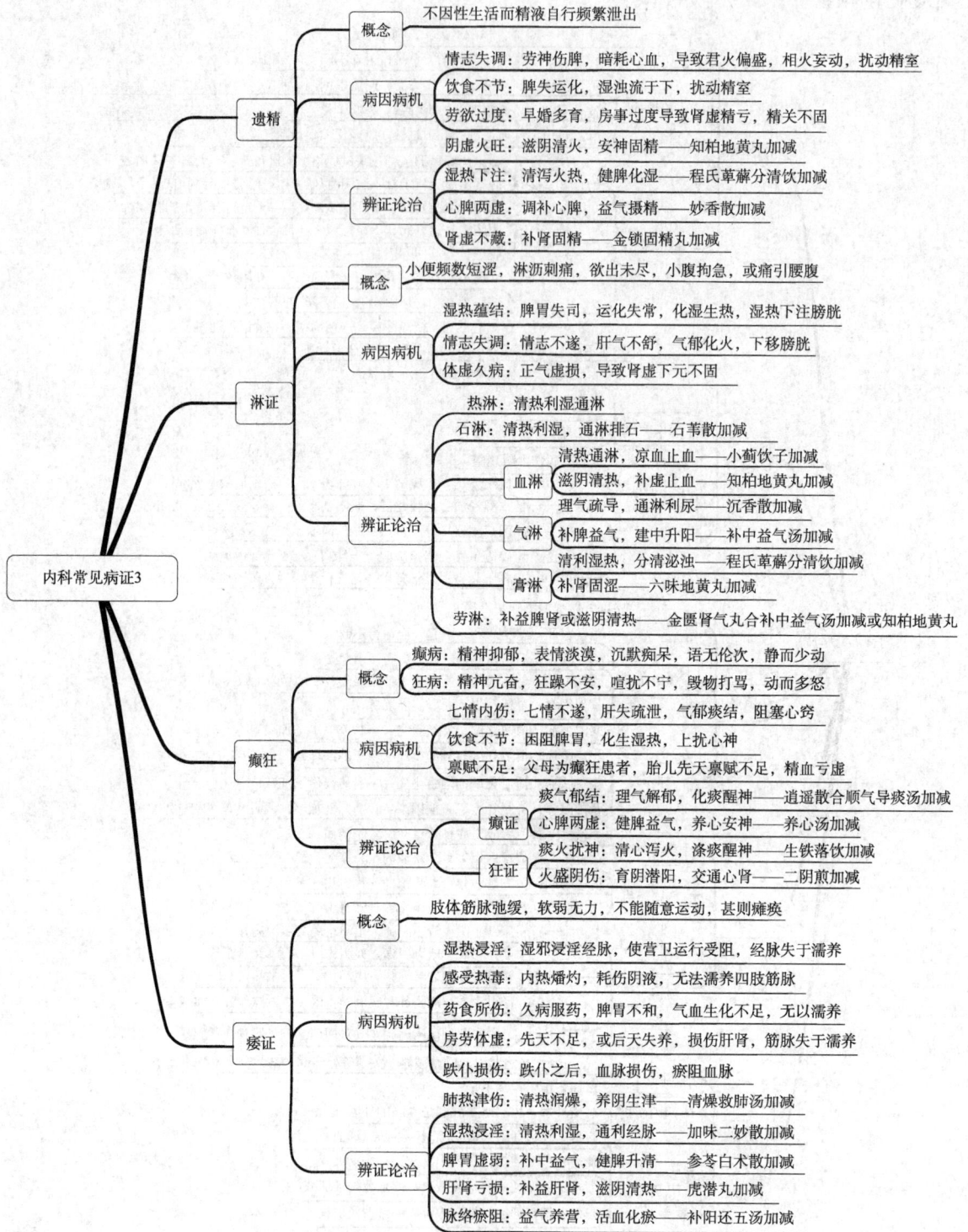

第十八节　中　风

一、中风的概念

中风又名卒中，是以突然出现口眼歪斜，言语不利，半身不遂，甚则猝然昏倒，不省人事为特征的病证。

二、中风的病因病机

1. 正气不足，风邪入中

正气不足，卫外不固，风邪乘虚入中经络，致气血痹阻。

2. 劳倦内伤，阴阳失调

年老体虚，或纵欲伤精，或久病气血耗伤，或劳倦过度，使气血虚衰，阴血虚则阴不制阳，风阳动越，挟气血痰火上冲于脑，蒙蔽清窍而发病。

3. 饮食不节，痰湿阻滞

过食膏粱厚味，或木旺乘土，脾失健运，聚湿生痰，痰郁化热；或肝火内热，炼津成痰，痰热内盛，风阳夹痰热而横窜经络，上蒙清窍。

4. 五志过极，气血逆乱

五志过极，心火暴盛，风火相煽，血随气逆，上扰元神，神明失用而发病。

三、中风的辨证论治

分类	证型	主要表现	治法	方药	针灸取穴
中经络	经络空虚风邪入中	突然口眼歪斜，肌肤麻木不仁，可有言语不利，口角流涎，甚则出现半身不遂，或兼见恶寒发热，肢体拘急，关节酸痛等症，舌苔薄白，脉浮弦或弦细	祛风通络，活血和营	大秦艽汤加减（秦艽、当归、甘草、羌活、防风、白芷、熟地黄、茯苓、石膏、川芎、白芍、独活、黄芩、生地黄、白术、细辛）	地仓、颊车、四白、攒竹、迎香、牵正、合谷
	肝肾阴虚风痰上扰	突然发生口眼歪斜，半身不遂，言语不利；平素头晕头痛，耳鸣目眩，失眠多梦；舌质红，脉弦滑数	滋阴息风，化痰通络	镇肝息风汤加减（牛膝、生龙骨、白芍、天冬、麦芽、赭石、生牡蛎、玄参、川楝子、茵陈、甘草、生龟甲）	肝俞、肾俞、太溪、太冲、太阳、外关、风池
中脏腑	阳闭	突然昏仆，不省人事，半身不遂，牙关紧闭，口噤不开，两手握固，大小便闭，肢体强痉，并有面赤身热，气粗口臭，躁扰不宁，舌苔黄腻，脉弦滑而数	辛凉开窍，平肝息风豁痰	至宝丹合羚角钩藤汤加减（羚羊角、桑叶、川贝母、生地黄、钩藤、菊花、白芍、生甘草、鲜竹茹、茯神）	水沟、太冲、合谷、劳宫
	阴闭	突然昏仆，不省人事，半身不遂，牙关紧闭，口噤不开，两手握固，大小便闭，肢体强痉，并见面白唇青，痰涎壅盛，四肢不温，静卧不烦，舌苔白腻，脉沉滑而缓	辛温开窍，除痰息风	苏合香丸合涤痰汤加减（制法夏、制南星、陈皮、积实、茯苓、人参、石菖蒲、竹茹、甘草、生姜、大枣）	丰隆、三阴交、少商、水沟、中冲、涌泉
	脱证	突然昏仆，不省人事，目合口开，鼾息低微，手撒肢冷，汗多，二便自遗，肢体瘫痪，舌痿，脉微或弱	益气回阳固脱	参附汤加减（人参、熟附子）	关元、神阙
后遗症	半身不遂	肢体偏枯不用，肢软无力，面色萎黄，或肢体麻木，舌淡紫或有瘀斑，苔白，脉细涩或虚弱	益气养血，祛瘀通络	补阳还五汤加减（当归尾、川芎、黄芪、桃仁、红花、地龙、赤芍）	
	口眼歪斜	口眼歪斜，肌肤麻木不仁，口角流涎，舌苔薄白，脉浮弦滑	祛风除痰通络	牵正散加减（白附子、僵蚕、全蝎）	
	言语不利	舌强语謇，肢体麻木，脉弦滑	祛风除痰，宣窍通络	解语丹加减（白附子、石菖蒲、远志、天麻、全蝎、羌活、天南星、木香、甘草）	

病例分析

患者，男，72岁，主诉：突然口眼歪斜，左半身不遂1天。自述5年前开始发现血压升高，平素常感眩晕头痛，耳鸣面赤，腰腿酸软，昨天无明显诱因发生口眼歪斜，口角流涎，语言謇涩，左半身不遂。舌质红，舌体歪斜颤动，苔黄腻，脉弦滑数。

思考

1. 本病如何诊断？其证候分析为何？

2. 本病属于中经络还是中脏腑？

3. 如何治疗？

解析

1. 本病诊断：中风，肝肾阴虚，风痰上扰证。分析：患者患高血压病史10余年，平素常有眩晕头痛、耳鸣等肝肾阴虚，肝阳上亢的表现，故见眩晕头痛，耳鸣面赤，腰腿酸软等下虚上实之症。风阳夹痰入络，经脉痹阻，出现口眼歪斜，口角流涎，语言謇涩，半身不遂。舌体歪斜颤动，舌质红，脉弦滑数，是阴虚阳亢风动之征，舌苔黄腻，为痰热内蕴之候。

2. 中风有中经络、中脏腑之分，而神志障碍的有无是其划分的标准，无昏仆而仅见半身不遂，口舌歪斜，言语不利者为中经络；突然昏仆，不省人事，或神志恍惚，迷蒙而伴见半身不遂，口舌歪斜者为中脏腑。本证患者神志清楚，仅有半身不遂，口舌歪斜等症，因此，属中经络。

3. 治疗宜滋阴息风，化痰通络，可选用镇肝息风汤加减。

第十九节　水　肿

一、水肿的概念

水肿是指各种原因导致的体内水液运行障碍，水湿停留，泛溢肌肤，引起头面、四肢，甚至全身浮肿的病证。

二、水肿的病因病机

1. 风邪外袭，肺失宣降

2. 水湿内侵，脾为湿困

3. 饮食劳倦，脾阳虚弱

4. 房劳久病，肾阳衰微

三、水肿的辨证论治

阳水：发病急骤，水肿从头面开始，继及四肢及胸腹，腰以上为剧，按之凹陷较容易恢复，常伴有外感风寒、风热、风湿等证的表现。

阴水：发病缓慢，水肿迁延反复不愈，多从下肢开始，继及腹胸、上肢、头面，以下肢为甚，按之凹陷深而难复，常伴有脾肾阳虚之证。

分类	证型	主要表现	治法	方药	针灸取穴
阳水	风水泛滥	眼睑浮肿，继而四肢及全身皆肿，发展较快，小便不利，尿少尿黄，多伴有恶风、恶寒、发热等症，或兼咳嗽而喘。舌苔薄白，脉浮紧；或舌质红，脉浮滑数	祛风解表，宣肺行水	越婢加术汤加减（麻黄、石膏、白术、大枣、生姜、甘草）	肺俞、三焦俞、偏历、阴陵泉、合谷

续表

分类	证型	主要表现	治法	方药	针灸取穴
阳水	水湿浸渍	全身水肿，按之没指，小便短少，身体重而困倦，胸闷，纳呆，舌苔白腻，脉沉缓	健脾化湿，通阳利水	五苓散（白术、桂枝、茯苓、猪苓、泽泻）合五皮饮加减（桑白皮、陈皮、茯苓皮、大腹皮、生姜皮）	三焦俞、脾俞、中脘、膀胱俞、中极
	湿热壅盛	遍身浮肿，皮肤光亮而薄，胸闷腹胀，烦热，口渴，小便短赤，大便干结，伴见气喘，舌苔黄腻，脉沉数	分利湿热	疏凿饮子加减（商陆、泽泻、赤小豆、椒目、木通、茯苓、大腹皮、槟榔、羌活、秦艽、生姜）	曲池、合谷、三阴交、照海、足临泣
阴水	脾阳不振	水肿腰以下为甚，按之凹陷不易恢复，脘闷腹胀，纳减便溏，面色萎黄，神疲肢倦，小便短少，舌质淡，舌苔白滑，脉沉缓	温运脾阳，行气利水	实脾饮加减（白术、附子、干姜、甘草、木瓜、槟榔、茯苓、厚朴、木香、草果、大枣、生姜）	脾俞、肾俞、中脘、关元、三阴交
	肾阳衰微	水肿腰以下尤甚，按之凹陷不起，尿少，腰部冷痛酸重，畏寒肢冷，舌质淡胖，舌苔白，脉沉细或沉迟	温补肾阳，化气行水	真武汤加减（附子、白术、生姜、茯苓、白芍）	肾俞、脾俞、气海、水分、太溪、命门

病例分析

患者，女，36岁，全身浮肿1周余。自述先见眼睑浮肿，继而四肢及全身皆肿，伴恶寒发热，小便不利，轻度咳嗽，舌苔薄白，脉浮紧。

思考

1. 本病属于何证？其证候分析为何？

2. 本病属阴水还是阳水，如何鉴别？

2. 治疗应选用何方？

解析

1. 本病属于水肿，风水泛滥证。风邪外袭，肺气失宣，不能通调水道，下输膀胱，所以小便不利，全身浮肿。风性轻扬，先犯于上，与水相搏，风助水势，所以水肿起于面目，很快遍及肢体。邪在肌表，卫阳遏制，故可恶寒，发热。风邪犯肺，宣降功能失职，所以咳嗽。苔薄白，脉浮紧，是风水偏寒的现象。

2. 水肿以阴阳来分，可分为阳水和阴水。阳水：凡感受风邪、水气、湿毒、湿热诸邪，证见表、热、实证者为阳水。阳水一般发病较急，病程较短，每成于数日之间，肿多由上而下，继及全身，肿处皮肤绷急光亮，按之凹陷易于恢复。阴水：凡因饮食劳倦过度，房劳过度，损伤正气，证见里、虚、寒证者为阴水。阴水一般起病缓慢，病程较长，肿多由下而上，继及全身，肿处皮肤松弛，按之凹陷不易恢复，甚则按之如泥，晨轻暮重。本患者发病急骤，先见眼睑浮肿，继而四肢及全身皆肿符合阳水的表现。

3. 治疗当祛风解表，宣肺行水，宜选用越婢加术汤加减。

第二十节　腰　痛

一、腰痛的概念

腰痛是指以腰部一侧或两侧酸楚疼痛为主要症状的病证。

二、腰痛的病因病机

1. 感受寒邪

由于冒雨涉水，或久处阴寒之地，感受寒邪，引起气血运行不畅而出现疼痛。

2. 感受湿热

外感湿热或寒邪日久化热，湿热阻碍经脉气血运行，引起腰痛。

3. 跌仆损伤

外伤或用力不当导致经络瘀阻，瘀血留着而致疼痛。

4. 其他因素

先天不足，或久病，或房劳过度导致肾精亏损，无以濡养筋脉而出现疼痛。

三、腰痛的辨证论治

证 型	主 要 表 现	治 法	方 药	针灸取穴
寒湿腰痛	腰部冷痛重着，转侧不利，静卧痛不减，遇阴雨加重，苔白腻，脉沉	散寒化湿，温经通络	甘姜苓术汤加减（干姜、甘草、茯苓、白术）	肾俞、大肠俞、委中、阿是穴、三阴交、腰阳关
湿热腰痛	腰部坠胀疼痛，痛处伴有热感，小便短赤，苔黄腻，脉濡数	清热利湿，舒筋止痛	三妙散加减（苍术、黄柏、牛膝）	阿是穴、肾俞、大肠俞、委中、三阴交、阳陵泉
瘀血腰痛	腰痛如刺，痛有定处，痛处拒按，舌质黯紫，或有瘀斑，脉涩。或有外伤史	活血化瘀，通络止痛	身痛逐瘀汤加减（秦艽、当归、桃仁、红花、乳香、五灵脂、香附、牛膝、地龙、羌活、甘草、川芎、没药）	阿是穴、肾俞、大肠俞、委中、水沟、昆仑
肾虚腰痛	腰部以酸软疼痛为主，绵绵不绝，喜温喜按，腿膝无力，遇劳更甚，卧则减轻。偏阳虚者，则少腹拘急，手足不温，少气乏力，舌质淡，脉沉细；偏阴虚者，则五心烦热，失眠，口燥咽干，面色潮红，舌红少苔，脉弦细数	补肾壮腰。偏阳虚者：温补肾阳；偏阴虚者：滋补肾阴	偏阳虚者：右归丸加减（熟地黄、山茱萸、怀山药、枸杞子、菟丝子、杜仲、附子、肉桂、当归、鹿角胶） 偏阴虚者：左归丸加减（熟地黄、山茱萸、怀山药、枸杞子、菟丝子、鹿角胶、龟甲胶、川牛膝）	足临泣、肾俞、委中、命门、太溪

病 例 分 析

患者，女，44岁，腰痛1年余，自述平时工作于阴冷之地，现在腰部冷痛重着，转侧不利，静卧痛势不减，每遇阴雨天或腰部感寒后加剧，痛处喜温。平素体倦乏力，四肢欠温，食少腹胀，舌质淡，苔白腻，脉沉紧。

思考

1. 本病如何诊断？

2. 本病的病因病机是什么？

3. 治疗应选用何方？

解析

1. 本病属于腰痛，寒湿腰痛证，患者工作地点阴冷，腰部冷痛重着，转侧不利，静卧痛不减，遇阴雨加重，苔白腻，脉沉，均为寒湿之表现。

2. 患者久居冷湿之地，导致寒湿入侵，留着腰部，寒邪凝滞收引，湿邪黏聚不化，致腰部经脉阻滞，气血运行不畅，因而发生腰痛。

3. 治疗宜散寒化湿，温经通络，可选用甘姜苓术汤加减。

第二十一节 消 渴

一、消渴的概念

消渴是以口干多饮、多食、多尿，或伴体重减轻甚至消瘦为主要临床表现的一种病证。

二、消渴的病因病机

1. 饮食不节

过食肥甘厚味或辛辣香燥之物，损伤脾胃，导致脾胃运化失常，痰浊内生，蕴久化热，化燥伤阴，发为消渴。

2. 情志失调

长期情志异常，会导致郁而化火，灼伤肺胃之阴，发为消渴。

3. 体虚劳损

先天不足或后天失养，肾精不足，虚火内生，导致肾虚肺燥，发为消渴。

消渴的病机主要在阴津亏耗，燥热偏盛，其中阴虚为本，燥热为标。日久阴损及阳，则出现气阴两虚或阴阳两虚。

三、消渴的辨证论治

消渴的主要病位在肺、胃、肾，根据临床表现不同，肺燥、胃热、肾虚的程度有别，应辨上、中、下三消之不同。

分类	证型	主要表现	治法	方药	针灸取穴
上消	肺热津伤	口渴明显，多饮喜饮，口干舌燥，尿频量多，舌边尖红，舌苔薄黄，脉象洪数	清热润肺，生津止渴	消渴方加减（天花粉、黄连、生地黄、藕汁、姜汁、蜂蜜）	少府、心俞、太渊、肺俞、脾俞
中消	胃热炽盛	多食易饥，口干多饮，大便干燥，小便频数，形体消瘦，舌苔黄燥，脉滑实有力	清胃泻火，养阴生津	玉女煎加减（生石膏、知母、生地黄、麦冬、川牛膝）	内庭、三阴交、胃俞、脾俞
中消	气阴两虚	口渴喜饮，多食易饥，精神困倦，肢体乏力，身体瘦弱。舌质淡，苔薄白且干，脉细弱	益气健脾，生津止渴	七味白术散加减（党参、茯苓、炒白术、藿香、木香、甘草、葛根）	足三里、三阴交、胃俞、脾俞、肾俞
下消	肾阴亏虚	尿频尿多，浑浊如脂如膏，或尿有甜味，神疲乏力，头晕耳鸣，腰膝酸软，皮肤干燥瘙痒，口干舌燥，舌质红，少苔或无苔，脉象细数	滋阴补肾，润燥止渴	六味地黄丸加减（熟地黄、山萸肉、山药、茯苓、泽泻、牡丹皮）	太溪、太冲、肝俞、肾俞、脾俞、中极
下消	阴阳两虚	小便频数，浑浊如膏，甚至饮一溲一，面色黧黑，神情憔悴，耳轮焦枯，腰膝酸软，四肢欠温，畏寒肢冷，甚则阳痿，舌苔淡白，脉沉细无力	滋阴温阳，补肾固涩	金匮肾气丸加减（熟地黄、山萸肉、山药、茯苓、泽泻、牡丹皮、附子、肉桂）	太溪、太冲、肝俞、肾俞、脾俞、中极、命门、气海、关元

病例分析

患者，男，58岁。多饮，多食，多尿半年。近10年来常感头晕头痛，经检查诊断为"高血压"，服用西药降压药控制血压。半年前出现口渴多饮，纳食增加，小便量多等症。现见尿频量多，浑浊如脂膏，腰膝酸软，头晕耳鸣，口干唇燥，皮肤干燥，舌红少苔，脉细数。

思考

1. 本病如何辨证施治？

2. 临床如何区分上消，中消，下消？

解析

1. 本病诊断：消渴（下消—肾阴亏虚证）。患者年高久病，肾阴亏虚，虚火内生，上燔于肺，则口渴多饮，口干唇燥，皮肤干燥；虚火上扰清窍则头晕耳鸣；中灼脾胃则纳食增加；肾失濡养，开阖固摄失权，水谷精微随小便排出体外，故尿频量多，浑浊如脂膏；腰膝酸软，舌红少苔，脉细数为肾阴虚内热之象。

治法：滋阴补肾，润燥止渴。方药：六味地黄丸加减。

2. 多饮，多食，多尿为消渴病基本临床表现，往往同时存在。但临床表现不同，肺燥、胃热、肾虚程度有别，临床应辨上消，中消，下消之不同。以肺燥为主，口渴多饮为主要表现的为上消，以胃热为主，多食易饥为主要表现的为中消，以肾虚为主，小便频数而量多为主要表现的为下消。

第二十二节 痹 证

一、痹症的概念

痹证是指人体肌表、经络因感受风寒湿热之邪引起的，以肢体、关节等处疼痛、酸楚、麻木、重着，以及关节屈伸不利、僵硬、肿大、变形、活动障碍为主要症状的病证。

二、痹症的病因病机

1. 体弱正虚

正气不足是本病的内因。劳倦过度，耗伤正气，卫外不固，外邪乘虚入侵。或素体虚弱，或病后、产后气血不足，腠理空疏，外邪乘虚而入。

2. 感受外邪

风、寒、湿邪是本病的外因。其中以风为主，常夹杂它邪伤人。由于居处、劳动环境寒冷潮湿，如坐卧湿地，涉水淋雨，或长期水下作业，或出入于冷库，或阴雨潮湿季节感受寒湿之邪。阻痹经络关节，影响气血津液的运行而发为痹症。

三、痹症的辨证论治

证　型	主要表现	治　法	方　药	针灸取穴
行痹	肢体关节疼痛，游走不定，多见于腕、肘、踝、膝等处关节，屈伸不利，初期可见有恶风、发热等表证，舌苔薄白，脉浮或浮缓	祛风通络，散寒除湿	防风汤加减（防风、甘草、当归、茯苓、杏仁、肉桂、黄芩、秦艽、葛根、麻黄）	风门、膈俞、肝俞、肺俞

证　型	主要表现	治　法	方　药	针灸取穴
痛痹	肢体关节疼痛剧烈，痛如锥刺，部位固定，得热则疼痛缓解，遇寒则疼痛加重，关节屈伸不利，痛处皮肤不红并有寒冷感。舌质淡，舌苔薄白，脉弦紧	散寒通络，祛风除湿	乌头汤加减（麻黄、白芍、黄芪、甘草、制川乌、蜂蜜）	肾俞、关元、脾俞、肺俞
着痹	肢体关节疼痛重着，肌肉酸楚，痛有定处，四肢沉重，甚则关节肿胀散漫，关节活动不利，肌肤麻木不仁，舌质淡，苔白腻，脉濡缓	除湿通络，祛风散寒	薏苡仁汤加减（薏苡仁、瓜蒌仁、川芎、当归、麻黄、桂枝、羌活、独活、防风、制川乌、甘草、苍术、生姜）	脾俞、足三里、丰隆、阴陵泉
热痹	关节灼热红肿，疼痛明显，可涉及多个关节，屈伸不利，局部痛不可触，常伴有发热汗出，烦躁口渴。舌红苔黄或黄腻，脉滑数	清热通络，祛风除湿	宣痹汤加减（防己、杏仁、滑石、连翘、栀子、薏苡仁、半夏、蚕砂、赤小豆）	大椎、曲池、合谷
久痹	痹证日久不愈，肌肉关节刺痛，固定不移，关节肿胀，按之较硬，甚则关节僵硬变形，屈伸不利。舌质紫黯或有瘀斑，舌苔白腻，脉弦涩	化痰行瘀，蠲痹通络	双合汤加减（当归、川芎、白芍、生地黄、陈皮、半夏、茯苓、桃仁、红花、白芥子、甘草）	脾俞、肾俞、血海、阴陵泉

病例分析

患者，男，32岁，双膝关节反复疼痛6年就诊。一个月前天气突然转冷，膝关节疼痛加剧，痛处固定，热敷后疼痛稍减，关节屈伸不利，舌质淡红，苔薄白，脉弦紧。

思考

1. 本病属于何病何证?

2. 治疗应选用何方?

3. 行痹，痛痹，着痹的区别是什么?

解析

1. 本病属于痹症，痛痹，感受寒邪，寒性凝滞，主收引，邪流经络，痹阻气血，故见肢体关节疼痛不移，疼痛较剧；遇寒则血愈凝涩，故痛增剧；得热则寒邪祛散，气血运行较为流畅，故其痛减；寒主收引，筋脉拘急，则肢体关节疼痛而不得屈伸；舌质淡红，苔薄白腻为寒湿之象，脉弦紧为属寒主痛。

2. 治疗宜选用乌头汤加减。

3. 痹痛游走不定者，为风邪偏盛的行痹；痛势较甚，痛有定处，遇寒加重者，为寒邪偏盛的痛痹；关节酸痛、重着、漫肿者，为湿邪偏盛的着痹。

第二十三节 遗 精

一、遗精的概念

遗精是指不因性生活而精液自行频繁泄出的病证。有做梦而遗精的为"梦遗"。没有做梦而遗精，甚至清醒时精液自行流出的为"滑精"。

二、遗精的病因病机

1. 情志失调

劳神伤脾，暗耗心血，导致心阴不足，无以制阳，君火偏盛，相火妄动，扰动精室而导致遗精。

2. 饮食不节

过食肥甘厚味，损伤脾胃，脾失运化，湿浊流于下，扰动精室，发为遗精。

3. 劳欲过度

早婚多育，房事过度导致肾虚精亏，精关不固而发为遗精。

三、遗精的辨证论治

证 型	主要表现	治 法	方 药	针灸取穴
阴虚火旺	梦中遗精，性欲亢进，易举易泄，少寐多梦，头晕目眩，心中烦热，神疲乏力，小便短黄有热感，舌红苔薄黄，脉弦细数	滋阴清火，安神固精	知柏地黄丸加减（知母、黄柏、熟地黄、山茱萸、牡丹皮、茯苓、泽泻、山药）	肾俞、太溪、心俞、神门、厉兑、百会、中极
湿热下注	遗精频作，小便黄赤，或尿时有精液外流，心烦少寐，口苦而黏，舌质红，苔黄腻，脉濡数	清泻火热，健脾化湿	程氏萆薢分清饮加减（萆薢、车前子、茯苓、莲子心、石菖蒲、黄柏、丹参、白术）	曲池、三阴交、侠溪、内关、中极
心脾两虚	遗精频繁，或劳则遗精，心悸气短，失眠健忘，头目昏沉，面色萎黄，四肢乏力，纳差便溏，舌淡苔薄，脉弱	调补心脾，益气摄精	妙香散加减（木香、山药、茯神、茯苓、黄芪、远志、人参、桔梗、甘草、辰砂）	心俞、足三里、气海、神门、肾俞
肾虚不藏	遗精频作，甚则无梦而遗，滑泄不禁，精液多为清稀而冷，眩晕耳鸣，腰膝酸软，阳痿早泄，夜尿清长，舌质淡，苔白滑，脉沉细	补肾固精	金锁固精丸加减（沙苑子、芡实、莲须、龙骨、牡蛎、莲子）	肾俞、气海、三阴交、阴郄

◆ 病例分析 ◆

患者，男，35岁，梦中遗精1月余，现梦中遗精，性欲亢进，易举易泄，少寐多梦，头晕目眩，心中烦热，小便短黄灼热，舌红苔薄黄，脉弦细数。

思考

1. 本病属于何病何证？

2. 治疗应选用何方？

解析

1. 本病属于遗精，阴虚火旺证，患者梦中遗精，性欲亢进，易举易泄，少寐多梦，头晕目眩，心中烦热，小便短黄灼热，舌红苔薄黄，脉弦细数，均为阴虚火旺之表现。

2. 治疗当滋阴清火，安神固精，宜选用知柏地黄丸加减。

第二十四节　淋　证

一、淋证的概念

淋证是指小便频数短涩，淋沥刺痛，欲出未尽，小腹拘急，或痛引腰腹的病证。根据淋证的临床表现不同，分为热淋、气淋、血淋、膏淋、石淋、劳淋六种。

二、淋证的病因病机

1. 湿热蕴结

过食肥甘或酒食不节，导致脾胃失司，运化失常，化湿生热，湿热下注膀胱导致淋证。

2. 情志失调

情志不遂，肝气不舒，气郁化火，下移膀胱，发为淋证。

3. 体虚久病

久病不愈，正气虚损，导致肾虚下元不固，故而小便淋沥。

三、淋证的辨证论治

证型	主要表现	治法	方药	针灸取穴
热淋	小便频数短涩，灼热刺痛，急迫不爽，尿色黄赤，少腹拘急胀痛，或腰痛拒按，或有寒热口苦，恶心呕吐，大便秘结。舌红苔黄腻，脉滑数	清热利湿通淋	（车前子、瞿麦、萹蓄、滑石、栀子、甘草、木通、大黄、灯心草）	关元、太冲、阴陵泉、合谷、外关
石淋	尿中有时可夹砂石，小便涩痛，或排尿时突然中断，尿道刺痛窘迫，少腹拘急，往往突然发病，腰腹绞痛难忍，尿中带血。舌红，苔薄黄，脉弦数	清热利湿，通淋排石	石苇散加减（石苇、冬葵子、瞿麦、滑石、车前子）	肾俞、膀胱俞、关元
血淋	实证：尿色红赤，尿频尿急，小便灼热涩痛，甚则夹有血块，疼痛满急加剧，心烦不寐，舌红苔黄，脉滑数	清热通淋，凉血止血	小蓟饮子加减（生地黄、小蓟、滑石、木通、淡竹叶、炒蒲黄、藕节、当归、栀子、甘草梢）	关元、行间、太溪、曲池、血海、三阴交
血淋	虚证：尿色淡红，尿痛涩滞不甚，或伴腰膝酸软，舌红苔少，脉细数	滋阴清热，补虚止血	知柏地黄丸加减（知母、黄柏、熟地黄、山茱萸、牡丹皮、茯苓、泽泻、山药）	关元、行间、太溪、曲池、血海、三阴交
气淋	实证：多见于郁怒之后，小便涩滞，少腹胀满疼痛，舌苔薄白，脉沉弦	理气疏导，通淋利尿	沉香散加减（沉香、石苇、滑石、当归、瞿麦、白术、甘草、冬葵子、白芍、王不留行）	太冲、膀胱俞、中极、气海
气淋	虚证：少腹坠胀明显，迫切作痛，尿有余沥，面白少华，舌淡苔白，脉虚无力	补脾益气，建中升阳	补中益气汤加减（党参、白术、炙甘草、黄芪、当归、陈皮、升麻、柴胡）	太冲、膀胱俞、中极、气海
膏淋	实证：小便浑浊，尿色乳白，如米泔水，甚则小便黏稠，置之沉淀，上有浮油，尿道热涩疼痛，舌质红，苔黄腻，脉濡数	清利湿热，分清泌浊	程氏萆薢分清饮加减（萆薢、车前子、茯苓、莲子心、石菖蒲、黄柏、丹参、白术）	肾俞、膀胱俞、太溪、阴陵泉、气海、脾俞
膏淋	虚证：病久不愈，或反复发作，淋出如脂，涩痛不甚，形体消瘦，腰膝酸软，头昏乏力，舌淡，苔薄，脉细无力	补肾固涩	六味地黄丸加减（熟地黄、山药、山茱萸、牡丹皮、泽泻、茯苓）	肾俞、膀胱俞、太溪、阴陵泉、气海、脾俞

续表

证型	主要表现	治法	方药	针灸取穴
劳淋	小便淋沥不止，时止时作，腰膝酸软，疲惫乏力，遇劳即发，缠绵难愈。若伴面色白，少气懒言，小腹坠胀，手足不温，舌淡苔薄白，脉微弱，为脾肾阳虚。若伴面色潮红，五心烦热，舌质红，脉细数，为肾阴虚	脾肾阳虚者：补益脾肾。肾阴不足者：滋阴清热	脾肾阳虚者：金匮肾气丸（熟地黄、山茱萸、山药、茯苓、泽泻、牡丹皮、附子、肉桂）合补中益气汤加减（人参、黄芪、白术、炙甘草、当归、陈皮、升麻、柴胡）；肾阴不足者：知柏地黄丸（知母、黄柏、熟地黄、山茱萸、山药、茯苓、泽泻、牡丹皮）	气海、关元、肾俞、足三里、脾俞

病例分析

患者，男，35岁，平时嗜酒，因工作的原因汗出多而少饮水。半天前突然左侧少腹拘急，左腰腹绞痛难忍，小便艰涩，尿中带血，排尿时突然中断，舌红，苔黄，脉弦数。

思考

本病如何辨证施治？

解析

诊断：淋证（石淋）。证候分析：嗜酒太过，酿成湿热，下注膀胱，尿液受其煎熬，尿中杂质结为砂石，不能随尿排出，阻滞气机，则突发患侧少腹拘急，腰腹绞痛难忍；水道不利，则小便艰涩；砂石阻塞尿路，则排尿突然中断；结石伤络，则尿中带血；舌红，苔黄，脉弦数为湿热内盛之候。治法：清热利湿，通淋排石。方药：石韦散加减。

第二十五节　癫　狂

一、癫狂的概念

癫病是以精神抑郁，表情淡漠，沉默痴呆，语无伦次，静而少动为特征。

狂病是以精神亢奋，狂躁不安，喧扰不宁，毁物打骂，动而多怒为特征。

二、癫狂的病因病机

1. 七情内伤

七情不遂，肝失疏泄，气郁痰结，阻塞心窍；或情志过激，引动肝火，上扰心神；或长期肝气郁滞，气血不畅，不能荣养心神，神机失用而发病。

2. 饮食不节

过食肥甘，酒食不节，困阻脾胃，化生湿热，上扰心神而发病。

3. 禀赋不足

父母为癫狂患者，胎儿先天禀赋不足，精血亏虚而发病。

三、癫狂的辨证论治

分类	证型	主要表现	治法	方药	针灸取穴
癫证	痰气郁结	精神抑郁，表情淡漠，神情痴呆，沉默少言，或喃喃自语，多疑多虑，喜怒无常，不思饮食。舌红，苔白而腻，脉弦滑	理气解郁，化痰醒神	逍遥散（柴胡、当归、茯苓、白芍、白术、炙甘草、薄荷、生姜）合顺气导痰汤加减（橘红、半夏、茯苓、甘草、胆南星、木香、香附、枳实）	脾俞、神门、太冲、足三里
癫证	心脾两虚	精神恍惚，表情淡漠，心悸心慌，肢体困重，不思饮食，少气无华，善悲欲哭，言语错乱，魂梦颠倒，幻听幻视。舌淡，苔薄白，脉沉细无力	健脾益气，养心安神	养心汤加减（人参、黄芪、茯苓、获神、当归、川芎、肉桂、柏子仁、酸枣仁、远志、甘草）	关元、气海、内关、神门、足三里、丰隆
狂证	痰火扰神	平素性情急躁易怒，眼干目赤，耳鸣口苦，头痛头晕，突然发狂，骂詈叫号，不避亲疏，甚至逾垣上屋，登高而歌，弃衣而走，打人毁物，气力大增。舌质红绛，苔黄腻或黄燥而垢，脉弦大滑数	清心泻火，涤痰醒神	生铁落饮加减（生铁落、天冬、麦冬、贝母、胆南星、橘红、远志、石菖蒲、连翘、茯苓、茯神、玄参、钩藤、丹参、辰砂）	人中、大椎、隐白、合谷、劳宫、太冲
狂证	火盛阴伤	狂病迁延，日久不愈，但病势较缓，呼之能自制，时作时止，且有疲惫之象，多言善惊，夜寐不安，心烦焦躁，形体消瘦，口干便难。舌尖红，少苔或无苔，甚则剥裂，脉细数	育阴潜阳，交通心肾	二阴煎加减（生地黄、麦冬、酸枣仁、甘草、玄参、黄连、淡竹叶、灯心草、茯苓、木通）	涌泉、神门、太冲、三阴交

病例分析

患者，女，57岁，神情痴呆1年余，现精神抑郁，表情淡漠，神情痴呆，沉默少言，时而喃喃自语，多疑多虑，喜怒无常，不思饮食。舌红，苔白而腻，脉弦滑。

思考

1. 本病属于癫证还是狂证，如何区分？

2. 治疗应选用何方？

解析

1. 本病属于癫证。癫证以沉默痴呆，语无伦次，静而多喜为特征；狂证以喧扰不宁，躁妄打骂，动而多怒为特征。

2. 治疗宜选用逍遥散合顺气导痰汤加减。

第二十六节　痿　证

一、痿证的概念

痿证是指脏腑内伤，肢体筋脉失养，而致肢体筋脉弛缓，软弱无力，不能随意运动，甚则肌肉萎缩或瘫痿为主要临床表现的一种病证。

二、痿证的病因病机

1. 湿热浸淫

久居湿处，或冒雨涉水，湿邪浸淫经脉，使营卫运行受阻，经脉失于濡养。

2. 感受热毒

感受热毒，内热燔灼，耗伤阴液，无法濡养四肢筋脉。

3. 药食所伤

素体虚弱，或久病服药，导致脾胃不和，水谷不能输布，气血生化不足，无以濡养骨骼肌肉。

4. 房劳体虚

先天不足，或后天失养，或房事不节，损伤肝肾，导致筋脉失于濡养。

5. 跌仆损伤

跌仆之后，血脉损伤，瘀阻血脉，经气不利，新血不生，导致肌肉失于濡养。

三、痿证的辨证论治

证　型	主要表现	治　法	方　药	针灸取穴
肺热津伤	病之初起伴有发热，发病较急，或热后突然出现肢体软弱无力，皮肤干燥，甚则枯槁，心烦口渴，咳呛少痰，咽干不利，小便黄赤量少，大便干燥。舌质红，苔黄，脉细数	清热润燥，养阴生津	清燥救肺汤加减（桑叶、石膏、生甘草、人参、胡麻仁、阿胶、麦冬、杏仁、枇杷叶）	曲池、大椎、尺泽、少商、肺俞
湿热浸淫	起病较缓，四肢痿软，肢体困重，痿软，麻木，肿胀尤以下肢或两足明显，手足微热，喜凉恶热，或有发热，胸脘痞闷，小便短赤涩痛。舌质红，舌苔黄腻，脉濡数或滑数	清热利湿，通利经脉	加味二妙散加减（黄柏、苍术、当归、牛膝、萆薢、防己、龟甲）	脾俞、阴陵泉、丰隆、足三里、三阴交
脾胃虚弱	起病缓慢，肢体软弱无力，逐渐加重，甚则肌肉萎缩，少气懒言，神疲乏力，纳呆便溏，面色萎黄无华，舌淡苔薄白，脉细弱	补中益气，健脾升清	参苓白术散加减（莲子肉、薏苡仁、砂仁、桔梗、扁豆、茯苓、人参、甘草、白术、山药、大枣）	肺俞、脾俞、足三里、上巨虚、肾俞、关元
肝肾亏损	病久不愈，渐见肢体痿软无力，尤以下肢明显，腰膝酸软，不能久立，甚至步履全废，腿胫大肉渐脱，或伴有头目眩晕，耳鸣耳聋，头发干枯脱落，口咽干燥，遗精或遗尿，或妇女月经不调，舌红苔少，脉细数	补益肝肾，滋阴清热	虎潜丸加减（黄柏、龟甲、知母、生地黄、陈皮、白芍、锁阳、虎骨、干姜）	肾俞、关元、肝俞、肺俞、命门
脉络瘀阻	痿证日久，四肢痿软，肌肉消瘦，手足麻木，肌肤不仁，四肢青筋显露，肢体活动时隐痛不适。舌体瘦小或舌痿不能伸缩，舌质黯淡或有瘀点、瘀斑，脉细涩	益气养营，活血化瘀	补阳还五汤加减（黄芪、当归、赤芍、地龙、川芎、桃仁、红花）	血海、气海、肝俞、肾俞

病例分析

患者女，66岁，下肢无力2年余，患者自述起病较缓，现下肢痿软无力，肢体麻木困重，扪之微热，喜凉，胸脘痞闷，小便短赤涩痛。舌质红，舌苔黄腻，脉濡数。

思考

1. 本病如何诊断？其证候分析为何？

2. 治疗应选用何方？

3. 本病与痹症如何鉴别？

解析

1. 本病属于痿证，湿热浸淫证。湿热浸淫肌肤，留注经脉，气血阻滞，故见肢体痿软无力；湿性趋下，故以下肢为甚；湿热壅滞筋脉，则局部有热感，喜凉；湿热中阻，则见胸脘痞闷；湿热下注，则小便短赤灼热；舌红、苔黄腻、脉细数，皆为湿热之征。

2. 治疗宜选用加味二妙散加减。

3. 痹证亦有关节活动障碍，肌肉萎缩，但痹证多由正气不足，感受风寒湿热之邪，痹阻于经络关节之间，而致骨节重着、麻木、疼痛，部分病人因痹症日久，瘀痰互结，导致关节畸形、肿大，活动障碍，严重者发展为肌肉萎缩。但痹证有明显的疼痛症状，而痿证肢体软弱无力，活动障碍，甚至肌肉萎缩、萎废不用。

第五章　其他常见病证

重点	月经不调、痛经、崩漏、带下病的概念及辨证论治。
难点	月经不调、痛经、崩漏、带下病及其他病证的辨证分型和主要表现。
考点	月经不调、痛经、崩漏、带下病的概念及辨证论治。

速览导引图

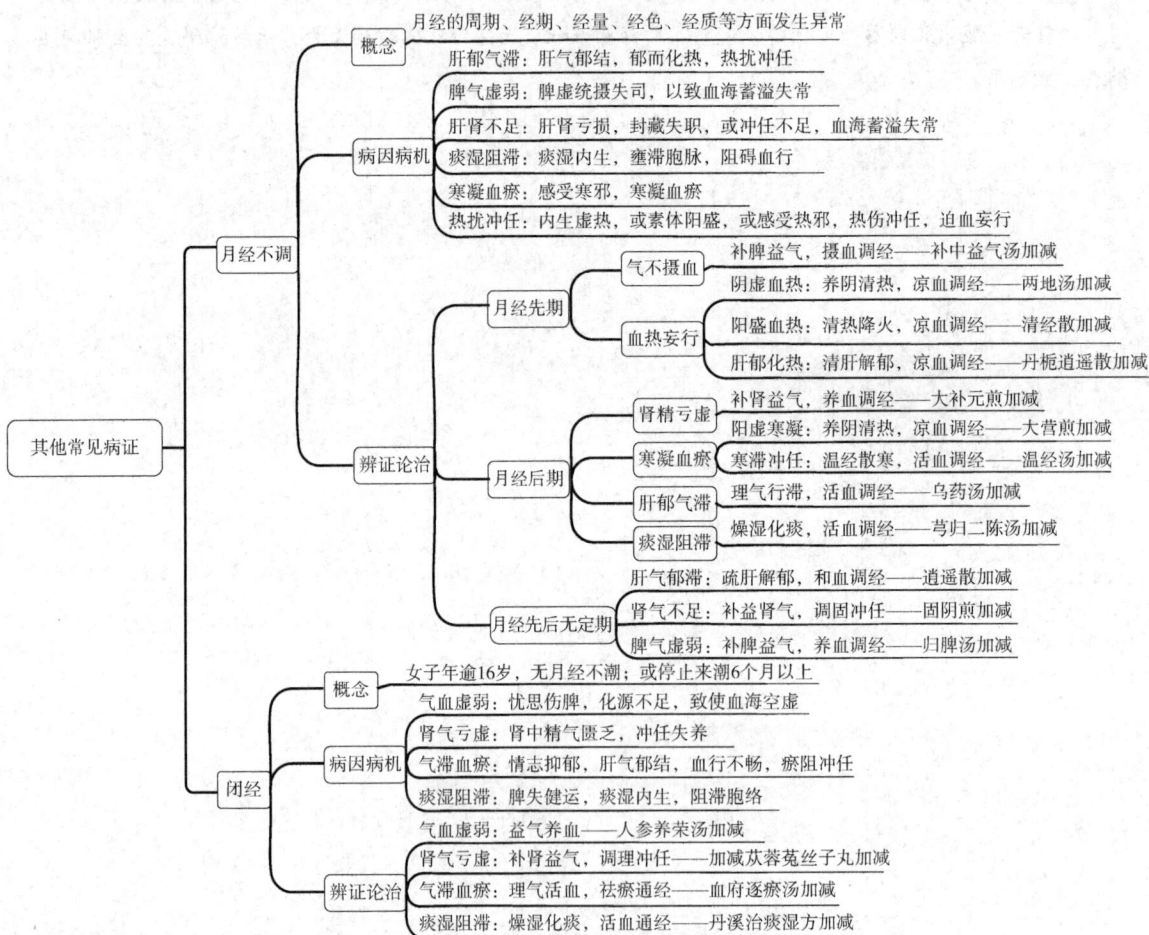

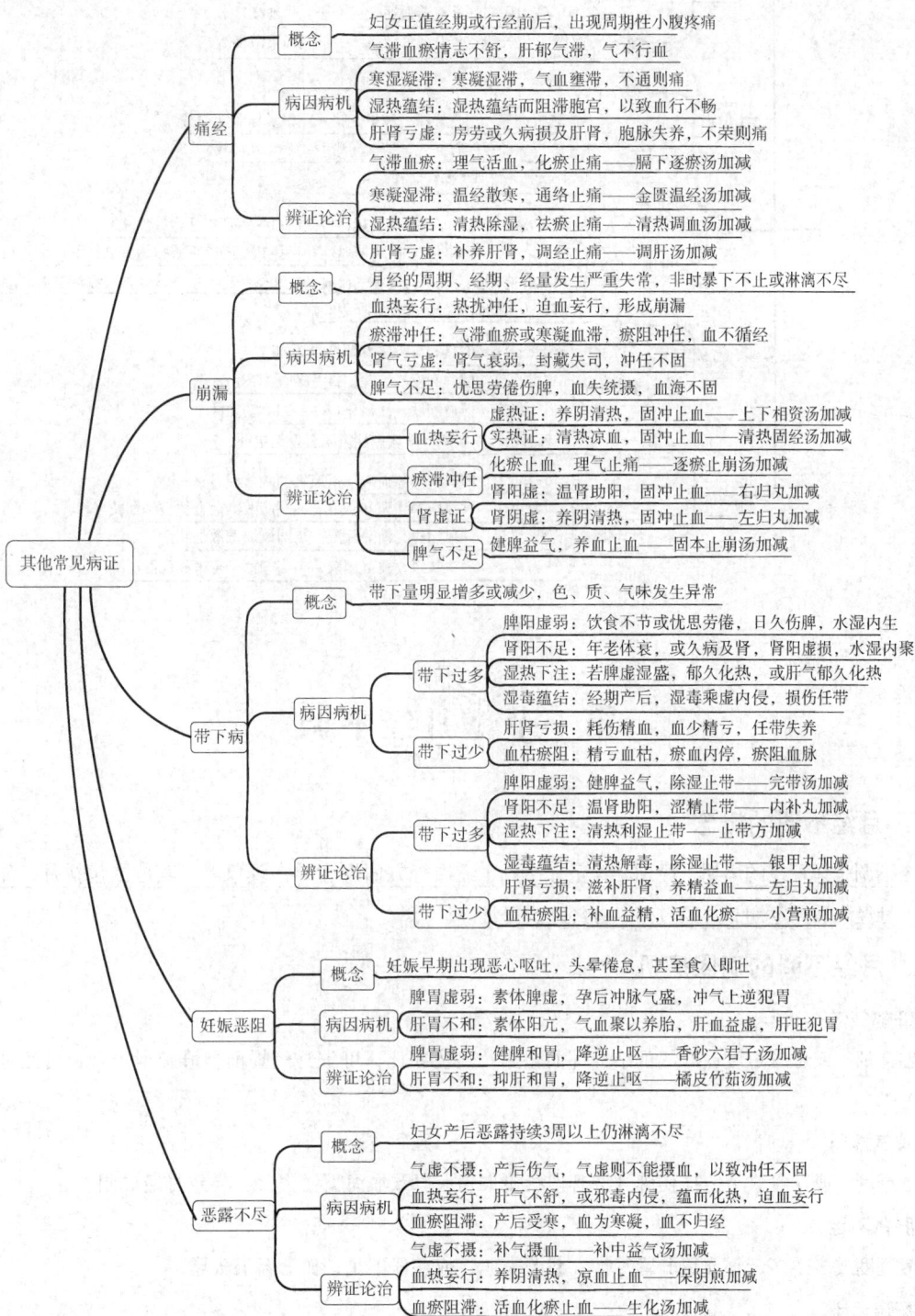

其他常见病证

痛经
　概念
　　妇女正值经期或行经前后，出现周期性小腹疼痛
　病因病机
　　气滞血瘀情志不舒，肝郁气滞，气不行血
　　寒湿凝滞：寒凝湿滞，气血壅滞，不通则痛
　　湿热蕴结：湿热蕴结而阻滞胞宫，以致血行不畅
　　肝肾亏虚：房劳或久病损及肝肾，胞脉失养，不荣则痛
　辨证论治
　　气滞血瘀：理气活血，化瘀止痛——膈下逐瘀汤加减
　　寒凝湿滞：温经散寒，通络止痛——金匮温经汤加减
　　湿热蕴结：清热除湿，祛瘀止痛——清热调血汤加减
　　肝肾亏虚：补养肝肾，调经止痛——调肝汤加减

崩漏
　概念
　　月经的周期、经期、经量发生严重失常，非时暴下不止或淋漓不尽
　病因病机
　　血热妄行：热扰冲任，迫血妄行，形成崩漏
　　瘀滞冲任：气血瘀滞或寒凝血滞，瘀阻冲任，血不循经
　　肾气亏虚：肾气衰弱，封藏失司，冲任不固
　　脾气不足：忧思劳倦伤脾，血失统摄，血海不固
　辨证论治
　　血热妄行
　　　虚热证：养阴清热，固冲止血——上下相资汤加减
　　　实热证：清热凉血，固冲止血——清热固经汤加减
　　瘀滞冲任：化瘀止血，理气止痛——逐瘀止崩汤加减
　　肾虚证
　　　肾阳虚：温肾助阳，固冲止血——右归丸加减
　　　肾阴虚：养阴清热，固冲止血——左归丸加减
　　脾气不足：健脾益气，养血止血——固本止崩汤加减

带下病
　概念
　　带下量明显增多或减少，色、质、气味发生异常
　病因病机
　　带下过多
　　　脾虚虚弱：饮食不节或忧思劳倦，日久伤脾，水湿内生
　　　肾阳不足：年老体衰，或久病及肾，肾阳虚损，水湿内聚
　　　湿热下注：若脾虚湿盛，郁久化热，或肝气郁久化热
　　　湿毒蕴结：经期产后，湿毒乘虚内侵，损伤任带
　　带下过少
　　　肝肾亏损：耗伤精血，血少精亏，任带失养
　　　血枯瘀阻：精亏血枯，瘀血内停，瘀阻血脉
　辨证论治
　　带下过多
　　　脾阳虚弱：健脾益气，除湿止带——完带汤加减
　　　肾阳不足：温肾助阳，涩精止带——内补丸加减
　　　湿热下注：清热利湿止带——止带方加减
　　　湿毒蕴结：清热解毒，除湿止带——银甲丸加减
　　　肝肾亏损：滋补肝肾，养精益血——左归丸加减
　　带下过少
　　　血枯瘀阻：补血益精，活血化瘀——小营煎加减

妊娠恶阻
　概念
　　妊娠早期出现恶心呕吐，头晕倦怠，甚至食入即吐
　病因病机
　　脾胃虚弱：素体脾虚，孕后冲脉气盛，冲气上逆犯胃
　　肝胃不和：素体阳亢，气血聚以养胎，肝血益虚，肝旺犯胃
　辨证论治
　　脾胃虚弱：健脾和胃，降逆止呕——香砂六君子汤加减
　　肝胃不和：抑肝和胃，降逆止呕——橘皮竹茹汤加减

恶露不尽
　概念
　　妇女产后恶露持续3周以上仍淋漓不尽
　病因病机
　　气虚不摄：产后伤气，气虚则不能摄血，以致冲任不固
　　血热妄行：肝气不舒，或邪毒内侵，蕴而化热，迫血妄行
　　血瘀阻滞：产后受寒，血为寒凝，血不归经
　辨证论治
　　气虚不摄：补气摄血——补中益气汤加减
　　血热妄行：养阴清热，凉血止血——保阴煎加减
　　血瘀阻滞：活血化瘀止血——生化汤加减

```
其他常见病证
├─ 缺乳
│   ├─ 概念 —— 产后哺乳期内乳汁量少或无乳可下
│   ├─ 病因病机 ── 气血虚弱：气血亏虚，乳汁生成乏源
│   │              肝郁气滞：肝气郁结，乳络不通，阻碍乳汁排泄而致缺乳
│   └─ 辨证论治 ── 气血虚弱：补气养血通乳——通乳丹加减
│                  肝郁气滞：疏肝解郁活络——下乳涌泉散加减
├─ 疳积
│   ├─ 概念 —— 不思乳食、食而不化、腹部胀满、大便不调
│   └─ 辨证论治 ── 乳食内积：消食导滞，和中健脾——枳实导滞丸加减
│                  脾胃虚弱：健脾益气，消食导滞——肥儿丸加减
├─ 痈
│   ├─ 概念 —— 发生于皮肉之间的急性化脓性疾病
│   └─ 辨证论治 ── 风热毒盛（初期）：祛风清热，行气活血——仙方活命饮加减
│                  湿热火毒（成脓期）：清热活血，托毒透脓——黄连解毒汤合透脓散
│                  脓泄邪退（溃后期）：调补气血或益气和营托毒——八珍汤加减或托里消毒散加减
├─ 湿疮
│   ├─ 概念 —— 有明显渗出倾向的过敏性炎症性皮肤病
│   └─ 辨证论治 ── 湿热浸淫：清热利湿——萆薢渗湿汤加减
│                  脾虚湿蕴：健脾利湿——除湿胃苓汤合参苓白术散
│                  血虚风燥：养血润肤，祛风止痒——四物汤加减
└─ 瘾疹
    ├─ 概念 —— 指一种过敏性皮肤病，出瘙痒性风团，发无定处
    └─ 辨证论治 ── 风热犯表：疏风清热凉血——消风散加减
                   风寒束表：祛风散寒，调和营卫——荆防败毒散合桂枝汤加减
                   脾胃湿热：祛风通里，清热除湿——防风通圣散加减
                   气血两虚：养血祛风，益气固表——当归饮子合玉屏风散加减
```

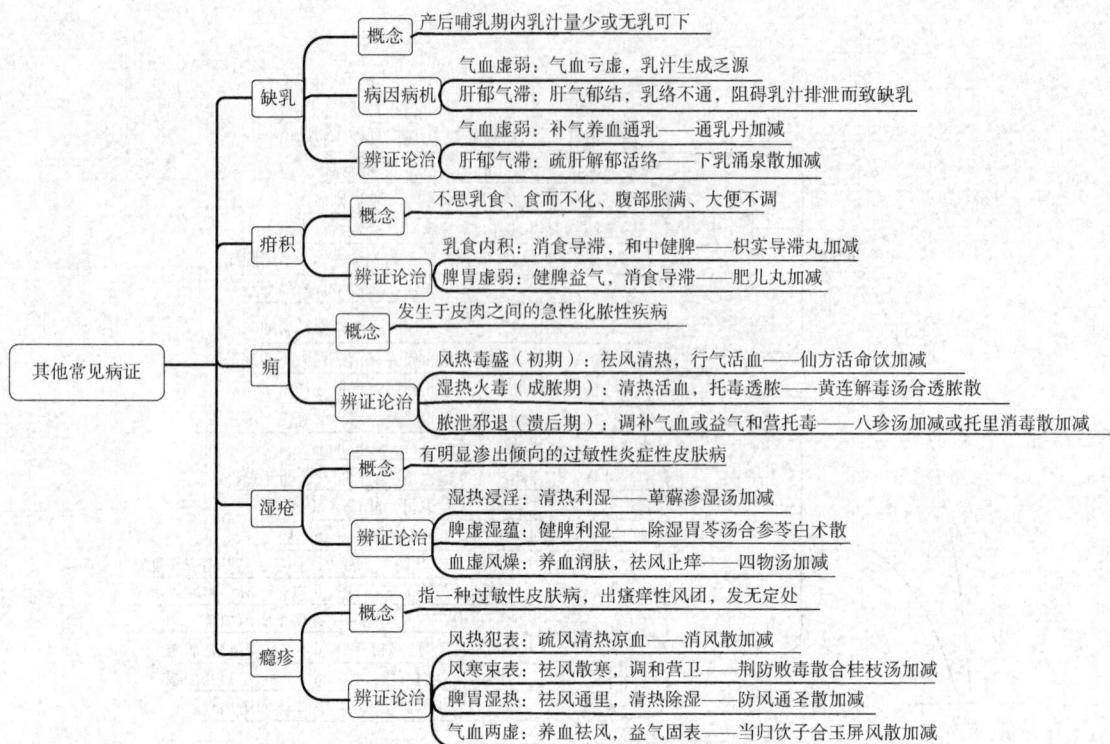

第一节　月经不调

一、月经不调的概念

月经不调是指月经的周期、经期、经量、经色、经质等方面发生异常现象者。其范围包括月经先期、月经后期、月经先后无定期、月经过多、月经过少等证。

二、月经不调的病因病机

1. 肝郁气滞

情志抑郁，或思虑过度，肝气郁结，郁而化热，热扰冲任，可致月经提前；肝疏泄失常，可致月经先后无定期。

2. 脾气虚弱

劳倦过度，或饮食失节，损伤脾气，脾虚统摄失司，以致血海蓄溢失常，导致月经失调。

3. 肝肾不足

房劳过度或多孕多产，导致肝肾亏损，封藏失职，或冲任不足，血海蓄溢失常。

4. 痰湿阻滞

体胖多痰，或过食肥甘，痰湿内生，壅滞胞脉，阻碍血行，致行经延后。

5. 寒凝血瘀

冒雨涉水，感受寒邪，寒凝血瘀，可致经行不畅。

6. 热扰冲任

素体阴虚，或久病伤阴，内生虚热，或素体阳盛，或过食辛辣助阳之品，或感受热邪，热伤冲任，迫血妄行致月经先期。

二、月经不调的辨证论治

（一）月经先期

月经周期提前 7 天以上，即月经周期不足 21 天，连续 2 个周期以上者。

证　型		主　要　表　现	治　法	方　药	针　灸　取　穴
气不摄血		经期提前，量多，色淡质稀，神疲肢倦，气短懒言，纳少便溏，舌淡红，苔薄白，脉缓弱	补脾益气，摄血调经	补中益气汤加减（人参、黄芪、当归、白术、陈皮、柴胡、升麻、甘草）	气海、足三里、地机、脾俞
血热妄行	阴虚血热	经期提前，量少，色红质稠，颧赤唇红，五心烦热，舌红，苔少，脉细数	养阴清热，凉血调经	两地汤加减（生地黄、玄参、白芍、麦冬、阿胶、地骨皮）	三阴交、血海、地机、然谷、太溪
	阳盛血热	经期提前，量多，色紫红，质稠或夹血块，心胸烦闷，渴喜冷饮，大便燥结，小便短赤，面色红赤，舌红苔黄，脉滑数	清热降火，凉血调经	清经散加减（牡丹皮、地骨皮、白芍、生地黄、青蒿、茯苓、黄柏）	三阴交、血海、地机、曲池
	肝郁化热	经期提前，经色紫红，质稠有块，伴有经前乳房及少腹胀痛，烦躁易怒，口苦咽干，舌红，苔黄，脉弦数	清肝解郁，凉血调经	丹栀逍遥散加减（牡丹皮、栀子、当归、白芍、柴胡、白术、茯苓、煨姜、薄荷、炙甘草）	三阴交、血海、地机、行间、太冲

（二）月经后期

月经周期延后 7 天以上，甚至 3~5 个月一行，连续 2 个周期以上者。

证　型		主　要　表　现	治　法	方　药	针　灸　取　穴
肾精亏虚		经期延后，量少，色淡质稀，带下量多，质清稀，头晕耳鸣，腰膝酸软，面色晦黯，舌淡，苔薄白，脉沉细	补肾益气，养血调经	大补元煎加减（人参、山药、熟地黄、杜仲、枸杞子、当归、山茱萸、炙甘草）	肾俞、膈俞、三阴交、关元、太溪
寒凝血瘀	阳虚寒凝	经期延后，量少，色淡质稀，小腹隐痛，喜温喜按，腰酸无力，小便清长，大便稀溏，舌淡，苔白，脉沉迟无力	养阴清热，凉血调经	大营煎加减（当归、熟地黄、枸杞子、炙甘草、杜仲、牛膝、肉桂）	关元、命门、膈俞、血海、三阴交
	寒滞冲任	经期延后，量少，色黯有血块，小腹冷痛，得热痛减，畏寒肢冷，苔薄白，脉沉紧	温经散寒，活血调经	温经汤加减（人参、当归、川芎、白芍、肉桂、莪术、牡丹皮、牛膝、甘草）	三阴交、膈俞、肾俞、关元、气海、血海

证 型	主要表现	治 法	方 药	针灸取穴
肝郁气滞	经期延后，量少，色黯红或有血块，小腹胀痛，胸闷不舒，舌黯红，苔薄白或薄黄，脉弦	理气行滞，活血调经	乌药汤加减（乌药、香附、木香、当归、甘草）	中脘、支沟、行间、三阴交
痰湿阻滞	经期延后，经量或多或少，色淡质稠，或平时带多质稠，形体肥胖，头晕心悸，脘闷呕恶，舌淡胖，苔白腻，脉滑	燥湿化痰，活血调经	芎归二陈汤加减（陈皮、半夏、茯苓、甘草、生姜、川芎、当归）	中脘、内关、足三里、三阴交、丰隆

（三）月经先后无定期

月经周期时提前、时延后7天以上，并连续出现3个周期以上者。

证 型	主要表现	治 法	方 药	针灸取穴
肝气郁滞	经期不定，量或多或少，色红有块，胸胁、乳房、少腹胀痛，脘闷纳呆，善太息，苔薄白，脉弦	疏肝解郁，和血调经	逍遥散加减（柴胡、当归、白芍、白术、茯苓、甘草、薄荷、煨姜）	中脘、支沟、太冲、三阴交
肾气不足	经期不定，量少，色淡，质稀，腰膝酸软，头晕耳鸣，舌淡，苔白，脉细弱	补益肾气，调固冲任	固阴煎加减（人参、熟地黄、山药、山茱萸、菟丝子、远志、五味子、炙甘草）	气海、中极、肾俞、太溪、关元、三阴交
脾气虚弱	经来时先后无定期，量或多或少，色淡红，质清稀，面色萎黄不华，少气懒言，心悸失眠，四肢倦怠，食少纳呆，脘腹胀满，大便溏薄，舌淡，苔白，脉缓弱	补脾益气，养血调经	归脾汤加减（人参、黄芪、当归、白术、茯神、龙眼肉、远志、酸枣仁、木香、甘草、生姜、大枣）	脾俞、地机、足三里、气海

病 例 分 析

患者，女，38岁，月经不规律7月余，患者自述经期不定，量或多或少，色红有块，胸胁、乳房、少腹胀痛，脘闷纳呆，善太息，苔薄白，脉弦。

思考

1. 本病如何诊断？其证候分析为何？

2. 治疗应选用何方？

3. 本病与血证如何鉴别？

解析

1. 本病属于月经不调的月经先后无定期，肝气郁滞证。肝气郁结，冲任失调，血海蓄溢失常，则经期不定，量或多或少，色红有块；肝郁经行不利，则胸胁、乳房、少腹胀痛；肝郁乘脾，脾气不舒，则脘闷纳呆；气机不利，则善太息。苔薄白，脉弦，为肝气郁结之象。

2. 治疗宜选用逍遥散加减。

3. 本病虽也有出血表现，但为女性生理月经的出血异常，行经后出血可以自止，故应辨为月经不调。

第二节 闭 经

一、闭经的概念

闭经分为原发性闭经和继发性闭经。原发性闭经是指女子年逾 16 周岁，无月经来潮。继发性闭经是指月经周期建立后，在正常绝经年龄前，月经停止来潮 6 个月以上；或月经稀发者，按其自身原来月经周期计算，停经 3 个周期以上。

二、闭经的病因病机

1. 气血虚弱

饮食劳倦或忧思伤脾，化源不足，或久病大病、小产、堕胎，屡伤气血，致使血海空虚。

2. 肾气亏虚

先天禀赋不足，精气未充，天癸匮乏，或房劳多产，肾中精气匮乏，冲任失养而闭经。

3. 气滞血瘀

情志抑郁，肝气郁结，血行不畅，瘀阻冲任，遂致闭经。

4. 痰湿阻滞

素体肥胖多痰，或脾失健运，痰湿内生，阻滞胞络，乃致经闭。

三、闭经的辨证论治

证 型	主要表现	治 法	方 药	针灸取穴
气血虚弱	月经周期后延，经量少，色淡质稀，继而闭经，伴面色萎黄，倦怠无力，头昏眼花，心悸气短，舌淡苔薄，脉细无力	益气养血	人参养荣汤加减（人参、白术、茯苓、炙甘草、当归、白芍、熟地黄、肉桂、黄芪、五味子、远志、陈皮、生姜、大枣）	足三里、三阴交、关元、气海
肾气亏虚	年逾 16 岁尚未行经，或初潮晚，逐渐闭经，头晕耳鸣，腰酸腿软，性欲低下，舌淡，苔薄白，脉沉细	补肾益气，调理冲任	加减苁蓉菟丝子丸加减（熟地黄、肉苁蓉、覆盆子、当归、枸杞子、桑寄生、菟丝子、艾叶）	肾俞、命门、气海、关元、三阴交
气滞血瘀	月经数月不行，精神郁闷，烦躁易怒，乳房、小腹胀痛，舌有瘀斑瘀点，脉沉弦或涩	理气活血，祛瘀通经	血府逐瘀汤加减（生地黄、赤芍、柴胡、当归、川芎、桃仁、红花、枳壳、牛膝、桔梗、甘草）	气海、血海、行间、三阴交、子宫
痰湿阻滞	月经停闭，形体肥胖，头晕嗜睡，胸闷脘痞，带下量多，苔白腻，脉滑	燥湿化痰，活血通经	丹溪治痰湿方加减（苍术、白术、半夏、茯苓、滑石、香附、川芎、当归）	膻中、中脘、气海、丰隆、关元、三阴交

病例分析

患者，女，25 岁，月经未行 3 月余。患者自述月经 3 月未至，以往月经量少色暗，夹有血块，经常延后，现自觉精神郁闷，烦躁易怒，乳房、小腹胀痛，舌质暗，有瘀斑瘀点，脉沉弦或涩。

思考

1. 本病如何诊断？其证候分析为何？

2. 治疗应选用何方？

解析

1. 本病属于闭经，气滞血瘀证。患者以往月经经常延后，且量少，已停经3个周期以上，故可诊断为闭经。气滞血瘀，瘀阻冲任，血海不能满溢，则月经停闭；气机不畅，则精神郁闷，烦躁易怒；瘀阻胞脉，则乳房、小腹胀痛。舌暗有瘀斑瘀点，脉沉弦或涩，为气滞血瘀之象。

2. 治疗宜选用血府逐瘀汤加减。

第三节 痛 经

一、痛经的概念

痛经是指妇女正值经期或行经前后，出现周期性小腹疼痛，或痛引腰骶，甚至剧痛昏厥。

二、痛经的病因病机

1. 气滞血瘀

情志不舒，肝郁气滞，气不行血，或产后恶露不畅，蓄而成瘀，不通则痛，导致痛经。

2. 寒湿凝滞

冒雨涉水，致寒湿客于胞宫，寒凝湿滞，气血壅滞，不通则痛。

3. 湿热蕴结

外感湿热，或体内痰湿蕴久化热，湿热蕴结而阻滞胞宫，以致血行不畅。

4. 肝肾亏虚

房劳多产，或大病久病，损及肝肾，胞脉失养，不荣则痛。

三、痛经的辨证论治

证 型	主要表现	治 法	方 药	针 灸 取 穴
气滞血瘀	小腹胀痛、刺痛拒按，经少不畅，血有瘀块，舌紫黯或有瘀点，脉弦或涩	理气活血，化瘀止痛	膈下逐瘀汤加减（五灵脂、当归、川芎、桃仁、牡丹皮、赤芍、乌药、延胡索、甘草、香附、红花、枳壳）	气海、血海、中极、太冲、三阴交、阳陵泉
寒凝湿滞	小腹冷痛，或绞痛拒按，得热痛减，经行量少，色黯有血块，形寒肢冷，舌质淡，苔白腻，脉沉紧	温经散寒，通络止痛	金匮温经汤加减（人参、当归、川芎、白芍、肉桂、莪术、牡丹皮、甘草、牛膝）	肾俞、次髎、命门、中极、水道、地机
湿热蕴结	小腹灼痛拒按，痛连腰骶，经色黯红，紫稠有块，有热感，舌红，苔黄腻，脉滑数	清热除湿，祛瘀止痛	清热调血汤加减（牡丹皮、黄连、生地黄、当归、白芍、川芎、红花、桃仁、莪术、香附、延胡索）	中极、水道、行间、阴陵泉
肝肾亏虚	小腹隐隐作痛，喜按，经淡量少质稀，头晕耳鸣，腰膝酸软，舌淡红，苔薄，脉细弦	补养肝肾，调经止痛	调肝汤加减（当归、白芍、山茱萸、巴戟天、阿胶、山药、甘草）	肝俞、肾俞、太溪、太冲、三阴交

病例分析

患者，女，21岁，月经期间腹痛3月余。患者自述近3个月，经前乳房、小腹胀痛，胸闷，失眠，月经期间小腹刺痛拒按，经少色暗，有瘀块，舌紫黯，有瘀点，脉弦。

思考

1. 本病如何诊断？其证候分析为何？

2. 治疗应选用何方？

解析

1. 本病属于痛经，气滞血瘀证。患者月经期间小腹腹痛，故诊断为痛经。肝主疏泄，喜条达，肝气郁结，气机不畅，故经前乳房、小腹胀痛，胸闷，失眠；气不行血，致使胞脉气血壅滞，不通则痛，则小腹刺痛，拒按；冲任气滞血瘀，则经少不畅，血有瘀块。舌质紫黯或有瘀点，脉弦或涩，为气滞血瘀之象。

2. 治疗宜选用膈下逐瘀汤加减。

第四节　崩　漏

一、崩漏的概念

崩漏是指月经的周期、经期、经量发生严重失常的病证，经血非时暴下不止或淋漓不尽，前者谓之崩中，后者谓之漏下。

二、崩漏的病因病机

1. 血热妄行

有实热与虚热之分。实热多因素体阳盛，或过食辛辣，或情志不遂，肝火内炽等；虚热多因病久阴亏，虚热内生。热扰冲任，迫血妄行，形成崩漏。

2. 瘀滞冲任

七情内伤，气滞血瘀，或经期、产后受寒，寒凝血滞，瘀阻冲任，血不循经，以致崩漏。

3. 肾气亏虚

先天禀赋不足，或房劳伤肾，或更年期肾气渐衰，封藏失司，冲任不固，乃成崩漏。

4. 脾气不足

忧思劳倦伤脾，血失统摄，血海不固。

三、崩漏的辨证论治

证　型		主要表现	治　法	方　药	针灸取穴
血热妄行	虚热证	经血非时而下，量少淋漓不止，血色鲜红而质稠，心烦潮热，咽干口燥，舌红，少苔，脉细数	养阴清热，固冲止血	上下相资汤加减（人参、沙参、玄参、麦冬、玉竹、五味子、熟地黄、山萸肉、车前子、牛膝）	三阴交、血海、地机、然谷、太溪

证　型		主要表现	治　法	方　药	针灸取穴
血热妄行	实热证	经血非时而下，量多如崩，或淋漓不断，血深红而质稠，心烦口渴，头晕面赤，舌红苔黄，脉滑数	清热凉血，固冲止血	清热固经汤加减（生地黄、地骨皮、龟甲、牡蛎、阿胶、黄芩、藕节、陈棕炭、生甘草、焦栀子、地榆）	大敦、隐白、血海、中极
瘀滞冲任		经血淋漓不断或突然下血，血色紫黯有块，少腹疼痛而拒按，舌黯有瘀紫斑点，脉涩或弦涩	化瘀止血，理气止痛	逐瘀止崩汤加减（当归、川芎、三七、没药、五灵脂、丹皮炭、炒丹参、炒艾叶、阿胶、炒蒲黄、龙骨、牡蛎、乌贼骨）	太冲、三阴交、关元、气冲
肾虚证	肾阳虚	经血淋漓，色淡红质稀，精神萎靡，头目虚眩，腰膝酸软，小便清长，畏寒肢冷，苔薄白，脉沉弱	温肾助阳，固冲止血	右归丸加减（熟地黄、山茱萸、山药、枸杞子、菟丝子、杜仲、制附子、肉桂、当归、鹿角胶）	肾俞、关元、气海、神阙、命门
	肾阴虚	出血量少，淋漓不断，色紫质稠，头晕耳鸣，腰膝酸软，手足心热，颧赤唇红，舌红苔少，脉细数	养阴清热，固冲止血	左归丸加减（熟地黄、山茱萸、山药、枸杞子、菟丝子、鹿角胶、龟甲胶、川牛膝）	肾俞、太溪、三阴交
脾气不足		经血淋漓不断，色淡质稀，神疲气短，四肢不温，纳呆，面色苍白或萎黄，舌淡胖，苔薄白，脉细弱	健脾益气，养血止血	固本止崩汤加减（熟地黄、白术、黄芪、当归、黑姜、人参）	脾俞、胃俞、隐白、足三里、气海、百会

病例分析

　　患者，女，47岁，月经间期出血3月余，患者自述3个月前出现经血淋漓不断，出血量不多，色淡质稀，伴神疲气短，面色苍白，四肢不温，纳呆便溏，舌淡胖，有齿痕，苔薄白，脉细弱。

思考

1. 本病如何诊断？其证候分析为何？

2. 治疗应选用何方？

解析

1. 本病属于崩漏，脾气不足证。脾虚失于统摄，冲任不固，则经血淋漓不断；脾虚化源不足，则经血色淡质稀；中气不足，则气短神疲；脾主四肢，脾虚四肢失于温养，则四肢不温；脾虚中阳不振，运化失司，则纳差便溏。面色苍白，舌淡胖，有齿痕，苔薄白，脉细弱，为脾虚之象。

2. 治疗宜选用固本止崩汤加减。

第五节　带下病

一、带下病的概念

　　带下病是指带下量明显增多或减少，色、质、气味发生异常，或伴有局部及全身症状。带下明显增多者称为带下过多，带下量明显减少者称为带下过少。

二、带下病的病因病机

（一）带下过多

1. 脾阳虚弱

饮食不节或忧思劳倦，日久伤脾，水湿内生，流注下焦。

2. 肾阳不足

年老体衰，或久病及肾，肾阳虚损，水湿内聚，下注任带。

3. 湿热下注

若脾虚湿盛，郁久化热，或肝气郁久化热，湿热下注而成带下病。

4. 湿毒蕴结

经期产后，湿毒乘虚内侵，损伤任带，秽浊之液下注。

（二）带下过少

1. 肝肾亏损

先天禀赋不足，或年老体弱，或大病久病，耗伤精血，血少精亏，任带失养。

2. 血枯瘀阻

堕胎多产，或大病久病，暗耗营血，可致精亏血枯，瘀血内停，瘀阻血脉，阴津不得渗润胞宫、阴道。

三、带下病的辨证论治

（一）带下过多

证型	主要表现	治法	方药	针灸取穴
脾阳虚弱	带下量多色白，质稀薄，无臭气，绵绵不断，纳少便溏，体倦乏力，舌淡，苔白腻，脉缓弱	健脾益气，除湿止带	完带汤加减（白术、山药、人参、白芍、苍术、甘草、陈皮、黑芥穗、柴胡、车前子）	脾俞、气海、带脉、白环俞、足三里
肾阳不足	带下冷如蛋清，淋漓不断，头晕耳鸣，腰痛如折，畏寒肢冷，小腹冷感，尿频便溏，苔薄白，脉沉细而迟	温肾助阳，涩精止带	内补丸加减（鹿茸、菟丝子、潼蒺藜、黄芪、白蒺藜、紫菀茸、肉桂、桑螵蛸、肉苁蓉、制附子）	肾俞、命门、关元、足三里、阴陵泉
湿热下注	带下量多，色黄质稠，有臭味，或豆腐渣状，伴外阴瘙痒，口苦咽干，小便短黄，舌红，苔黄腻，脉濡数	清热利湿止带	止带方加减（猪苓、茯苓、车前子、泽泻、茵陈、赤芍、牡丹皮、黄柏、栀子、牛膝）	带脉、中极、水道、白环俞、阴陵泉
湿毒蕴结	带下量多，黄绿如脓，或赤白相间，状如米泔，臭秽难闻，伴阴部瘙痒，阴中灼热，小腹痛，口苦咽干，舌红，苔黄腻，脉滑数	清热解毒，除湿止带	银甲丸加减（金银花、连翘、红藤、蒲公英、茵陈、升麻、紫花地丁、大青叶、椿根皮、桔梗、蒲黄、琥珀、生鳖甲）	带脉、下髎、水道、阴陵泉、行间

（二）带下过少

证型	主要表现	治法	方药	针灸取穴
肝肾亏损	带下过少，甚至全无，阴部干涩灼痛，或伴阴痒，阴部萎缩，性交疼痛，甚至性交干涩困难；头晕耳鸣，腰膝酸软，烘热汗出，烦热胸闷，夜寐不安，小便黄，大便干结，舌红少苔，脉细数或沉弦细	滋补肝肾，养精益血	左归丸加减（熟地黄、山茱萸、山药、枸杞子、菟丝子、鹿角胶、龟甲胶、川牛膝）	肝俞、肾俞、太溪、太冲

续表

证　型	主要表现	治　法	方　药	针灸取穴
血枯瘀阻	带下过少，甚至全无，阴中干涩，阴痒；或面色无华，头晕眼花，心悸失眠，神疲乏力，或经行腹痛，经色紫黯，有血块，肌肤甲错，或下腹有包块；舌质黯，边有瘀点瘀斑，脉细涩	补血益精，活血化瘀	小营煎加减（当归、白芍、熟地黄、山药、枸杞子、炙甘草）	三阴交、血海、地机、曲池

病例分析

　　患者，女，25岁，带下量多与外阴部瘙痒3个月。3个月前，经前感觉外阴瘙痒，白带量多，近一个月，分泌物由白转黄，质稠量多味腥，外阴瘙痒明显，时有口苦，小便色黄，舌偏红，苔腻微黄，脉濡数。西医诊断为阴道炎。

　　思考

　　本病中医如何诊断？治疗应选用何方？

　　解析

　　本病属于带下病，带下过多，湿热下注证。湿浊下注，白带量多，湿浊蕴而化热，故白带由白转黄，质稠量多味腥；湿热留恋阴户，故瘙痒明显，口苦，小便色黄，舌偏红，苔腻微黄，脉濡数，均为湿热内蕴之象。治疗宜选用止带方加减。

第六节　妊娠恶阻

一、妊娠恶阻的概念

妊娠恶阻是指妊娠早期出现恶心呕吐，头晕倦怠，甚至食入即吐。

二、妊娠恶阻的病因病机

1. 脾胃虚弱

素体脾虚，孕后冲脉气盛，冲气上逆犯胃，胃失和降。

2. 肝胃不和

素体肝阳偏亢，孕后气血聚以养胎，肝血益虚，肝旺犯胃。

三、妊娠恶阻的辨证论治

证　型	主要表现	治　法	方　药	针灸取穴
脾胃虚弱	妊娠早期恶心呕吐，脘腹胀满，食入即吐，神疲思睡，舌淡苔白，脉缓滑无力	健脾和胃，降逆止呕	香砂六君子汤加减（人参、白术、茯苓、甘草、木香、砂仁、陈皮、半夏、生姜、大枣）	中脘、内关、足三里、公孙
肝胃不和	妊娠早期恶心呕吐，吐酸水苦水，胸闷胁胀，头胀头晕，精神抑郁，口渴口苦，舌红，苔薄黄，脉弦滑	抑肝和胃，降逆止呕	橘皮竹茹汤加减（人参、陈皮、竹茹、甘草、生姜、大枣）	中脘、内关、足三里、阳陵泉

患者，女，36 岁，恶心呕吐 1 个月。一个月前患者出现恶心，食欲不振，时有呕吐，经化验检查确认怀孕，后恶心呕吐加重，甚至食入即吐，恶闻食臭，神疲思睡，舌淡苔白，脉缓滑无力。

思考

本病如何诊断？治疗应选用何方？

解析

本病属于妊娠恶阻，脾胃虚弱证。脾胃素虚，孕后血聚于下以养胎元，胃气愈虚，失于和降，随冲气上逆而致恶心呕吐或食入即吐；中阳不振，清阳不升，则神疲思睡。舌淡，苔白，脉缓滑无力，为脾胃虚弱之象。治疗宜选用香砂六君子汤加减。

第七节　恶露不尽

一、恶露不尽的概念

恶露不尽是指妇女产后恶露持续 3 周以上仍淋漓不尽，甚或夹有鲜血。

二、恶露不尽的病因病机

1. 气虚不摄

产后伤气，气虚则不能摄血，以致冲任不固。

2. 血热妄行

肝气不舒，久而化热，或邪毒内侵，蕴而化热，热邪迫血妄行。

3. 血瘀阻滞

产后受寒，血为寒凝，血不归经，使恶露行而不止。

三、恶露不尽的辨证论治

证　型	主要表现	治　法	方　药	针灸取穴
气虚不摄	产后恶露不止，色淡，量多，质稀，无臭味，伴神倦无力，气短懒言，舌淡苔薄白，脉缓弱	补气摄血	补中益气汤加减（人参、黄芪、白术、当归、陈皮、甘草、柴胡、升麻）	关元、气海、足三里、三阴交、百会
血热妄行	恶露量多，色红，质稠，有臭味，面色潮红，身热口干，舌红少苔，脉虚细而数	养阴清热，凉血止血	保阴煎加减（生地黄、熟地黄、黄芩、黄柏、白芍、山药、续断、甘草）	中极、太溪、三阴交、行间、血海、曲池
血瘀阻滞	恶露量少，色黯紫，有块，小腹疼痛拒按，按之有块，舌紫黯或有瘀点，脉弦涩	活血化瘀止血	生化汤加减（当归、川芎、桃仁、炮姜、炙甘草）	中极、气海、合谷、三阴交、地机

病例分析

患者，女，36岁，产后阴道出血50天，患者生产后产褥期外出受凉，阴道出血淋漓不止，出血量少，色黯紫，夹有血块，时有小腹疼痛，舌质黯，苔白，脉弦涩。

思考

本病如何诊断？治疗应选用何方？

解析

本病属于恶露不尽，血瘀阻滞证。产后胞脉空虚，寒邪乘虚而入，血为寒凝，瘀血阻滞冲任，血不归经，则恶露不尽，出血淋漓不止，色黑有块；瘀血内阻，不通则痛，则小腹疼痛，舌质黯，脉弦涩为血瘀之象。治疗宜选用生化汤加减。

第八节　缺乳

一、缺乳的概念

缺乳是指产后哺乳期内乳汁量少或无乳可下。

二、缺乳的病因病机

1. 气血虚弱

素体气血不足，或产后调摄失宜，或生产失血过多等，均能导致气血亏虚，乳汁生成乏源。

2. 肝郁气滞

素性抑郁，或产后情志不舒，肝气郁结，乳络不通，阻碍乳汁排泄而致缺乳。

三、缺乳的辨证论治

证　型	主要表现	治　法	方　药	针灸取穴
气血虚弱	产后乳少或全无，乳汁清稀，乳房柔软，无胀感，神倦食少，舌淡，苔少，脉细弱	补气养血通乳	通乳丹加减（人参、黄芪、当归、麦冬、木通、桔梗、猪蹄）	少泽、膻中、脾俞、乳根、足三里
肝郁气滞	产后乳少或全无，乳房胀硬疼痛，乳汁浓稠，胸胁胀痛，纳差，舌红，苔薄黄，脉弦数	疏肝解郁活络	下乳涌泉散加减（当归、川芎、天花粉、白芍、生地黄、柴胡、青皮、漏芦、桔梗、通草、白芷、穿山甲、王不留行、甘草）	少泽、膻中、乳根、内关、太冲

病例分析

患者，女，36岁，生产后乳汁量少半个月，患者生产已有半个月，乳汁量少、清稀，乳房无胀感，平素食少便溏，倦怠乏力，时自汗，舌淡，苔白，脉细弱。

思考

本病如何诊断？治疗应选用何方？

解析

本病属于缺乳，气血虚弱证。气血为生乳之源，气虚血少，生乳乏源，则乳少或全无；乳腺空虚，则乳房柔软，无胀感；气血不足，脾阳不振，脾失健运，则神倦食少。舌淡，苔少，脉细弱为气血虚弱之象。治疗宜选用通乳丹加减。

第九节　疳　积

一、疳积的概念

疳积是指"疳"和"积"的合称，疳是指由喂养不当或病后失调，以致脾胃虚损，运化失健，脏腑失养，气液耗伤而形成的一种慢性病证。临床以形体消瘦、面黄发枯、精神萎靡、饮食异常、大便不调等为特征。积是指乳食停积，滞而不通，脾胃受损，而引起的一种脾胃病证，临床以不思乳食、食而不化、腹部胀满、大便不调为特征。"疳"和"积"可互为因果，故并称为疳积。

二、疳积的辨证论治

证　型	主要表现	治　法	方　药	针灸取穴
乳食内积	腹胀纳呆，或呕吐酸腐，神疲面黄，夜卧不宁，大便不爽，臭秽，舌苔黄腻，脉滑数	消食导滞，和中健脾	枳实导滞丸加减（大黄、枳实、黄连、黄芩、神曲、白术、茯苓、泽泻）	四缝、中脘、梁门、天枢、气海、足三里、内庭
脾胃虚弱	面黄形瘦，神疲倦怠，饱胀食少，大便溏或夹乳食残渣，舌淡，苔白腻，脉细滑	健脾益气，消食导滞	肥儿丸加减（人参、茯苓、白术、黄连、胡黄连、使君子、神曲、麦芽、山楂、芦荟、甘草）	四缝、中脘、章门、脾俞、胃俞、足三里、公孙

病例分析

患者，男，4岁，消瘦1年，腹胀1月余。1年前无明显诱因开始出现体重不增，渐消瘦，胃纳尚可，无挑食、异食，无恶心呕吐，易腹泻，平素易感冒发热，1月余前出现腹胀，无腹痛、精神稍倦怠，面黄形瘦，食少，大便溏，舌淡，苔白腻。

思考

本病如何诊断？治疗应选用何方？

解析

本病属于疳积，脾胃虚弱证。禀赋不足，脾胃虚弱，运化失职，故腹胀食少便溏；气血化源不足，故面黄形瘦，神疲倦怠；气虚，卫外功能下降，平素易感冒。舌淡，苔白腻，脉细滑为脾胃虚弱之象。治疗宜选用肥儿丸加减。

第十节　痈

一、痈的概念

痈是指一种发生于皮肉之间的急性化脓性疾病。其特点是局部光软无头，红肿胀痛，病变范围为6～10cm，起病迅速，易肿、易脓、易溃、易敛。

二、痈的辨证论治

证　型	主要表现	治　法	方　药
风热毒盛 （初期）	初起时皮肉间突然肿胀，表皮灼红、疼痛，逐渐高肿，可伴发热、恶寒、头痛等，舌红，苔薄黄，脉浮数	祛风清热，行气活血	仙方活命饮加减（金银花、甘草、赤芍、穿山甲、皂角刺、白芷、当归尾、天花粉、贝母、防风、乳香、没药、陈皮）
湿热火毒 （成脓期）	患处肿热高突，痛如鸡啄，纳呆口苦，壮热不退，若局部中软应指，示脓已成，舌红，苔黄厚，脉滑数	清热活血，托毒透脓	黄连解毒汤（黄连、黄芩、黄柏、山栀）合透脓散（生黄芪、炒山甲、川芎、皂角刺）
脓泄邪退 （溃后期）	患处脓出，症状减轻，排脓通畅，肿消痛止，或脓出而疮口四周仍坚硬，流脓不畅，或脓水稀薄，疮面新肉不生，或体质虚弱，不易收口	体虚者：调补气血 痛硬不消者：益气和营托毒	体虚者：八珍汤加减（人参、白术、茯苓、甘草、当归、白芍、熟地黄、川芎） 痛硬不消者：托里消毒散加减（生黄芪、当归、金银花、皂角刺、白芷、川芎、白芍、桔梗、人参、白术、茯苓、甘草）

病例分析

患者，男，25 岁，后背皮肤结节红肿 3 天，数天前患者后背部皮肤局部出现发红，疼痛，逐渐高肿，现结节发硬，局部红肿热痛，无发热恶寒等，舌质偏红，苔薄黄，脉浮。

思考

本病如何诊断？治疗应选用何方？

解析

本病属于痈，风热毒盛证。热毒蕴结局部，气血凝滞，故见局部红肿、疼痛。治疗宜选用仙方活命饮加减。

第十一节　湿　疮

一、湿疮的概念

湿疮是指一种有明显渗出倾向的过敏性炎症性皮肤病。

二、湿疮的辨证论治

证　型	主要表现	治　法	方　药
湿热浸淫	发病急，皮肤潮红灼热，水疱渗液瘙痒，可泛发全身，伴身热、心烦，舌红，苔黄腻，脉滑数	清热利湿	萆薢渗湿汤加减（萆薢、薏苡仁、黄柏、赤芍、牡丹皮、泽泻、滑石、通草）
脾虚湿蕴	发病较缓，皮肤潮红，瘙痒有糜烂、渗出及鳞屑，伴纳呆、倦怠乏力，舌淡胖，苔白腻，脉濡细	健脾利湿	除湿胃苓汤（苍术、厚朴、陈皮、猪苓、泽泻、赤茯苓、白术、滑石、防风、栀子、木通、肉桂、甘草、灯心草）合参苓白术散（人参、白术、茯苓、甘草、山药、桔梗、白扁豆、莲子肉、砂仁、薏苡仁、陈皮、大枣）
血虚风燥	病处皮损色黯或色素沉着，皮肤肥厚、粗糙脱屑，奇痒难熬，入夜尤甚，舌淡，苔白，脉细	养血润肤，祛风止痒	四物汤加减（熟地黄、当归、白芍、川芎）

病例分析

患者，男，33岁，皮肤红疹瘙痒半个月。半个月前腹部出现红色丘疹，瘙痒，晚间尤甚，搔后皮疹增大，流黄水，局部皮肤大片发红，逐渐延及腰部、躯干等处，症见下腹部及腰部集簇性红色小丘疹，并掺杂有小水疱，部分丘疹顶部抓破，有少量渗出液及结痂，伴心烦，舌红，苔黄腻，脉滑数。

思考

本病如何诊断？治疗应选用何方？

解析

本病属于湿疮，湿热浸淫证。本证由湿热内生，兼受风邪，客于肌肤所致，风性善行而数变，故发病急，泛发全身；湿性黏滞，袭于腠理，水湿蕴内，而见水疱糜烂、渗液；湿热蕴结，故致皮肤潮红、瘙痒，心烦。舌红、苔黄腻、脉滑数为湿热内蕴之象。治疗宜选用萆薢渗湿汤加减。

第十二节　瘾　疹

一、瘾疹的概念

瘾疹是指一种过敏性皮肤病。其特征是皮肤上出现瘙痒性风团，发无定处，忽起忽消，消退后不留痕迹。

二、瘾疹的辨证论治

证　型	主要表现	治　法	方　药
风热犯表	风团色赤，遇热则发，得冷则减，患处灼热剧痒，舌红，苔薄黄，脉浮数	疏风清热凉血	消风散加减（当归、生地黄、防风、蝉蜕、知母、苦参、胡麻、荆芥、苍术、牛蒡子、石膏、甘草、木通）
风寒束表	风团色白，遇冷则发，遇热缓解，剧痒，舌淡红，苔薄白，脉浮紧	祛风散寒，调和营卫	荆防败毒散（荆芥、防风、羌活、独活、柴胡、前胡、川芎、枳壳、茯苓、桔梗、甘草）合桂枝汤加减（桂枝、白芍、炙甘草、生姜、大枣）
脾胃湿热	出现风团时，伴脘腹疼痛，神疲纳呆，大便秘结或泄泻，舌红，苔黄腻，脉滑	祛风通里，清热除湿	防风通圣散加减（防风、荆芥、连翘、麻黄、薄荷、川芎、当归、白芍、白术、山栀、大黄、芒硝、石膏、黄芩、桔梗、滑石、甘草）
气血两虚	风团反复发作，迁延数年，神疲乏力，舌淡，苔薄，脉濡细	养血祛风，益气固表	当归饮子（当归、生地黄、白芍、川芎、何首乌、荆芥、防风、白蒺藜、黄芪、生甘草）合玉屏风散（黄芪、白术、防风）加减

病例分析

患者，男，23岁，皮肤风团瘙痒2天，患者2天前运动出汗，脱衣受风，至夜发风团瘙痒，症见四肢及后背多处皮肤红肿，患处灼热剧痒，遇热则重，得冷则减，舌红，苔薄黄，脉浮数。

思考

本病如何诊断？治疗应选用何方？

解析

本病属于瘾疹，风热犯表证。患者汗出当风，风热之邪，客于肌表，致营卫失调，邪气郁于腠理，外不得透达，内不得疏泄，故见风团；风为阳邪善行而数变，故起病急骤，时隐时现，发无定处，遇热则发，得冷则减，患处灼热剧痒；舌红，苔薄黄，脉浮数为风热犯表之征。治疗宜选用消风散加减。

第六章　肿瘤

速览导引图

对癌细胞有杀伤和抑制作用的中草药
对免疫系统有调节作用的中草药
对肿瘤细胞有促分化作用的中草药 —— 具有抗癌作用的中草药
具有抗诱变作用的中草药
能诱导肿瘤细胞凋亡的中草药

癌性疼痛
癌性胸水
癌性腹水 —— 中医药治疗恶性肿瘤的特殊症状和并发症
骨髓抑制
消化道反应

治疗肿瘤的常用中草药、调护及治法的进展

敷贴法
吸入法 —— 外用治疗
喷吹法
介入治疗 —— 中药治疗肿瘤多种给药途径进展
靶向控释微粒治疗

肿瘤

肿瘤的病因病机：正气不足、外感六淫、内伤七情、饮食劳倦、外来邪毒

肿瘤的治疗原则：
扶正：健脾益气、补肾益精、滋阴补血、养阴生津
祛邪：理气行滞、活血化瘀、软坚散结、清热解毒、以毒攻毒

第一节　肿瘤的病因病机

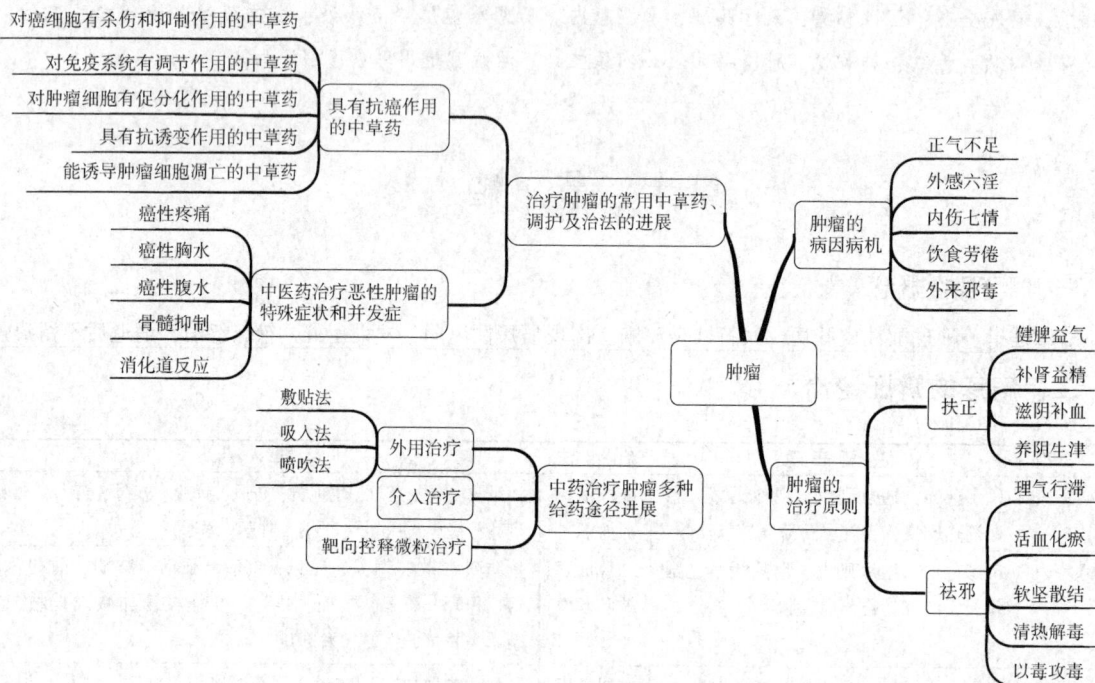

中医学认为，肿瘤的病因病机包括以下五点。

1. 正气不足

年老体弱，或久病不愈，或伤于药食，耗伤精气，脏腑亏损，阴阳失衡，易于发生本病。

2. 外感六淫

外邪侵入，阻碍气血津液的输布，进而影响脏腑功能，致使气滞血瘀，湿邪凝聚，积久生为肿瘤。

3. 内伤七情

情志不遂，气机紊乱，会导致脏腑阴阳气血失调，也是该病的重要因素。

4. 饮食劳倦

平素多食肥甘厚味，或饥饱失常，损伤人体脾胃，痰湿内生，可发为本病。

5. 外来邪毒

长期接触各种理化邪毒，或久服药石，久而邪郁化火，瘀毒内生，气血运行不畅，脏腑阴阳失调，遂发为肿瘤。

第二节 肿瘤的治疗原则

中医对肿瘤的治疗，注重辨证论治。治疗原则包括扶正和祛邪两方面。

一、扶正

1. 健脾益气

脾胃为后天之本，气血生化之源。若脾失健运，不能运化水湿，产生湿、痰、饮等病理产物，三者聚积日久则形成肿瘤。肿瘤日久也必损伤脾胃，加重气血亏虚，所以健脾益气法能补益脾气，祛除湿浊，提高抗病能力。

2. 补肾益精

肾藏精，为先天之本。肿瘤病久会伤及肾阴肾阳，出现肾虚证，补肾可以增加人体阴血阳气，增强抗病能力。

3. 滋阴补血

气与血两者关系紧密，气虚可导致血虚，血虚也可致气虚，引起气血两虚。肿瘤为慢性消耗性疾病，往往兼有气血两虚证，所以滋阴补血是肿瘤治疗的重要方面。

4. 养阴生津

肿瘤迁延必然会耗伤阴津。阴耗则阳动，阳无阴制，虚热生火则更加消耗阴液，所以养阴生津在肿瘤后期的治疗中尤为常用。

二、祛邪

1. 理气行滞

中医学认为肿瘤的形成，多始于气机不畅，气滞则血瘀、痰凝，积而成块，遂生肿瘤。所以理气行滞有助于舒畅津血运行。

2. 活血化瘀

肿瘤属于中医"癥瘕"、"积聚"等范畴，其形成的机制与瘀血密切相关，所以活血化瘀有助于解除瘀阻，治疗肿瘤。

3. 软坚散结

肿瘤多为有型可触之硬块，中医理论认为"坚者削之"、"结者散之"，软坚散结法能软化，甚至消除肿块，从而使气血经脉运行畅达，正气自复。

4. 清热解毒

恶性肿瘤中晚期病人，常有全身和局部热象，多由邪热瘀毒所致，治用清热解毒。

5. 以毒攻毒

恶性肿瘤系邪毒痼结机体，非攻不克，故借有毒药物的峻猛之性，在正气未衰情况下用之以攻邪取效，以期邪去正安。

第三节 治疗肿瘤的常用中草药、调护及治法的进展

一、具有抗癌作用的中草药

近年全国各地经过大量筛选，经临床实践、实验研究证明，以下中草药有抗癌作用：

（一） 对癌细胞有杀伤和抑制作用的中草药

对癌细胞有杀伤和抑制作用的中药，多是有"祛邪"功能的中药，主要有以下几类：

1. 清热解毒类

白花蛇舌草、半枝莲、冬凌草、穿心莲、重楼、山豆根、白英、牡丹皮、龙葵、天花粉、青黛、黄连等。

2. 活血祛瘀类

斑蝥、蟾酥、三棱、莪术、全蝎、蜈蚣、僵蚕、地龙、三七、川芎、延胡索、当归、乳香、没药、丹参、赤芍、红花、穿山甲、五灵脂、石见穿、喜树果、降香等。

3. 软坚散结类

土鳖虫、鳖甲、藤梨根、海藻、八月札、瓜蒌、牡蛎、昆布。

其他还有：长春花、秋水仙、三尖杉、农吉利、紫杉、美登木、马蔺子、雪莲花、瑞香狼毒、芦笋等。

（二） 对免疫系统有调节作用的中草药

对免疫系统有调节作用的中药，多是具有"扶正"功效的补虚药，如人参、黄芪、冬虫夏草、女贞子、淫羊藿、枸杞子、灵芝、黄精、香菇、北五味子、猪苓、雷公藤、肉苁蓉、绞股蓝、刺五加等。

（三） 对肿瘤细胞有促分化作用的中草药

人参、丹参、葛根、乳香、三七、刺五加、三尖杉、熊胆、莪术、巴豆、灵芝等。

（四） 具有抗诱变作用的中草药

鹿茸、山楂、冬虫夏草、杏仁、枸杞子、茯苓、甘草、绞股蓝、大枣、柴胡、大黄、党参、丹参、女贞子、黄芪、白术、半枝莲、蛇床子、牡丹皮、菊花等。

（五） 能诱导肿瘤细胞凋亡的中草药

枸杞子、党参、五味子、冬虫夏草、柴胡、香菇、当归、川芎、桂枝、黄芩、生地黄、茯苓、芍药、甘草等。

此外，部分虫类药具有明显治疗恶性肿瘤的作用。如斑蝥、全蝎、蟾蜍、蜈蚣、地龙等，可用于多种恶性肿瘤。

二、饮食治疗

饮食可以通过其性味直接或间接地影响体内的阴阳平衡，对肿瘤的防治起到作用。肿瘤患者的饮食应辨证施膳，因人制宜。

1. 食物宜新鲜洁净，品种多样

忌膏粱厚腻，忌暴饮暴食、三餐不时，或进食过烫、过快，忌腥臊"发物"。

2. 根据体质选择食物，因人、因时、因地制宜，寒热搭配合理。

3. 可选择一些具有抗癌、解毒、排毒功效的食物

如海带、紫菜、牡蛎、芦笋、大蒜等具有软坚散结、抑瘤作用。

4. 营养均衡

应用"酸甘化阴"等方法增强食欲，纠正肿瘤本身所造成的机体营养不良、免疫低下状态，从而提高治疗效果及患者生存质量。

5. 善治未病

如肿瘤术后病人可选择山药、大枣、桂圆、核桃、芝麻、莲子、河鱼、鸡蛋、瘦肉、荠菜、生苡仁等具有补气生血、健脾益气、滋补肝肾、生津开胃功效的药食两用食物。放疗后热毒过盛、津液受损、脾胃失调，可予养阴清热之品，如木耳、藕汁、梨汁、绿豆、西瓜、荸荠等，忌香燥辛辣的茴香、桂枝、辣椒、葱、蒜等物。

三、中医药治疗恶性肿瘤的特殊症状和并发症

（一）癌性疼痛

癌性疼痛是癌瘤病人一个最痛苦的症状。其性质多属血瘀疼痛，治宜活血通络，方选桃红四物汤加减。若气滞胀痛偏盛者，治宜理气导滞，方选柴胡疏肝散加减。另可按疼痛部位选药，头痛可用生石膏、寒水石、紫石英、牡蛎、桂枝、大黄等；肺癌胸痛可用延胡索、郁金、瓜蒌等；癌性腹痛，虚证可用白芍、甘草，实证可用川楝子、延胡索。

（二）癌性胸水

恶性肿瘤引起的胸膜腔内胸水，治宜泻肺逐饮，方用葶苈大枣泻肺汤加减。

（三）癌性腹水

卵巢癌、胰腺癌、恶性淋巴癌等晚期，可出现腹水。实证者可选用党参、黄芪、大腹皮、茯苓、白术、桂枝、猪苓、车前子、薏苡仁、莪术等以健脾利水，活血散结。脾肾阳虚者治以温补脾肾，化气行水，可用济生肾气丸加减；肝肾阴亏者宜滋养肝肾，利水散结，可用六味地黄丸加减。

（四）骨髓抑制

对于化疗引起的骨髓抑制，粒细胞及血小板减少，治宜益气养血，健脾和胃，滋补肝肾，可用生黄芪、党参、沙参、陈皮、枸杞子、女贞子、龟甲、紫河车、鹿角胶等药物组方。

（五）消化道反应

化疗常可引起食欲减退、恶心、呕吐、腹胀、腹痛、腹泻等消化道反应。辨证属胃热者，宜清胃止呕，药选竹茹、黄连、麦冬、炙杷叶、芦根、半夏等；胃寒者，宜温胃止呕，药选陈皮、姜半夏、茯苓、炙甘草、党参、丁香、生姜等。

四、中药治疗肿瘤多种给药途径进展

（一）外用治疗

中药可制成膏药、油膏、掺药、箍围药、散剂等，通过体表给药，经皮肤、黏膜表面或经络吸收后药力直达病所，具有副作用小、起效快、方便经济的特点。

1. 敷贴法

如拔毒散、五虎膏、如意金黄散、外科蟾酥丸、阿魏化坚膏等敷贴于患处或肚脐、穴位治疗，起抗肿瘤、消除腹水、祛瘀生新、愈合创面等作用。

2. 吸入法

中药药液蒸气、药面通过吸入法给药，可用于肺癌、鼻咽癌、口腔癌等治疗。

3. 喷吹法

锡类散、八宝珍珠散等局部喷吹肿瘤表面，起消肿拔毒、散结止痛等作用。

（二）介入治疗

中药、提取物及一些成分单体可通过血管介入治疗用于肝癌、肾癌、宫颈癌、肺癌、消化道肿瘤中。如榄香烯、薏苡仁酯等中药成分灌注于支气管动脉治疗原发性或继发性肺癌；超声或CT引导下经皮穿刺直接瘤内药物注射斑蝥素、莪术油等中药制剂，使肿瘤凝固、变性、坏死，目前多数应用在肝癌、肺癌等位置较表浅的肿瘤。

（三）靶向控释微粒治疗

近年，微球技术的出现，拓展了中药介入的思路，把中药和微球相结合，如丹参酮纳米粒、蜂毒素微球、去甲斑蝥素微球、华蟾素精微球和羟基喜树碱明胶微球治疗肝癌等肿瘤，明显地提高疗效而降低了毒副作用。

五、防治肿瘤恶变、复发、转移、耐药的进展

（一）中医药在治疗癌前病变方面较有优势

中医注重"治未病"，中药积极治疗一些具有癌变倾向的慢性病，对预防癌症的发生具有积极意义。中医临床和实验研究证实，中药可以逆转慢性萎缩性胃炎的萎缩腺体，甚至使不完全型结肠化生及不典型增生逆转。也有一些研究表明香砂六君子汤能防止肝硬化向肝癌的衍化；六味地黄丸能治疗食管上皮细胞重度增生，降低食管癌的发生率。

（二）中医药在预防复发转移有积极和重要的意义

研究显示活血化瘀和扶正培本治法，对于调节血管新生、促进肿瘤细胞凋亡、提高机体免疫等有一定作用。一些补肾中药，可以调节基质金属酶的活性，具有抗转移作用。此外，中医药具有逆转耐药途径的作用，主要通过阻断多种产生耐药的机制，起到逆转多药耐药的作用。